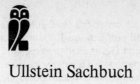

Ullstein Sachbuch

DAS BUCH:

In seinem neuesten Werk behandelt Prof. Julius Hackethal, der ohne Zweifel bekannteste und profilierteste Kritiker unseres derzeitigen reformbedürftigen Arzt- und Gesundheitswesens, eine Reihe der häufigsten Operationen – Operationen, die jeder vom Hörensagen kennt, und die jedem von uns drohen können: Krebsoperationen, Bauchoperationen, Schönheitsoperationen.
Hackethal bringt zu den einzelnen Eingriffen Fallbeispiele, referiert über Chancen und Risiken, berichtet über Notwendigkeiten und Mißbräuche. Das Wichtigste jedes Kapitels sind wohl die tabellarisch zusammengefaßten »Patienten-Merksätze«, in denen kurz und übersichtlich gesagt wird, was jeder Patient unbedingt zu beachten hat, wenn ihm eine Operation bevorsteht.

DER AUTOR:

Professor Dr. med. K. H. Julius Hackethal, geb. am 6. November 1921 in Reinholterode-Eichsfeld, studierte in Berlin, Würzburg und Göttingen Medizin und promovierte 1945. Nach chirurgischer Facharztausbildung bei Prof. Franz Rose im Kreiskrankenhaus in Eschwege von 1946 bis 1950 war Hackethal dort noch zwei Jahre als Erster Assistent bzw. Oberarzt, ab 1952 dann als Wissenschaftlicher Assistent an der Orthopädischen Universitätsklinik in Münster (Prof. Peter Pitzen) tätig. Hackethal habilitierte sich 1954 für Orthopädie in Münster, 1955 für Chirurgie und Orthopädie in Erlangen, wo er (von 1956–1964) als Oberarzt an der Chirurgischen Universitätsklinik wirkte. 1962 Ernennung zum Professor. 1965 bis 1974 Chefarzt am Städtischen Krankenhaus in Lauenburg/Elbe. Danach arbeitete er bis 1979 in Lauenburg als Chirurg in eigener Praxisklinik für Chirurgie des Bewegungssystems mit Bettenstation in einer modernen Klinik für Physikalische Therapie und Rehabilitation. 1980 bis 1981 Praxisklinik in Aschau. 1981 bis 1984 Praxisklinik in Aschau mit Bettenstation in der Privatklinik »Chiemseewinkl« (Bernau/Felden). Seit 1984 ist Hackethal Regiearzt des EUBIOS-ZENTRUMs am Chiemsee (Bernau/Felden), Praxis und Klinik für Ganzheitsmedizin und Ausgewählte Chirurgie mit EUBIOS-AKADEMIE.

Julius Hackethal

Operation – ja oder nein?

Ratschläge für Kranke und Gesunde
Mit 17 Abbildungen

Ullstein Sachbuch

Ullstein Sachbuch
Ullstein Buch Nr. 34563
im Verlag Ullstein GmbH,
Frankfurt/M - Berlin

Ungekürzte Ausgabe
(ergänzt durch ein Geleitwort
des Autors)

Umschlagentwurf:
Hansbernd Lindemann
Foto: Richter
Alle Rechte vorbehalten
Mit freundlicher Genehmigung des
Wilhelm Goldmann Verlags, München
© 1980 by Wilhelm Goldmann Verlag,
München
© 1987 by F. A. Herbig Verlags-
buchhandlung, München · Berlin
Printed in Germany 1987
Druck und Verarbeitung:
Elsnerdruck, Berlin
ISBN 3 548 34563 8

November 1987

Vom selben Autor
im Verlag Ullstein erschienen:

Auf Messers Schneide (Nr. 34558)
Nachoperation (Nr. 34559)
Sprechstunde (Nr. 34560)
Keine Angst vor Krebs (Nr. 34561)
Krankenhaus (Nr. 34562)

CIP-Kurztitelaufnahme
der Deutschen Bibliothek

Hackethal, Julius:
Operation - ja oder nein?: Ratschläge
für Kranke und Gesunde. /
Julius Hackethal. - Ungekürzte Ausg. -
Frankfurt/M; Berlin: Ullstein, 1987
   (Ullstein-Buch; Nr. 34563;
   Ullstein-Sachbuch)
   ISBN 3-548-34563-8
NE: GT

*Für
meine Mutter*

Inhalt

Rückblick und Geleitwort   I

Vorbemerkung
Warum ein Operations- bzw. Chirurgie-
Lehrbuch für Patienten 11

I. Operationen bei Krebsverdacht und Krebs
    Grundsätzliches 25
    1. Brustkrebs 35
    2. Gebärmutterkrebs 87
    3. Prostatakrebs 123
    4. Dickdarmkrebs 147
    5. Lungenkrebs 173

II. Schönheitsoperationen
    6. Busen nach Maß 193

III. Operationen am Bauch
    7. Blinddarm 217

Anhang
    Es war schrecklich bis furchtbar...
    Geschichte der Chirurgie von der Steinzeit
    bis Anfang des 19. Jahrhunderts 253

Rückblick und Geleitwort zu meinen sechs Medizinbüchern in Volkssprache

Sechs Bücher habe ich mir in sechs Jahren von der Arztseele geschrieben: Von 1974/76 bis 1979/80. Alle sind *wissenschaftliche* Veröffentlichungen, nicht weniger sorgfältig und gewissenhaft nach den Grundgeboten für Exakte Wissenschaftsarbeit verfaßt als meine drei früheren, in Medizinersprache publizierten Bücher: *Thrombose und Embolie* (1956/57), *Sudeck-Syndrom* (1957/58) und *Bündel-Nagelung* (1960/61).

Es wurde bei den sechs populärmedizinischen Büchern genauso gründlich recherchiert, wie es für die zirka 70 (anerkannt) wissenschaftlichen Publikationen von 1947–1963 gilt, mit denen ich mir meinen Professorentitel hart erarbeitet habe. Denn geschenkt wurde mir nichts.

In allen sechs Büchern sind die *fünf Grundgebote* für *Exakte Wissenschaftsarbeit* weitgehend erfüllt:

1. Sorgfältigste Untersuchung bis ins kleinste mit Sammlung von Fakten, von Beweisen.
2. Wahrheitsgetreue, unbestechliche (Aus-)Wertung.
3. Ordnende (auch Selbst-)Kritik, bezogen auf das Machbare.
4. Praktikable Verbesserungsvorschläge.
5. Klar allgemein-verständliche Sprache.

Diese Grundgebote sind in schulmedizinischen Forschungsarbeiten nur selten erfüllt.

Wo liegt der Unterschied zwischen den früheren und den späteren Veröffentlichungen?

1. Die sechs späteren (von 1974/76–1979/80) sind *in Volkssprache* geschrieben, für jeden verständlich, der Lesen und Schreiben kann. Und damit auch für Ärzte, die sich und einander in ihrer Geheimsprache Medizinbabylonisch meist selbst nicht verstehen.

2. Meine Forschung richtete sich früher (von 1946–1963) auf Ursachen, Erkennung und Bekämpfung *von Gesundheitsstörungen allgemein,* später vor allem auf die *von Ärzten* in Praxis und Klinik *fabrizierten Krankheiten.* Das Ergebnis: *Ärzte* sind *seit eh und je* eine der wichtigsten *Krankheitsursachen* dort, wo es eine staatlich geschützte Schulmedizin-Wissenschaft gibt. Das ist fast überall auf der Welt,

seit Arztsein zum Beruf und die Ärzteschaft zur hippokratischen Eidgenossenschaft wurde.
Bis vor 100 Jahren hielt sich aber die Gefährlichkeit der »Arzthilfe« in Grenzen. Erst von Fortschritt zu Fortschritt der Roboter-Ingenieure in den Krankenhaus-Fabriken wurden diese arztgemachten körperlichen, geistigen und seelischen Gesundheitsstörungen mit ihren Ängsten, Qualen und Verstümmelungen (bis Tötungen) größer und größer. Inzwischen sind sie bei uns zur weitaus stärksten Gefahr für eine Einzelperson geworden.
3. Die Kritik in meinen Volksbüchern ist viel härter. Zwar gibt es auch in allen früheren Büchern zum Teil scharfe Kritik – und zwar nach schlimmen Beweisen für ärztlichen Unverstand und patientenfeindliches Handeln. Aber damals glaubte ich noch, Höflichkeit sei eine der wichtigsten Pflichten im Umgang miteinander und deshalb nur *höfliche und verbindliche Kritik* erlaubt. Später wurde mir bewußt: *Die Ärzteführer ändern selbst krasseste Mißstände freiwillig nie,* weil sie und ihre Kollegen dank raffinierter Gebührenordnungen an selbst fabrizierten Krankheiten das meiste verdienen.
Deshalb richten sich meine sechs letzten Bücher an die Adresse der Patienten von damals und später. Ich mußte mich klar bis drastisch ausdrücken, weil das am ehesten vor Mißverständnissen schützt. Immer hoffte ich, die Bücher würden auch von den Mächtigen gelesen. Doch das war ein Irrtum. Die sind *keine Kassenpatienten,* spüren sie am eigenen Leib *nicht:* Die viel größere Patientennot, nicht nur in Gefahr, sondern unbarmherzigen, ruhmsüchtigen und arroganten *Heilgöttern* und ihren eitelgehorsamen, geschäftstüchtigen *Halbgott-Kollegen* gnaden- und wehrlos *ans Messer geliefert* zu sein. Genauer gesagt: Ihrem Totalen Krieg mit RAC-Waffen – Radikal-Operation, Atomsprühfeuer-Kanonade und Chemischem Giftkrieg (mit Keulen, Pfeilen, Maschinengewehren und Stalinorgeln) – nicht nur gegen Haustier- und Raubtier-Krebs, sondern gegen fast alles *ausgeliefert.*
Daß in allen Büchern alles bis ins kleinste *wahrheitsgetreu* niedergeschrieben wurde, ist selbstverständlich. Keine einzige Anzeige gab es (leider) bei mehr als 50 im einzelnen beschriebenen »Fällen« – mit zum Teil *grauenhaften* Patientenschicksalen durch ärztliche Schuld –, von denen alle (trotz Namensänderungen) identifizierbar waren, sowohl von den betroffenen Ärzten als auch von den Patienten und ihren Angehörigen.
Zwölf Jahre sind ins Land gezogen seit der Niederschrift des ersten

Buches, fünf Jahre seit der des letzten. In zwölf Jahren sollte man eine ganze Menge um- und dazugelernt haben. Deshalb stellt sich die Frage: Gilt das alles heute noch, was in den Büchern steht?
Meine Antwort: JA, fast alles!
Ein paar Korrekturen sind zwar fällig, jedoch von Buch zu Buch weniger. Ich möchte dazu erläutern:

1. Buch: In *Auf Messers Schneide – Kunst und Fehler der Chirurgen* (1974–76) habe ich die *Spezialisierung* überbewertet. Zwar gilt fürs Handwerkliche nach wie vor: Je enger die Begrenzung, desto perfekter die Operation. Aber ich habe damals zuwenig betont, daß alles, was Ärzte tun, ein *ganzheitsmedizinisches Fundament* haben muß, immer in erster Linie auszurichten ist auf Seele, Geist und Leib des Patienten im Ganzen.
Besonders nahelegen möchte ich für Buch 1 das Studium folgender Kapitel: »Blinddarmentzündung« (S. 44–65), »Wasserbruch« (S. 88 bis 104) und vor allem – weil es im Zeitalter von AIDS hochaktuell ist – »Blutübertragung« (S. 189–203).

2. Buch: Bei der Niederschrift von *Nachoperation – Noteingriff zur Korrektur eines patientenfeindlichen Gesundheitssystems – Vorschlag für ein Arztgelöbnis* (1976/77) gab es drei Irrtümer: Damals glaubte ich noch an den diagnostischen Wert der Mammographie und der Schnellschnitt-Biopsie-Operation sowie an die Heilkraft der Radikal-Operation. Vor allem schien mir damals noch: Das Dilemma bei Brustkrebs sei die fehlende Perfektion der meisten Krebs-Operateure bei der Durchführung *großer Operationen,* die ja viel schwieriger sind als kleinere Eingriffe. Die Frauenärzte waren ja bei uns die ersten, die bei Brustkrebs kleinere Operationen machten. Sie hatten den Chirurgen von etwa 1965–1975 die Frauenbrüste als Jagdrevier abgejagt. Und nun sollten sie plötzlich höchst diffizile Radikal-Operationen machen. Deshalb argwöhnte ich: Der Drang der Frauenärzte zur kleineren Operation bei Brustkrebs entspringe nur ihrem chirurgischen Unvermögen. So war es auch und dürfte es noch heute weitgehend sein. Denn die Erkenntnis, daß behutsame kleinere Operationen bei Krebs das Bessere sind, hat sich auch bei Gynäkologen noch nicht herumgesprochen.
Ich schrieb damals: »Diese M-plus-M-Operation ist die radikalste von allen und die allerschwierigste. So schwierig, daß sie fast kein deutscher Brustdrüsen-Operateur kann. Ich kann sie auch nicht.

Und deshalb mache ich keine Operationen bei Mammakrebs und -verdacht mehr. Auch deshalb nicht.« Es hatte mich fasziniert: Das 1973 in deutscher Sprache erschienene Buch *Chirurgie der weiblichen Brust* der amerikanischen Chirurgen H. W. SOUTHWICK, D. P. SLAUGHTER und L. J. HUMPHREY: »Dieses Meisterwerk in mehrfachem Sinne, das den Meister der Brustkrebs-Chirurgie in jeder Zeile spüren läßt ...«, schwärmte ich damals aufgrund der sehr instruktiven Skizzen und der überzeugenden Argumentation.

Dies war ein ebenso großer Irrtum wie meine Wertung von Mammographie und Schnellschnitt-Biopsie als diagnostische Hilfen. Alle drei taugen sie nichts, schaden sie mehr als sie nützen. Mit der Mammographie selektiert man Haustier-Krebse zum Totalen Krebskrieg. Bei der Schnellschnitt-Biopsie-Operation werden oft Tausende bis Millionen Krebszellen in die Blutbahn verschleppt und die Radikal-Operation ist die schrecklichste aller Erfindungen gegen Brustkrebs. Richtig eingestuft habe ich schon damals die Szintigraphie, das Einspritzen einer radioaktiven Flüssigkeit mit anschließender Ortung der Versammlungsschwerpunkte durch Abtasten mit Geigerzählrohren. Heute kann man die Gefährlichkeit mit einer einfachen Formel deutlich machen: 1 Szintigraphie = Tschernobyl für mindestens ein halbes Jahr.

Ein weiterer Irrtum im zweiten Buch: Ich habe dem »Gesetzbuch für Kassenpatienten-Versorgung« Unrecht getan. Ich glaubte, es läge an der RVO (= Reichs-Versicherungs-Ordnung), daß die Versorgung der Kassenpatienten so miserabel war (und ist). Das stimmt nicht. Das Sozialgesetzbuch auf RVO-Grundlage ist die humanste aller Krankenversicherungs-Ordnungen, wahrscheinlich der ganzen Welt. Die Begründung dafür später.

Und warum dann diese Probleme und Nöte der Kassenpatienten?: Weil die *Heilgötter,* die drei Sorten von Ärzteführern – die Ordinarien der Schulmedizin-Wissenschaft, die Präsidenten der Ärztlichen Berufsverbände (allen voran die Kammerherren) und die Vorsitzenden der Kassenärztlichen Vereinigungen – sich *seit 1949 gesetzeswidrig* verhalten.

Als Führer eines Geheimordens mit dem HIPPOKRATES-Schwur: »Sonst aber niemanden« ans medizinisch Eingemachte zu lassen und mit Medizinbabylonisch als Geheimsprache gaben sie unseren Volksführern *unwahre, halbwahre und/oder irreführende Informationen* über Möglichkeiten und Notwendigkeiten der Gesundheitshilfe. An der Spitze marschiert seit Jahrzehnten HANS JOACHIM

SEWERING – Prof. Dr. med. h. c. (honoraris causa) –, früher jahrelang Bundesärztekammer-Präsident, dann nach Entlarvung notgedrungen zurückgestuft auf Kammerfürst und Kassenarzt-Oberboß des Freistaates Bayern in Personalunion. Noch heute führt er das große Wort, gibt sich in Demut und Bescheidenheit, kassiert aber nicht nur ein Riesengeld als Ärzteführer, sondern zusätzlich die Einkünfte aus seiner Medizinfabrik in Dachau.

3. Buch: Es heißt *Sprechstunde – Fälle, Operationen, Ratschläge* (1977/78). Nichts habe ich zu korrigieren. Besonders empfehlenswert sind die Kapitel »Vorbemerkung« und »Warum ein drittes Buch?« (S. 1–34), »Operationsinfektion« (S. 147–175), »Operationshygiene« (S. 176–179) und das »Nachwort« (S. 285–286).

4. Buch: Dies ist das bisher wichtigste: *Keine Angst vor Krebs – Kronzeuge Prostata-Krebs gegen die schulmedizinische Rabiat-Strategie bei Krebs – Eine wissenschaftliche Studie für Patienten mit einem Programm für behutsame und fürsorgliche Krebshilfe* (1977/78). Alles gilt noch heute, was drinsteht, außer unwichtigen Kleinigkeiten. Zum Beispiel habe ich inzwischen eine andere Wertung des Begriffes »Seele« (s. S. 232). Wer gar keine Zeit hat, sollte wenigstens die Kapitel »13 Krebs-Antithesen« (S. 219–222), »Topfblume mit Blattläusen – ein Gleichnis« (S. 223 und 224) und »EUBIOS-Strategie-Programm für behutsame und fürsorgliche Krebshilfe« mit »Nachwort« (S. 225–248) lesen. Schade, daß es das Buch nur in Deutsch gibt. Übersetzt und verbreitet in einer anderen Sprache hätte es wahrscheinlich die Krebsstrategie auf der ganzen Welt schon seit ein paar Jahren auf das rechte Maß zurückgeführt.

5. Buch: Krankenhaus – Über Patientenschicksale und Zustände in unseren Kliniken (1978/79). Darin sind 13 furchtbare Arztgeschichten beschrieben, darunter ein paar so schreckliche, daß einem die Haare zu Berge stehen. Man sollte sie lesen, um sich ein Bild über die Zustände in unseren Kliniken, wie sie vielfach noch heute sind, zu machen. Auch die dann folgenden »Auszüge aus Briefen über Krankenhäuser« sind eine furchtbare Anklage der bei uns praktizierten Medizin.

Am Schluß des fünften Buches steht dann das »Konzept für ein gastliches Krankenhaus ohne Angst für jedermann«. Nach diesem Konzept wurde das EUBIOS-ZENTRUM AM CHIEMSEE gebaut und Ende Mai 1984 eingeweiht. Es ist die »schönste *Chirurgische Klinik der Welt*«. Man verzeihe mit dieses Eigenlob. Aber ich bin in meinen 42 Patienten-Arzt-Jahren weit in der Welt der Arzthilfe herumgekommen: Eine Top-Operationsabteilung in einem Fünf-Sterne-Patientenhotel mit allem Pipapo habe ich nirgendwo gesehen.

Leider ist unser ›Gastliches Krankenhaus‹, das keine Angst macht, noch nicht »für jedermann« erreichbar. Die Schuld liegt immer bei den gleichen: Bei den Ärzteführern. Sie haben die im Sozialgesetzbuch vorgeschriebene Sicherstellung einer bedarfsgerechten Versorgung der Kassenpatienten nach dem jeweiligen Stand von Wissenschaft und Technik *gesetzwidrig hintertrieben und verhindert*.

6. Buch: Operation – ja oder nein? (1979/80) wollte ich rasch breit ins Volk bringen. Deshalb erschien es als billiges Taschenbuch.
Folgende Kapitel scheinen mir besonders wichtig: »Vorbemerkung« über die *13 bösen Operationsgründe* (S. 11–22) und »Es war schlimm bis furchtbar: Geschichte der Chirurgie von der Steinzeit bis zum Anfang des 19. Jahrhunderts« (S. 253–312). Auch das Kapitel »Grundsätzliches« über Haustier- und Raubtier-Krebs (S. 25–34) gilt nach wie vor. Das Wort »Krebsid«, als neutraler Begriff für alles, was im Mikroskop »wie Krebs aussieht«, ist mir erst später (in der zweiten Hälfte 1980) eingefallen.

Die Schulmedizin der ganzen Welt ist nicht in Ordnung, viel viel schlechter, als sie sein dürfte – von Amerika bis Rußland. *Aber in der Bundesrepublik ist sie durch die Schuld der Ärzteführer eine nationale Katastrophe* – nur übertroffen von Österreich. Das werde ich in meinem siebten Buch, *Heilgötterdämmerung zu humaner Arzthilfe und freier Ganzheitswissenschaft – auch für Kassenpatienten,* bis ins kleinste nachweisen. Es soll 1988 erscheinen. Ich hoffe für die Kassenpatienten, daß sich dann für die Heilgötter sinngemäß erfüllt, was in der altnordischen RAGNARÖK-Sage so beschrieben wird: »Die Sonne wird schwarz, die Erde versinkt im Meer, und die Sterne fallen vom zerberstenden Himmel«. Die *Sonne* der Heilgötter ist die durch weitgehende Informationsverweigerung nahezu unbegrenzte Therapiehoheit über die Patienten, und ihre *Sterne* sind der Schulmedizin-Wissenschafts-Dogmatismus, das Medizinbabylonisch und der patientenfeindliche HIPPOKRATES-Eid – alles staatlich sorgsam geschützt.

Wir brauchen nicht die geplante große, sondern nur eine kleine »Strukturreform des Gesundheitswesens«. Sie sollte die Selbstbeteiligung der Kassenpatienten an ihren Krankheitskosten gesetzlich verankern. Aber nicht in Form einer zusätzlichen finanziellen Belastung, auch nicht durch Zuzahlung bei Medikamenten. Sondern aus einer regelmäßigen Gutschrift von zirka einem Viertel der Mitgliedsbeiträge auf einem *Gesundsparkonto,* von dem dann auch ein Viertel künftiger Krankheitskosten mitbezahlt werden muß. Damit würde sich alles andere von selbst erledigen, vorausgesetzt, daß die Ärzteführer gehindert werden, sich weiterhin ungesetzlich zu verhalten, daß unsere Gerichte sie zwingen, die in unseren Gesetzen verankerte Therapiehoheit des Patienten zu respektieren. Das bedeutet nämlich: Die *Sicherstellung einer bedarfsgerechten Versorgung* der Kassenpatienten nach deren *Wunschwahl,* nach dem also, was ein Kassenpatient – nach gründlicher Information über Erfolgschancen und Risiken einer vorgeschlagenen Behandlung, einschließlich Alternativen – für sich als Medizin-*Wohltat* wünscht. Und er wünscht sich keinen Totalen Krieg gegen Körper, Geist und Seele, sondern eine *behutsame* Arzthilfe mit Augenmaß und Liebe. Daran dürfte es keinen Zweifel geben. Und das senkt die Gesundheitskosten-Explosion auf Anhieb um mindestens die Hälfte.

Man könnte glauben, meine Kritik an der Arzthilfe entspränge niedrigen oder doch nicht ganz sauberen Beweggründen. So haben es die Ärzteführer ja auch immer hingestellt. Doch das ist nicht wahr; sie hat einen ganz einfachen Grund: Es macht mich zornig, daß der schönste aller Berufe (aus meiner Sicht), in dem mir mein chirurgischer Lehrer Prof. Dr. FRANZ ROSE als „Patientenarzt aus Liebe" zum Vorbild und mein orthopädischer Lehrer Prof. Dr. PETER PITZEN zum Behutsamkeitsmahner wurde – Hauptgründe für meine zufriedene und glückliche Berufsarbeit –, durch die *Inhumanität der Ärzteführer* nicht zu einer Schutz- und Trutzburg für Patienten, sondern zu einer *Riesengefahr* geworden ist.

Und es könnte so wunderbar sein: Bei dem heutigen Stand unserer wissenschaftlichen Erkenntnis gilt nach meiner Überzeugung schon seit 30 Jahren: Nicht im fernen *Aserbeidschan* dürften die Menschen am ältesten werden, sondern bei uns. Wenn sie nicht nur von der Wiege bis zum Grabe, sondern von der Zeugung an von *liebevollen Ärzten* behutsam umsorgt würden. Nach meinen Berechnungen wäre schon heute in kultivierten Ländern mit guten Ärzten ein Durchschnittsalter von 96 und ein Höchstalter von 126 Jahren erreichbar. Das gilt aber nur bei einem *»Zurück zur Natur«* in der Lebensführung und bei der ärztlich gesteuerten Gesundheitshilfe, bei einem *Weg von der unterschiedslosen Symptom-Kurier-Medizin* mit der *Strategie des Totalen Krieges* und einem *Hin zur ursächlichen Gesundheitshilfe* mit gekonnten Not- und Heilhilfen unter Ausnutzung raffiniertester Technik. Und dann brauchte sich auch niemand mehr vor dem Sterben zu fürchten: Patientenärzte aus Liebe lassen ihre Patienten *nicht* gegen ihren Willen in hoffnungsloser Krankheitsqual *weiterleben*. Das tun nur Ärzteführer der Schulmedizin und die von ihnen in die Irre geführten Roboter-Ingenieure in den Krankenhaus-Fabriken.

Bernau, November 1987   *Julius Hackethal*

Vorbemerkung

Warum ein Operations- bzw. Chirurgie-Lehrbuch für Patienten?

Ärzte, die operieren, die auch operieren, nennt man Chirurgen. Im Mittelalter hießen sie Schnittärzte – im Gegensatz zu den Maulärzten.

»Der Chirurg widmet sich dem göttlichsten aller Geschäfts: Ohne Wunder heilen und und ohne Worte Wunder tun.« So schwärmte JOHANN WOLFGANG von GOETHE (1829).

»Chirurgen – Alle latente Sadisten?« Das fragte ein geschichtsforschender Medizinjournalist vor 20 Jahren in fetter Überschrift.

Gute Operationen können Großartiges bewirken. Richtig geplant, meisterlich und zur rechten Zeit gemacht, kann oft wie ein Wunder erscheinen, was damit erreichbar ist. Das gilt heute mehr denn eh und je. Dank den medizintechnischen Fortschritten des Weltraumflug-Zeitalters.

Schlechte Operationen aber haben oft katastrophale Folgen. Schneller qualvoller Tod, langes schmerzhaftes Krankenlager, chronische Krankheit, Verstümmelung von Leib und Seele für den Rest des Lebens schließen sich allzuhäufig an. Das gilt heute nicht weniger als früher. Daran hat sich trotz großer medizintechnischer Fortschritte nichts geändert.

Operation - JA oder NEIN? Die Beantwortung dieser Frage sollte man den Ärzten überlassen. Schließlich haben sie eine lange Ausbildungszeit darauf verwandt, wenden sie ihr Wissen täglich in ihrem Beruf an. Schließlich sind sie die Fachleute. Da können und sollten wir Laien doch gar nicht mitreden.

So denken viele, die meisten. Auch heute noch. Obwohl es

schon seit einigen Jahren eine Art Götterdämmerung gibt gegenüber ärztlicher Kunst und Moral. Halbgötterdämmerung!
Einer der wichtigsten Gründe für mißlungene oder überflüssige Operationen ist die unangemessene Vertrauensseligkeit der meisten Patienten gegenüber der Ärzteschaft, die Überschätzung charakterlicher und sonstiger Qualitäten, sobald jemand Doktortitel und weißen Kittel trägt. Davor kann man nicht nachdrücklich genug warnen.
Es ist schlicht und einfach wirklichkeitsfremd, die übliche Skepsis gegenüber menschlichen Schwächen über Bord zu werfen, wenn man einem Arzt gegenübersitzt. Ärzte haben im Regelfall nicht all jene Eigenschaften, die sich Patienten von ihnen erträumen. Sie sind weder hilfsbereiter, barmherziger, fürsorglicher, weder gewissenhafter, wahrheitsliebender, redlicher, noch geschickter und klüger als andere Menschen auch, als der Durchschnitt von Menschen mit vergleichbarer Herkunft, Erziehung und Ausbildung.
Wie sollten sie auch? Schließlich gab und gibt es für die genannten Eigenschaften keine besonderen Auswahlansprüche vor Beginn des Medizinstudiums und keine speziellen Verhaltens- und Prüfungsanforderungen während der Ausbildung. Auch nach der Approbation als Arzt interessiert sich keine Ärztekammer und kein mit der Weiterbildung zum Facharzt oder der Fortbildung allgemein befaßter ärztlicher Lehrer für solche Qualitäten. Im Gegenteil: Für Karriere und Berufseinkommen ist ein überdurchschnittliches Maß an den erwähnten Eigenschaften eher hinderlich.
Unangemessenes Vertrauen zum Arzt ist gefährlicher als jede Krankheit. Daran sind zu allen Zeiten wahrscheinlich weit mehr Menschen gestorben oder zum Krüppel geworden als an ärztlich unbehandelt gebliebenen Erkrankungen. Daß es früher so war, ergibt sich aus der an den Schluß dieses Buches gestellten Chirurgie-Geschichts-Betrachtung. Daß es heute noch so ist, glaube ich, in meinen bisherigen Büchern ausreichend begründet zu haben.
Vertrauen kann eine gute Sache sein. Das weiß jeder. Je-

mandem trauen können, dürfen – wunderbar. Und das in der Stunde der Not, der Angst, also im Krankheitsfalle – großartig! Das hilft. Wenn es gerechtfertigt ist, – war. Nur dann aber!
Ein guter Arzt beansprucht keinen Vertrauenskredit als Vorleistung. Er erwirbt sich das Vertrauen! Durch Geduld, Behutsamkeit, Fürsorglichkeit, technische Perfektion, Barmherzigkeit – und Liebe. Liebe zum hilfesuchenden Mitmenschen, Liebe zum Arztberuf mit seiner vornehmsten Verpflichtung, bestmöglich zu helfen.
Es liegt mir fern, berechtigtes Vertrauen zu den Ärzten abzubauen oder gar zu zerstören. Ich weiß, daß es Ärzte gibt, die im Hinblick auf ihre Vertrauenswürdigkeit keine Wünsche offenlassen. Sie sind jedoch recht selten. Gerade ihretwegen warne ich vor allzu großer Vertrauensseligkeit. Die Neigung der Menschen, der Ärzteschaft zu vertrauen, war in der wechselhaften Geschichte des Arztberufes wechselhaft. Bis vor gut 50 Jahren etwa überwog wohl eher das Mißtrauen, vor allem gegenüber Chirurgen. Zwar galt es schon seit mehreren Jahrhunderten als schick und erstrebenswert, einen Doktor oder gar einen Professor in der Familie zu haben. Doch das hatte mehr mit Einkommen und äußerlichem Schein als mit Vertrauen zu tun.
In den letzten 50 Jahren haben die Ärztefunktionäre das fertiggebracht, was keinem Berufsstand in diesem Umfange gelungen ist. Weder Juristen noch Theologen, auch nicht Physikern, Technikern und Ingenieuren trotz wahrer Glanzleistungen in ihren Bereichen. Seit es Meinungsumfragen gibt, rangiert der Arzt in der Wertungsskala weit obenan. So sehr die Behandlung der Seele gegenüber der technisch-körperlichen Versorgung in den Hintergrund getreten ist, als Träger des Vertrauens zum Arzt wurde gerade die Seele zum wichtigsten Heilhelfer überhaupt herangezüchtet. Wer nicht vertraut, hat keine Heilungschance, wurde allen eingeimpft. Die Saat ist aufgegangen: Vertrauensseligkeit zum Weißkittel-Akademiker, Vertrauenshunger, unbegrenzter Vertrauenskredit – breit gestreut auf die Ärzteschaft.

Kürzlich erschien ein wichtiges Buch in deutscher Übersetzung, verfaßt als Gemeinschaftsarbeit eines Arztes und eines Patienten. Es ist faszinierend geschrieben, heißt: »*Den Tod verändern*« (Carl-Hanser-Verlag, München 1979) und stammt aus Frankreich. Das Buch berichtet über die menschlichste aller Krankheiten, den Krebs, und den oft unmenschlichsten aller Tode, den Krebstod.
Der ärztliche Mitverfasser ist LÉON SCHWARTZENBERG, geboren 1923, Professor für Cancerologie am Hôpital Paul-Brousse in Villejuif bei Paris. Er gilt als Kapazität von Weltrang, steht fest auf dem Boden der schulmedizinischen Lehre. Eines kann man sicher nicht: Ihn als Außenseiter oder gar Medizin-Rebellen einordnen.
Prof. SCHWARTZENBERG hat ein Kapitel überschrieben: »*Arzt – Ein Beruf wie jeder andere*«.
Darin heißt es: »*Das Verhältnis von guten und schlechten Ärzten ist dasselbe wie anderswo, es gibt gute und schlechte Ärzte, wie es gute und schlechte Schuster, Kaufleute, Mechaniker oder Installateure gibt; es gibt redliche und unredliche Ärzte, wie es skrupelhafte Minister und Journalisten gibt oder käufliche und gekaufte. Die Verteilung, nach der ein Mensch in Beruf und Leben achtenswert ist oder nicht, ist überall dieselbe.*«
Unter der Überschrift »*Die guten Adressen*« schreibt LÉON SCHWARTZENBERG: »*Die guten Ärzte muß man kennen. Warum sollte der Arztberuf nicht unter das allgemeine Gesetz fallen, nachdem Wert, Talent, auch außergewöhnliches Talent genauso wie Dummheit, ungleich verteilt sind? Man braucht gute Adressen, wie bei Restaurants. Manchmal wünscht man sich geradezu eine Art Ärzte- und Klinikführer etwa nach dem Muster des Guide Michelin: Hier sind die Betten gut und der Service, aber die Pflege mittelmäßig. Dort wird hervorragend operiert, aber der weitere Kundendienst – pardon: die postoperative Versorgung – läßt gefährlich zu wünschen übrig. Anderswo gibt es vielleicht zwar fähige Ärzte, ein liebenswürdiges und zuverlässiges Pflegepersonal, aber mangelhafte technische Ausrüstungen.*

Ja, es gibt 3-Sterne-Kliniken, und sie sind ebenso selten wie die guten Küchen, derentwegen die Reise sich lohnt. Es gibt begabte Köche und entsetzliche Pfuscher. Es gibt hochbegabte und schrecklich ungeschickte Techniker. Bewundernswerte Ärzte und reine Halunken ... .«
Unter der Überschrift »Ärzte und Geschäftemacher« erläutert LÉON SCHWARTZENBERG weiter, wie groß die Unterschiede zwischen Ärzten sein können: *»Wie flößt man einem verzweifelten Patienten Vertrauen ein, wenn man ihm nach zwei Jahren Behandlung die Blase herausoperiert hat, da sie offenbar von Krebs befallen war? Der Chirurg, der ihn operiert hat, nimmt allen Mut zusammen und sagt mit sehr verlegenem Gesicht: ›Mein Lieber, es mußte so kommen, daß Sie es waren, bei dem ich den Irrtum meines Lebens begangen habe: Ich dachte, Sie haben Krebs, und dabei war es nur ein Polyp!‹ Der Patient findet sein Lächeln wieder und die Hoffnung für die wenigen Monate, die ihm noch zu leben bleiben. Ein anderer Chirurg wagt es, einem jungen Mädchen von 23 Jahren, dem er eine Brust abnehmen mußte, zu sagen: ›Sie werden doch wohl nicht heulen wegen so einem Stückchen Fleisch!‹«*
Schlußfolgerung des Prof. SCHWARTZENBERG: *»Beide sind Chefärzte in zwei großen Pariser Kliniken und üben anscheinend denselben Beruf aus. Der eine ist ein Chirurg, der andere ein Metzger.«*
Der Patient, der an dem Buch »Den Tod verändern« im Duett mitgeschrieben hat, war ein prominenter französischer Journalist: PIERRE VIANSSON-PONTÉ, geboren 1920, Leitartikler und Beiratsmitglied der Zeitung LE MONDE, Autor zahlreicher zeitgeschichtlicher Werke.
Er mochte es nicht hinnehmen, daß der Beruf des Arztes, »ein Beruf wie jeder andere« sein soll. Deshalb fragt er betroffen: *»Aber ist denn der Arztberuf, wie hier behauptet worden ist, wirklich ›ein Beruf wie jeder andere‹?«* Seine Antwort: *»Nach reichlicher Überlegung: Nein, nicht ganz. Sein Gegenstand ist unser Körper, sein Erzeugnis ist unsere Gesundheit, sein Zweck ist unser Leben, sein Versagen ist un-*

ser Tod. Nichts Geringeres.« Und zur Ergänzung: *»Unter seinem* – des Arztes – *›Kommando‹ begeben wir uns respektvoll, nackt und ausgeliefert an jenen Ort hochgradiger Infantilisierung, in jenen Tempel höchster ärztlicher Macht, der sich Klinik nennt ... Die hohe Wissenschaft spricht aus seinem Munde ... Er weiß alles. Macht und Autorität sind die Quellen seiner Kunst.«*

Sicher ist es beklagenswert, daß es der Ärzteschaft nicht gelungen ist, den Besonderheiten des Berufes durch Besonderheiten von Qualitätsanforderungen bestimmter Art Rechnung zu tragen. Sicher wäre es auch eine sehr wichtige staatliche Aufgabe, hier mit- und nachzuhelfen. Denn: Jedes Volk ist nur so gesund, wie seine Ärzte es zulassen.

Es wird zuviel operiert, viel zu viel. Nicht nur bei uns, – weltweit.

Nach den Erhebungen des »National Center for Health Services« sollen 1977 in den USA 2 Millionen *unnötige* Operationen gemacht worden sein. Die Kosten dafür betrugen rund 3 Milliarden Dollar, zirka 6 Milliarden DM. Mehr als 10 000 Menschen starben an den überflüssigen Eingriffen.

Im Vergleich zu England, wo durch das verstaatlichte Gesundheitssystem der finanzielle als »Böser Operationsgrund« wegfällt, wurden zum Beispiel in den USA zweimal häufiger Hysterektomien (= Gebärmutterentfernungen) und noch öfter Gallenblasen-, Hämorrhoiden- und Mandel-Operationen gemacht.

Für die Bundesrepublik wird die Zahl der Operationen auf täglich 20 000 geschätzt, mehr als 6 Millionen pro Jahr! Die Operationsfreudigkeit der Chirurgen aller Spezialgebiete ist eher größer als in den USA. Das kann man unter anderem aus der Zahl der Blinddarmoperationen schließen. Sie liegt etwa 2–3 mal so hoch wie in den Vereinigten Staaten.

Nicht weniger als 13 *»Böse Operationsgründe«* gibt es. Gründe zu operieren, obwohl es für den Patienten nicht gut ist:

1. *Die Lust* am Operieren, der Spaß am »Schnippeln« – wie es der Volksmund ausdrückt.
   Operieren kann zum Hobby werden, zu einer Beschäftigung, die man mit sportlich-spielerischer Begeisterung betreibt. Das wirkt sich im allgemeinen eher förderlich auf die Operationsqualität aus. Für den Patienten wird es fatal, wenn die Lust am Operieren den Blick des Chirurgen für die Interessen des Patienten trübt. Diese Gefahr ist bei den Hobby-Operateuren größer.
2. *Der Zwang,* im Training zu bleiben.
   Übung macht den Meister. Wer zu wenig operiert, kommt aus der Routine. Das stärkt die Versuchung, unnötige Operationen zu machen.
3. *Die Pflicht,* Krankenhausbetten zu füllen.
   Krankenhäuser müssen rationell arbeiten. Leerstehende Betten belasten den Etat, die Rentabilität. Auf chirurgischen Abteilungen füllt man die Betten durch fleißiges Operieren.
4. *Die Vorschrift* einer Mindestzahl von Operationen für die Facharztanerkennung.
   Als Voraussetzung für ein Facharztdiplom gilt u.a. eine Mindestzahl von selbst ausgeführten Operationen. Wer sie innerhalb der vorgeschriebenen Zeit nicht in seinem Operationskatalog nachweisen kann, braucht mehr Zeit zum Facharzt. Also wird nach Operationswilligen gesucht, nicht nur vom Facharzt-Lehrling. Auch der Ausbilder bzw. Abteilungschef ist wegen der Assistenten-Nachwuchswerbung interessiert, daß Facharztanerkennungen für seine Mitarbeiter termingerecht ausgesprochen werden, sich nicht durch unzureichendes »Operationsmaterial« verzögern.
5. *Der Ehrgeiz,* ein großer Chirurg zu werden.
   Er spornt nicht nur dazu an, zu viele, sondern auch unnötig große, übertrieben radikale Eingriffe zu machen. Sicher ist Ehrgeiz in bestimmten Grenzen eine sehr wünschenswerte Eigenschaft für Chirurgen. Aber zu großer Ehrgeiz hat schon zu vielen Patienten vorzeitigen Tod

und chronisches Siechtum gebracht. Frei nach dem Schiller-Wort: »Manch blutig Treffen wird umsonst geschlagen, weil einen Sieg der junge Feldherr braucht«. Eine Operation wird für den Chirurgen zu oft als Sieg gewertet, obwohl sie für den Patienten mit einer Niederlage endete.

6. *Der Drang* zum Experimentieren, zum Erfinden.
Er spielt eine besonders große Rolle als Grund für überflüssige Operationen. Dies gilt vor allem für Eingriffe an Universitäten. Hier besteht ein ständiger Wettstreit mit anderen Universitäten, Neues zu erfinden. Auf dem Rücken von Patienten ausgetragen, zu seinen Lasten, ist das eine schlimme Sache.

7. *Die Unkenntnis* des Chirurgen über Möglichkeiten und Risiken einer Operation.
Sie ist weitaus größer, als ein Patient ahnen kann. Auch bei Chirurgen läßt die Bereitschaft zur Fortbildung nicht selten zu wünschen übrig. Deshalb passiert es zu oft, daß Eingriffe empfohlen und gewagt werden, deren Nützlichkeit nicht – oder nicht mehr ausreichend – bewiesen ist.

8. *Die Zeitnot,* über die Zweckmäßigkeit einer Operation, die Operationsindikation ausreichend nachzudenken.
Zeitnot spielt auch im chirurgischen Betrieb eine maßgebliche Rolle. Generell nehmen sich die Ärzte für ihre Patienten viel zu wenig Zeit. Oft muß man das Für und Wider einer Operation lange überdenken, nach verschiedenen Richtungen hin prüfen, bevor man sich für das eine oder andere entscheiden kann. Wenn man sich dafür nicht genügend Zeit nimmt oder nehmen kann, ist es nicht weit bis zur Falschoperation.

9. *Die Möglichkeit,* mit Operationen Geld zu verdienen.
Dies ist einer der wichtigsten Gründe für unnötige Operationen. Insbesondere für Chefärzte mit dem Recht zur Privatliquidation. Je größer die Operation, um so mehr kann man in aller Regel in Rechnung stellen.

10. Die Nachschub-Sicherung durch kollegiale Artigkeit.
Ärzte weisen Patienten öfters mit fertiger Diagnose in ein Krankenhaus ein. Zum Beispiel als »Chronische Blinddarmentzündung zur Operation«. Ein Zurückschicken des Patienten ohne Operation bedeutet, den Kollegen einer Fehldiagnose bezichtigen. So jedenfalls sehen das viele Ärzte. Und dann gibt es anschließend keine Überweisungen mehr an den betreffenden Chirurgen.

11. Der Irrtum über die Notwendigkeit einer Operation.
Dafür gibt es viele Gründe von der mangelhaften Diagnose bis zur Fehleinschätzung der Operationsfestigkeit des Patienten, seines Durchstehvermögens einer Operation.

12. Die Selbstüberschätzung des eigenen Könnens.
Sie kommt bei Lehrlingen, Gesellen und Meistern vor. Dabei ist der Wagemut größer als das Leistungsvermögen. Mut gilt als chirurgische Tugend.

13. Die Tötung, die »Erlösung« durch eine Operation.
Zugegeben: Dies ist ein entsetzlicher Grund, nahezu unvorstellbar. Doch es mag ihn geben. Zum Beispiel, wenn jemand lästig wird, zu werden droht. Oder wenn jemand im Weg ist, was zu vererben hat usw. Dann könnte jemand zu einer riskanten Operation drängen und sich drängen lassen. Der Gedanke daran mag meistens unterschwellig sein. Doch ich habe Anhaltspunkte, daß es diesen Grund gibt.

Aber es gibt auch *»Böse Nichtoperations-Gründe«*. Ihre Zahl ist fast ebenso groß wie die der Beweggründe für unnötige Operationen. Etwa: Patienten wird von zweckmäßigen Operationen oft abgeraten. Solch schlechter Rat geht vor allem auf das Konto von Nichtchirurgen. Maßgeblich dafür ist insbesondere die Konkurrenz zwischen Chirurgen und Internisten, Neurochirurgen und Neurologen, Kinderchirurgen und Kinderärzten. Und, und, und.

Es sind bei weitem nicht immer Behutsamkeit und Fürsorglichkeit, die Ärzte vor Operationen warnen lassen. Unoperierte Gallenstein-Patienten können für Internisten, nicht oder (zu) spät operierte Bandscheibenvorfälle für Neurologen und Orthopäden ein monate- bis jahrelang sprudelnder Honorarquell sein.

Doch da gibt es noch eine andere Konkurrenz. Die zwischen Chirurgen der Klinik und Chirurgen in freier Praxis. Sie betrifft die Operationen, die die einen machen können, die anderen aber nicht. Sie gilt nicht nur für die Fachärzte für Chirurgie, sondern für alle Operateure, also auch Gynäkologen, Urologen, Orthopäden usw.

Es erübrigt sich, dies hier wiederum in einzelnen Punkten aufzuführen. Jedenfalls sind Ehrgeiz, Unkenntnis, Geld und alles sonst ebenso im Spiel, nur mit umgekehrten Vorzeichen.

Dies mag genug sein, um deutlich zu machen: Wer mitdenkt, riskiert weniger. Es lohnt sich unbedingt, sich nicht erst als Patient, sondern schon als Gesunder für Operationen zu interessieren. Die Aussicht, im Leben aus den verschiedensten Gründen mit der Frage »Operation: JA oder NEIN?« konfrontiert zu werden, ergibt sich für den Einzelnen in seinem Leben zu verschiedenen Zeiten sicher mehr als ein dutzendmal. Man kann und darf die Entscheidung nicht den Ärzten allein überlassen. Wer es trotzdem tut, riskiert unnötig viel.

Es gibt unendlich viele Operations-Lehrbücher und -Atlanten für werdende und praktizierende Chirurgen, aber kaum eines für Patienten. Diese Informationslücke will dieses Buch schließen helfen – jedenfalls für die häufigsten und wichtigsten Operationen.

Soweit Krankengeschichten beschrieben sind, geschieht das hier nicht in erster Linie, um Mißstände aufzuzeigen. Das war ja das Anliegen meiner früheren Bücher vor allem. Anhand böser Patientenschicksale sollte die Notwendigkeit von Reformen verdeutlicht werden.

Hier dienen die Krankengeschichten Lehrzwecken. Auch sollen sie mithelfen, den Lehrstoff »flüssiger« zu machen. In den meisten Krankengeschichten sind die Namen geändert.

Aber die direkt Beteiligten werden sich und anderes wiedererkennen und können so kontrollieren, daß die Wiedergabe stimmt. Damit werden die erzählten Patientenschicksale zu lebendigen und glaubwürdigen Zeugen für Erfolge und Mißerfolge, für Freude und Leid durch Operationen. Statistiken sind demgegenüber totes Zahlenwerk. Soviel wert für die Erfolgsbeurteilung wie der Grad ihrer Kontrollierbarkeit. Meistens also fast nichts.

Meine Darstellung und Bewertung von Krankheiten und Operationen weicht in vieler Beziehung von dem ab, wie es in schulmedizinischen Lehrbüchern steht. Was die Schulmedizin anbetrifft, bin ich in vieler Beziehung vom Paulus zum Saulus geworden. Das gilt mehr für die Taktik bzw. Heilstrategie als für die Technik.

In den 35 Jahren meiner Tätigkeit als Patientenarzt, Chirurg, Wissenschaftler und Medizinlehrer ist in mir eine eigene »medizinische Weltanschauung« gewachsen. Die Schulmedizin praktiziert Krankheits-Behandlung und auch -Vorbeugung in biologischer Verirrung weitgehend als Angriffskrieg, exerziert und geführt mit raffiniertester Technik und gefährlichsten Waffen. Exerzier- und Kriegs-Schauplatz ist der Mensch.

Zur wichtigsten Überzeugung ist mir dagegen geworden, daß mehr Behutsamkeit erforderlich ist. Gutsein, Wohlverhalten zur Natur des hilfesuchenden Menschen, Berücksichtigung seiner Lebensart scheint mir der wichtigste ärztliche Versorgungsgrundsatz. Deshalb habe ich die daran orientierte Heilstrategie »*EUBIOS-Strategie*« genannt. Dies leitet sich ab von den griechischen Wörtern eu = gut, wohl und bios = Leben, Natur.

Dieses Lehrbuch der Chirurgie für Patienten hat die EUBIOS-Heilstrategie als Grundlage und Richtschnur.

Dieser Ratgeber für Kranke und Gesunde soll in mehreren Bänden herausgegeben werden. Die Reihenfolge der Kapitel ist nicht lehrbuchmäßig, sondern unsystematisch. Das hat praktische Gründe. Ich habe die Kapitel niedergeschrieben, wie sie sich aus dem jeweiligen Schwerpunkt meiner praktischen und wissenschaftlichen Tätigkeit ergaben. Ich hoffe, daß die bunte Mischung das Studieren interessanter macht.

Mit diesem meinem 6. populär-medizinischen Buch wird mir ein besonderer Wunsch erfüllt: Die sofortige Herausgabe als Taschenbuch. Mein Hauptanliegen ist, die EUBIOS-Heilstrategie als Alternative anzubieten und einem möglichst großen Leserkreis zugänglich zu machen. Das scheint mir durch ein Taschenbuch schneller und besser erreichbar.

Lauenburg/Aschau,
30. Juni 1980 Julius Hackethal

I.
Operationen bei Krebs und Krebsverdacht

Grundsätzliches

Krebs gibt es seit Urzeiten. Seit die Erde belebt ist. Denn die krebsige Entartung von Zellen ist eine von vielen typischen Lebensäußerungen.

Rund 5000 Jahre alt ist die erste medizinische Beschreibung einer geschwulstigen Brustdrüsenwucherung durch einen ägyptischen Arzt, niedergeschrieben im PAPYRUS EDWIN SMITH. Damals hieß das noch nicht *Krebs*.

Diesen Namen für die Wildwuchs-Krankheit erfand der griechisch-römische Arzt GALEN (129–199 n. Chr.) erst 3000 Jahre später. Auch sein 600 Jahre älterer Kollege als Stararzt und Medizinpublizist, der Arzteid-Vater HIPPOKRATES (460–377 v. Chr.) nannte noch anders, was nach der Beschreibung nur Krebs gewesen sein konnte, und was er für unheilbar hielt.

Sicher war es kein Zufall, daß gerade die bösartige Wucherung am Busen für jenes medizinische Kennwort Pate stand, das sich dann weltweit für alle malignen Organgewächse einbürgerte.

Inspiriert wurde GALEN durch einen an sich seltenen Wucherungstyp. Jenen nämlich, bei dem aus einem Ursprungsknoten Stränge auswachsen, Ausläufer wie Gliedmaßen, entlang den Lymphbahnen. Was so ähnlich aussieht wie die vielgliedrigen Körper eines Krebses. Diesen Krebstyp nennen die Mediziner *Lymphangiosis carcinomatosa*.

In der griechischen Muttersprache GALEN's heißt Krebs *karkinos,* in seiner späteren Wahlsprache Latein – er zog von Pergamon nach Rom – *cancer.* Die medizinischen Bezeichnungen *Karzinom* oder *Carcinom* für Krebs, *karzino-*

matös für krebsig, *kanzerogen* oder *cancerogen* für krebsbedingt etc. leiten sich davon ab.
Möglicherweise hat nicht nur die äußere Form, sondern die Gefräßigkeit der Taschenkrebse, insbesondere des Großen Taschenkrebses *(Cancer pagurus)*, die Namengebung beeinflußt. Denn der »*Taschenkrebs ist ein gefräßiger, schlimmer Räuber, der den Fischern nicht selten den Fang aus den Netzen stiehlt ... Wenn er des Nachts auf Raubzüge ausgeht, überfällt er, was zu bewältigen ist, und verschont auch seinesgleichen nicht*« (BREHM's Tierleben, RECLAM-Verlag Leipzig 1929, Bd. 8, S. 100).
Bis etwa zur Mitte des 19. Jahrhunderts entschied über die Diagnose Krebs allein die Verlaufsbeurteilung des *Makro-Bildes,* die Beobachtung der Krebsgeschwulst, ihres örtlichen Wachstums und ihrer Fernwirkungen durch Besichtigen und Betasten über einen längeren Zeitraum hinweg.
Knotige und geschwürige Gewebsveränderungen wurden behandelt wie alle Verhärtungen und Geschwüre sonst, wie die aus entzündlichen und anderen Ursachen entstandenen. *Nur das deutlich zerstörerische fortschreitende Gewächs wurde Krebs genannt.* Sicherster Beweis war der bald folgende Tod. Wenn Knoten und Geschwüre klein blieben oder sich gar zurückbildeten, galt das als *Beweis gegen Krebs.*
Im 18. Jahrhundert unterschied man noch zwischen *Scirrhus* (Verhärtungsgeschwulst, harter Knoten) und Krebs. »*Der Scirrhus blieb entweder zeitlebens gutartig, oder er wurde schmerzhaft, brach auf und verwandelte sich in einen offenen, bösartigen Krebs*« (GEORG FISCHER »*Chirurgie vor 100 Jahren*«, VOGEL-Verlag Leipzig 1876). Heute gilt ein Scirrhus immer als Krebs.
Warum erläutere ich das im einzelnen? Weil etwa ab Mitte des 19. Jahrhunderts ein totaler Wandel in der Krebsdiagnostik eintrat. Fortan entschied nicht mehr die Verlaufskontrolle des Makrobildes, der Makrofilm, sondern das Mikro-Standfoto, die Momentaufnahme eines mikroskopisch kleinen Gewebsausschnittes über die Diagnose.
Der Mikroskop-Mediziner wurde zum alleinigen Schieds-

richter, zum Regieführer der Krebspolitik. Und das kraft bewegungsloser Mikro-Blitzbilder. Diese Entwicklung war für Krebsforschung und -Therapie verhängnisvoll.
Die Schwierigkeiten, aus einem Standfoto den zeitlichen Ablauf eines Bewegungsvorganges, also des Krebswachstums, zu erkennen, lassen sich an folgendem Beispiel erläutern: Die Moment-Aufnahme eines Autos vor einer Hauswand erlaubt keine Beurteilung der Frage: Parkt das Auto oder rast es auf die Hauswand zu? Ist die Situation also gut- oder bösartig?
Wohlbemerkt: Verhängnisvoll war nicht die Ergänzung der Krebsdiagnostik durch die mikroskopische Untersuchung. Im Gegenteil, diese Zusatzbetrachtung konnte die diagnostische Sicherheit nur vergrößern. Als schlecht erwies sich vielmehr, daß Patientenärzte sich für die Mikrobilder nicht interessierten, sich hilflos den Pathologen auslieferten.
Das Mikrobild kann und darf nur einer von vielen Bausteinen des diagnostischen Krebsgebäudes sein. Für sich allein ist es wenig bis nichts wert. Denn es gibt kein mikroskopisches Kainsmal des Krebses, kein einziges unverwechselbares Merkmal, das alle Untersucher gleich deuten. Man hatte große Hoffnungen auf das Elektronenmikroskop gesetzt. Krebsforschungsinstitute in aller Welt überbieten sich darin, immer bessere und immer teurere elektronische Vergrößerungsmaschinen zur Gewebsuntersuchung einzusetzen. Doch alles, was dieses kostspielige Hilfsmittel bisher bewirkt hat, besteht darin, »*die Unwissenheit über Krebs zweihunderttausendfach zu vergrößern*« (M.L. KOTHARI und L.A. METHA: *»Ist Krebs eine Krankheit?«* ROWOHLT-Verlag, Reinbek 1979).
Zweifellos kann der Mikroskop-Untersucher ein Gewebsbild als krebsverdächtig einordnen. Das Nebeneinander von abnormen Zellanhäufungen, von Formabweichungen der Zelleiber und -kerne und von anderen Veränderungen kann wie ein »Krebs-Porträt« aussehen. Aber die entscheidende Frage nach dem *Artigkeitsgrad* des Prozesses läßt sich nicht beantworten. Die Problematik ist ähnlich wie für den Aus-

werter eines von einem Beobachtungsflieger aus großer Höhe geschossenen Geländefotos: Einem Menschenhaufen auf diesem Bild ist nicht zuverlässig anzusehen, ob es sich um den Ausflug eines Kegelklubs oder einen Ganoventreff handelt. Und selbst wenn das Bild mehr für Ganoventreff spricht, könnte es sein, daß man dabei soeben beschlossen hat, sich künftig brav zu verhalten.

Das mikroskopische Bild ist vor allem deshalb zu unzuverlässig, weil das Aussehen eines gutartigen Krebsherdes dem eines bösartigen völlig gleichen kann.

Sicher ist es richtig, daß gut-differenzierte Krebszellhaufen, bei denen weitgehende Ähnlichkeit mit normalen Zellen besteht, meistens gutartiger sind als schlecht-differenzierte, also stark entartete Zellen. Aber es gibt zu viele Ausnahmen von dieser Regel. Abgesehen davon gibt es fast keine einheitlich gut-, mittel- oder schlecht-differenzierten Krebsgewebsbilder. So gut wie immer sind es Mischformen. Und der Zufall entscheidet vielfach, ob mehr der eine oder der andere Typ getroffen ist. Auch das »invasive Wachstum«, das Überschreiten bestimmter Gewebsgrenzen durch Zellkolonnen, ihre Ansiedlung in Lymphabflusskanälen etc. ist kein absolutes Bösartigkeitssignal.

Die Unsicherheiten der mikroskopischen Krebsdiagnostik lassen sich besonders gut am Prostatakrebs zeigen. Hier ist den Pathologen und Urologen schon seit Jahrzehnten bekannt, daß es gutartige und bösartige Krebsherde gibt, die mikroskopisch genau gleich aussehen. Ich habe dafür die Bezeichnungen *Haustier*- und *Raubtier*krebs vorgeschlagen, damit der Unterschied klarer wird.

Mit dem Haustierkrebs lebt der Träger in friedlicher Wohngemeinschaft, oft jahrzehntelang. An dem Raubtierkrebs stirbt er meist innerhalb weniger Jahre. Die todbringenden Metastasen in den Becken- und Wirbelknochen beim Raubtierkrebs sind häufig hoch- bzw. gut-differenzierte Prostata-Krebszellen.

Bemerkenswerterweise haben die für die offizielle Krebsstrategie verantwortlichen Mediziner die Unsicherheiten der mikroskopischen Krebsdiagnostik geheimgehalten. Von ihnen wird *Krebs = Raubtierkrebs* gesetzt, mit allen bösen Konsequenzen.

Krebs, genauer gesagt Raubtier-Krebs, ist eine Krankheit des ganzen Organismus, an der immer Körper, Geist und Seele beteiligt sind. Wobei seelische Störungen als Krebsursache beim Menschen höchstwahrscheinlich eine alles andere überragende Bedeutung haben. In einem allgemein gesunden Organismus gibt es keinen Raubtier-Krebs.

Krebs ist immer auch eine Blutkrankheit. Keine im engeren Sinne des Wortes, also bestimmte Blutbestandteile isoliert betreffend, sondern allgemein betrachtet. Das Blut in seinen verschiedenen Formen als rotes Vollblut, goldgelbes Plasma, blaßgelbes bis wasserfarbenes, also farbloses Serum oder auch Lymphblut, durchströmt alle Teile aller Organe. Es ist in einem so innigen Kontakt mit den Zellen, daß man sagen kann: Was in irgendeiner Körperzelle ist, kreist auch im Blut. Wenn das Blut gesund ist, kann sich kein Raubtier-Krebs entwickeln.

Die Frage, an welcher Körperstelle, in welchem Organ sich der Raubtier-Krebs zuerst oder am markantesten zeigt, ist ursächlich von untergeordneter Bedeutung. Deshalb müssen örtliche Eingriffe beim Raubtier-Krebs immer Stückwerk bleiben. Sicher kann man durch eine Operation, durch Herausschneiden eines Herdes eine örtliche Reparatur bewirken. Dies kann manchmal unmittelbar lebensrettend sein. Dann zum Beispiel, wenn ein Raubtier-Krebs ein Loch in Hohlorgane frißt oder lebenswichtige Gebilde bedrängt. Die operative Entfernung kann sich auch dadurch günstig auswirken, weil das Krebszellvolumen vermindert wird und damit das Streuvolumen der Oberfläche des Krebsherdes und auch die Produktion und Aussaat von Giftstoffen, die im Krebsherd produziert werden. Niemals ist aber ein örtlicher Eingriff, so technik-exakt gekonnt er auch gemacht wird, bezogen auf das gesamte *Raubtier-Krebs-Geschehen* im Organismus, mehr als Stückwerk.

Der Vergleich mit einer Infektionskrankheit vom Typ der

Tabelle 1:

Krebsbegriffe

1. Raubtierkrebs	2. Haustierkrebs	3. Krebsid
= fortschreitend und zerstörerisch wachsender Krebs Diagnostik: Nur durch Entwicklungsbeobachtung, fast nie mikroskopisch allein diagnostizierbar.	= nicht oder sehr langsam fortschreitend und nicht oder sehr langsam zerstörerisch wachsender Krebs Diagnostik: wie links.	= im Mikroskop wie Krebs aussehender Zellwucherungsherd.

Lues bzw. Syphilis kann zum Verständnis weiterhelfen. Nicht jeder, der mit Lues-Erregern, mit Spirochäten infiziert wird, bekommt eine Lues-Krankheit. Im Gegenteil, die weitaus meisten Infizierten bekommen sie nicht. Andernfalls gäbe es wahrscheinlich auf der ganzen Welt nur noch Lues-Kranke.

Wenn die Abwehrkräfte des Gesamtorganismus nicht ausreichen, entwickelt sich an einem schwachen Gewebspunkt, der besonders intensiv mit den Spirochäten in Berührung gekommen ist, ein Lues-Herd, entweder am Penis oder in der Scheide oder am Mund oder sonst irgendwo. Ein solcher erster Lues-Herd entsteht fast immer nur in der Einzahl, an einer einzigen Stelle. Also nicht gleichzeitig an Penis und Lippe oder an mehreren Stellen des Penis. Obwohl bei dem ansteckenden Geschlechtsverkehr mit einer Lues-Kranken z.B. der gesamte Penis ja sehr intensiv mit der durch und durch infizierten Scheidenschleimhaut in Berührung kommt, obwohl gleichzeitig intensive Mund- und sonstige Körperkontakte stattfinden.

Wichtigste Krebsid-Arten

Wahrscheinlich Haustierkrebs:	Vielleicht Raubtierkrebs:

1. Dysplasie Grad III
2. Carcinoma in situ (CIS)
   (= winziger stationärer
   Krebsherd)
3. Mikrokarzinom
4. Präinvasives Karzinom
	5. Invasives Karzinom (= in
	   benachbartes Gewebe
	   wuchernd)
	a) gut-/hoch-differenziert
	b) mittelstark-differenziert
	c) schlecht-/niedrig-dif-
	   ferenziert (anaplastisch)
	d) gemischt-differenziert
	   (häufigste Form)
	6. Sarkom

Bei der Lues-Infektion entwickelt sich am schwächsten Punkt des Intimkontaktes der Lues-Herd. Öfters sind es winzige Verletzungen, die den schwächsten Punkt bestimmen. Obwohl bekannt ist, daß sich die quirligen Spirochäten – Spiralen auch durch unverletzte Haut- und Schleimhautstellen durchbohren können.
Es muß wohl so sein, daß vom Erstherd eine Schutzwirkung auf den Organismus ausgeht, zumindest im Sinne einer Blockade, der Verhinderung der Fähigkeit, Nebenherde zu produzieren. Jede Herdbildung ist ja eine produktive Leistung, ein Energieprozeß.
Auch die Lues-Krankheit ist spätestens zum Zeitpunkt ihrer Manifestation, sobald sie also erkennbar wird, eine Krankheit des gesamten Organismus. Dieser ist nämlich, solange er gesund ist, in der Lage, die meist an mehreren Stellen eingedrungenen Spirochäten zu ignorieren oder dadurch unschädlich zu machen, daß er den Erregern kein Milieu bietet, in dem sie überleben können.
Nun zum Wesentlichen der Vergleichsbetrachtung: Einen

luetischen Primäraffekt, so nennt man den Erstherd bei einer Lues-Erkrankung, operativ zu entfernen, wäre nicht nur ein Kunstfehler, sondern total widersinnig. Das hat man im Mittelalter versucht, vor allem auch durch Ausbrennen. Damals waren für die »Franzosenkrankheit« die Chirurgen zuständig. Aber diese therapeutische Verirrung dürfte für alle Zeiten überwunden sein.

Sicher entwickelt sich ein Lues-Herd nicht so intensiv zerstörerisch wie viele Raubtier-Krebsherde. Sicher ist man deshalb beim Raubtier-Krebs mehr in Versuchung, das örtliche Geschehen stärker ins Behandlungskalkül zu ziehen. Öfters bleibt ja auch gar kein anderer Weg. Bei Harnröhrenverstopfung durch Prostatakrebs müssen die Wucherungen weggehobelt werden. Bei einer Darmverlegung durch Dickdarmkrebs ist es die einzige Möglichkeit zur Lebensverlängerung, die Passage durch einen operativen Eingriff wiederherzustellen. Insoweit liegen die Verhältnisse sicher beim Raubtier-Krebs anders als bei der Lues-Krankheit.

Aber durch Herausschneiden allein ist keine Krebskrankheit zu heilen. Weil Raubtier-Krebs eben immer auch eine Blutkrankheit ist, wie die Lues-Krankheit. Nicht nur in ihrem ersten Stadium, sondern solange sie überhaupt besteht.

»Krebswachstum = Spätsymptom chronisch desorganisierter Biologie eines Organismus.« Das ist die General-Richtlinie bei Raubtier-Krebs, formuliert von Dr. H. E. SCHLITTER bei einem Vortrag im November 1978 (Biologische Medizin Heft 5, 1979).

Weil das so wichtig ist, noch ein paar Zitate aus diesem Vortrag: *»Eine erste Krebszelle gibt es nicht. Sie ist mit einer organismischen unteilbaren Biologie unvereinbar. Krebswachstum setzt regenerativ proliferierende* (= zur Neubildung von Ersatzzellen befähigte) *Wechsel- und Mausergewebe voraus, ist als organismische Funktion kein autochthon* (= von selbst) *entstandener Zellprozeß mit autonomem* (= selbstgesteuertem) *Wachstum, sondern die Folge einer organismischen Störung der biologischen Reorganisationskraft.«* Zur

Erläuterung: Im Multimilliarden-Zellstaat Mensch findet ein ständiges Leben und Sterben statt. In allen Geweben werden ständig Zellen abgestoßen und erneuert, täglich hunderttausendfach, am stärksten an den inneren und äußeren Häuten und im Zwischengewebe. Die einzige Ausnahme scheinen bestimmte Teile des Nervengewebes zu sein, die *Ur*-Teile sozusagen. Da bleiben die Zellen ein Leben lang unverändert. Dort gibt es aber auch keinen Krebs.
Ich zitiere weiter: »*Deshalb ist Krebswachstum bereits im frühesten Primärtumorstadium* (= Primär- oder Erst-Herd-Stadium) *nur Symptom einer primär-chronischen Allgemeinerkrankung.*« Primär chronisch bedeutet: Sich von Anfang an sehr langsam, über einen Zeitraum von Monaten bis Jahrzehnten entwickelnd. In der Medizin-Sprache unterscheidet man, bezogen auf die Entwicklungsdauer einer Krankheit chronische und akute Erkrankungen und als Spielart der akuten zusätzlich hochakute und subakute. Chronische Krankheiten können akut beginnen. Dann nennt man sie sekundär-chronische.
»*Es*« – das Krebswachstum – »*ist Folge einer chronisch desorganisierten Aktivierung des neuro-mesenchymalen* (= nervös-zwischengeweblichen) *Systems der Grundregulation. Erst hierdurch erfolgt eine Dekompensation unspezifischer Immunbiologie und chronische Fehlregeneration aus Wechsel- und Mausergewebe. Demnach kann die immunbiologische Insuffizienz* (= Unvermögen) *Krebskranker nicht Folge des sekundären Wachstumsproduktes* »*Krebszelle*« *sein.*«
Und nun kommt etwas besonders Wichtiges für die Krebs-Mikroskopie: »*Als körpereigenes Wachstumsprodukt können Krebszellen keine absolut spezifischen Merkmale besitzen. Ihr sogenannter Entdifferenzierungsstoffwechsel ist chronisch gesteigert. Er verhindert die Ausdifferenzierung und bedingt die chronische Teilungspotenz. Deshalb können Krebszellen auch keinen parasitären Organismus wie körperfremde Mikroorganismen darstellen. An dieser Tatsache muß jede auf die Krebszelle allein ausgerichtete Therapie scheitern. Andererseits bedingt die Chemo-Therapie sowie*

die Strahlen-Therapie und Hormon-Therapie gesetzmäßig eine Mesenchymbeeinflussung (= Zwischengewebsbeeinflussung). Deshalb kann eine konservativ auf Vernichtung von Krebszellen ausgerichtete aggressive Krebstherapie in ihrem Wesen nicht biologisch sein«.

Ich habe diesen nicht schulmedizinisch, sondern biologisch-naturheilkundlich orientierten Arzt deshalb so ausgiebig zitiert, weil er in knappen Sätzen das Wesentliche über den Raubtier-Krebs zusammengefaßt hat. Diese Einschätzung des Raubtier-Krebses ist älter als die schulmedizinisch lokalistische Krebstheorie, die den Krebs als primär-örtliche Krankheit auffaßt. Daran sollte jeder immer denken, wenn er die folgenden Kapitel liest.

1. Brustkrebs

Im Januar 1971 ging die damals 34 Jahre alte ledige Lehrerin ELFRIEDE UNGER vorsorglich zur Krebsmusterung zu einem Gynäkologen. Bei der ersten Untersuchung am 21. Januar 1971 stellte er eine »*Resistenzvermehrung* (= Verhärtung) *in der rechten Brustdrüse*« fest. Er empfahl eine baldige Kontrolluntersuchung.
Diese fand am 24. März 1972 statt. Danach lautete die Diagnose »*Mastopathie*« (= gutartige Knotenbildung in der Brust).
Am 24. Juli 1972 wurde durch Prof. W. in einem Strahleninstitut eine Mammografie (= röntgenologische Darstellung der Brust) beiderseits durchgeführt. Sie ergab den Verdacht auf eine Busenzyste rechts. Diese wurde punktiert, das Punktat zur zytologischen Untersuchung (= Untersuchung der Zellen) eingeschickt. Krebsverdacht ergab sich nicht.
Die Patientin blieb weiter in der gynäkologischen Überwachung von Dr. H., bis zum 17. März 1974. Über die erhobenen Befunde gibt es keine Unterlagen.
Am 18. März 1974 fand eine erneute Mammografie beiderseits bei Prof. W statt. Jetzt ergab sich der Verdacht auf einen Brustdrüsenkrebs links. Am 26. März 1974 machte der Chefarzt der Gynäkologischen Abteilung eines Krankenhauses im Rheinland, Dr. SCH. eine Radikaloperation der linken Brustdrüse mit Ausräumung der Achselhöhle, nach vorheriger Schnellschnitt-Untersuchung mit der Diagnose Krebs.
Die stationäre Behandlung dauerte bis zum 8. April 1974. Anschließend wurde eine »*Kombinierte Röntgentiefen-Bestrahlung*« (Telekobalt-) *von Thoraxwand und Lymphabflußgebieten*« durchgeführt.
Am 4. September 1974 machte Prof. W. eine Mammografie rechts. Wieder wurde ein Knoten festgestellt und punktiert. Der Befund war krebsverdächtig. Deshalb Einweisung ins Krankenhaus.
Am 24. September 1974 wurde im Krankenhaus ein Mammatu-

mor rechts herausgeschnitten. Die Feingewebsuntersuchung ergab anscheinend keinen Hinweis auf Krebs. Der Befund liegt nicht vor.
Später äußerte der Gynäkologe den Verdacht, daß nicht die richtige Stelle ausgeschnitten wurde. Dies bestätigte sich bei der Kontroll-Mammografie am 4.11.1974. Danach wurde die Patientin erneut ins Krankenhaus eingewiesen. Allerdings in ein anderes.
Bei der Punktion des verdächtigen Knotens wurde Flüssigkeit gewonnen. Die Verdachtsdiagnose lautete: »*Ölzyste in der Narbe*«. Die zytologische Untersuchung des Punktates ergab keine krebsverdächtigen Zellen.
Trotzdem schrieb der Gynäkologe am 2.12. an die Patientin: »*Die erneut ausgeführte Mammografie und zytologische Untersuchung des Punktates haben einen Befund ergeben, der es doch ratsam erscheinen läßt, das fragliche Gewebe zu entfernen, um es durch feingewebliche Untersuchungen endgültig abklären zu können*«.
Am 10. Dezember 1974 folgten 2 Röntgenaufnahmen der Lungen. Eine Kontrolluntersuchung bei Dr. Sch., der die Radikaloperation links gemacht hatte, am 23. Januar 1975 endete mit der Diagnose: »*Status nach Mastektomie (= Brustoperation) links und Mamma-PE (= Gewebsentnahme zur Untersuchung) rechts, Kontrolluntersuchung*«.
Am 14. März 1975 wurde die Patientin in der Chirurgischen Universitätsklinik aufgenommen. Am 17. März machte Prof. Dr. B. eine Radikaloperation rechts mit Ausräumung der Achselhöhle. Einzelheiten ergeben sich aus dem Brief des Gynäkologen vom 15. Mai an Prof. W.: »*Ich überweise Ihnen noch einmal Frau U. Erst am 17.03.1975 wurde wegen Ihres mammografischen und zytologischen Verdachts im November 1974 in der Chirurgischen Universitätsklinik eine nochmalige Probeexstirpation (= Gewebsentnahme) aus der rechten Brustdrüse und eine Ablatio (= Amputation) durchgeführt. Histologisch: Entdifferenziertes, solide wachsendes Mammakarzinom (vorwiegend medullär (= markig) mit Nekrosen (= abgestorbenes Gewebe)). Wie bei der Ablatio der linken Seite wurde auch jetzt im Operationspräparat kein Ca mehr nachgewiesen.
Die linke Seite wurde von Ihnen nachbestrahlt, und ich meine, man sollte auch die rechte Seite nachbestrahlen, zumal ich am lateralen Narbenende ein kleines Knötchen tasten kann ...*« Wie fast alle Chirurgen ist Herr B. offenbar nicht vom Wert der Nachbestrahlung überzeugt, denn er schreibt: »*In Anbetracht der örtlichen Begrenzung des Tumors und der fehlenden Metastasierung möchten wir eine Nachbestrahlung hier nicht empfehlen*«. Der Gynäkologe schließt mit der Bemerkung: »*Wer kann das mit Sicherheit sagen?*«
Jedenfalls führte Prof. W. vom 24. Juni bis 8. Juli 1975 und dann

vom 18. August bis 29. August 1975 eine Hochvolt-Bestrahlung mit Gammatron (= sehr kurzwellige Strahlen) und Betatron (= Elektronenbestrahlung) durch.
Ab 16. August fand durch die praktische Ärztin Frau Dr. S. eine sehr intensive Nachbehandlung statt. Es wurden sehr viele Medikamente gespritzt und eingenommen, unter anderem Iscador, Polydyn, Elpimed, Polyerga, Cebion, Benerva, Beflavin, Wobe-Mugos, Prosymbioflor, Moxa-A-Kraut, Ingwer-Knollen.
»Frau U. kaufte laufend für viel Geld diese Mittel und bezahlte sie aus eigener Tasche, weil ihre Krankenversicherung die Erstattung ablehnte mit dem Hinweis, es handele sich nicht um wissenschaftlich allgemein anerkannte Präparate«. So steht es in einem Bericht an die Staatsanwaltschaft.
Weiter findet sich der Vermerk: *»Ihr Hausarzt, unterstützte die »Therapie«, so daß Frau U. quasi ganz auf die Konsultation von Spezialärzten verzichtete, obwohl ihr Vater auch Behandlungen bei bekannten Spezialisten in den USA angeboten hatte. Aber Frau U. vertraute Frau Dr. S. und ihrem Hausarzt »blind«, weil diese sie von der Wirksamkeit ihrer Methoden zu überzeugen vermochten«.*
Die Patientin blieb dienstunfähig und in ständiger Behandlung und Kontrolle ihres Hausarztes und ihres Gynäkologen.
Am 22. November 1976 fand Prof. W. bei einer Nachuntersuchung keinen Anhalt für ein lokales Rezidiv (= Rückfall) oder Lymphknoten-Metastasen (= Tochtergeschwülste).
Die Behandlung mit »Iscador«-Injektionen wurde fortgesetzt. Die Patientin blieb in ständiger ärztlicher Behandlung. Wann sie ihren Schuldienst wieder aufnahm, geht aus den Unterlagen nicht sicher hervor, wahrscheinlich Ende November 1976.
Am 14.12.1977 wurde nochmals ein Knoten aus der Brusthaut herausgeschnitten.
Bereits ab Mitte Oktober 1978 traten in zunehmendem Maße Kreislauf-Beschwerden, Verdauungsstörungen, Atemnot, Husten und zeitweilig starke Schmerzen an der Wirbelsäule und im Leberbereich auf. Es wurden zahlreiche Labor-Untersuchungen des Blutes gemacht. Danach folgte die Verordnung von schleimlösenden Medikamenten. Eine Kontrolluntersuchung bei einem Hals-Nasen-Ohren-Arzt ergab nichts Wesentliches.
Im Januar 1979 verstärkten sich die Schmerzen in der Wirbelsäule. Es trat eine Schwellung der linken Hand auf. Der Husten und die Atembeschwerden dauerten an. An die Möglichkeit von Metastasen dachte man anscheinend nicht. Röntgenaufnahmen der Lendenwirbelsäule vom 24. Januar 1979 ergaben keinen Hinweis auf Knochenmetastasen.
Ein zu Rate gezogener Orthopäde machte Streckbehandlungen der Wirbelsäule und ließ elektrisieren. Gegen die Schmerzen wur-

den Amuno-Kapseln und -Zäpfchen verordnet. Die Patientin magerte im Frühjahr 1979 stark ab, verlor in kurzer Zeit 10 kg an Gewicht. Erst Ende März 1979 wurde eine Szintigrafie (= Untersuchung mit radioaktiven Substanzen) von Schädel, Wirbelsäule, Thorax und Becken durchgeführt. Diese ergab: »*Multiple Bezirke vermehrter Aktivitätsanreicherungen vor allem im Bereich der Wirbelsäule und einiger dorsaler (= rückwärtiger) Rippen. Beurteilung: Die oben beschriebenen Bezirke vermehrten Knochenstoffwechsels dürften am ehesten Metastasen des Mammakarzinoms entsprechen*«.
Anfang Mai wurde die Patientin von dem Universitäts-Orthopäden Prof. L. untersucht. Er wollte wieder röntgen. Dies lehnte aber die Patientin mit dem Hinweis ab, »*daß sie genug geröntgt sei*«. Auch dieser Professor L. äußerte den Verdacht auf Wirbelsäulenmetastasen.
Man hat ausgerechnet, daß Frau U. im Laufe ihrer Krankheit mit »*immerhin rund 20 000 R*« bestrahlt worden ist.
In der Folgezeit mußten immer stärkere Schmerzmittel verordnet und gegeben werden.
Ende April 1979 ergab eine gründliche Untersuchung mit erneuten Röntgenaufnahmen »*einen ausgedehnten Pleuraerguß (= Erguß in den Brustraum) rechtsseitig mit Verdacht auf eine Lymphangiosis carcinomatosa (= Krebs der Lymphgefäße)*«. Die Röntgenaufnahmen der Lendenwirbelsäule zeigten »*eine Höhenminderung und beginnende keilförmige Deformierung des 2. LWK (= Lendenwirbelkörper) mit Verdacht auf Veränderungen bei LWK 1 und LWK 3. Die Beckenübersichtsaufnahme wies eine ausgedehnte Osteolyse (= Knochenauflösung) am rechten Schambein, im Anschluß an den Symphysenspalt (= Knochenfuge) nach. Gleichzeitig war eine Transparenzerhöhung (= größere Durchlässigkeit für Röntgenstrahlen) am rechten Schenkelhals auffällig. An der 11. Rippe dorsolateral fand sich ein Zustand nach Fraktur mit geringer Kallusbildung.*« Die serologischen und hämatologischen Befunde (= Blutuntersuchungen) entsprachen dieser ausgedehnten Metastasierung.
Die daraufhin vorgeschlagene stationäre Behandlung in der Universitätsklinik lehnte die Patientin ab.
Nach einer Untersuchung am 9.4.1979 führte Prof. W. eine Röntgen-Kastration durch Betatron-Bestrahlung beider Eierstöcke durch. Außerdem wurde eine Hormonbehandlung mit Anti-Oestrogen-Tabletten eingeleitet. Es folgte eine Bestrahlung des 4. Lendenwirbels, eine Punktierung des Pleuraergusses und die Einlage von Radio-Phosphat (= radioaktive Substanz).
Es kam zu einem rapiden Verfall der Patientin. Am 3. Mai 1979 wurde die Patientin in eine Strahlenklinik aufgenommen. Bei der

Aufnahme wurden 1.600 ml eines Pleuraergusses abpunktiert (= Absaugen der Flüssigkeit aus dem Brustraum). Das Punktat ergab Krebsmetastasen. Bereits am 8. Mai war wieder ein großer Erguß nachgelaufen. Es wurden am 10. Mai 1.200 ml abpunktiert und wieder eine radioaktive Substanz eingefüllt. Inzwischen war der linke Arm massiv angeschwollen. Am 14. Mai 1979 wurde die Patientin aus der Klinik in erheblich verschlechtertem Zustand entlassen. Der Hausarzt spritzte stark wirkende Schmerzmittel und Morphiumpräparate. Später wurde die Patientin nochmals in ein anderes Krankenhaus aufgenommen. Dort wurden bei insgesamt 7 Pleurapunktionen insgesamt 8.000 ml Erguß abgesaugt. Am 6. Juni 1979 verstarb die Patientin nach einem wahrlich grauenhaften Krebsmartyrium.
Die erste Radikaloperation mit anschließender Atomsprühfeuer-Kanonade hat Ende März 1974 stattgefunden. Ende März 1979 lebte die Patientin noch, konnte also als 5-Jahre-Heilung abgebucht werden. Es kann wohl keinen Zweifel geben, daß die Patientin ohne jede Behandlung wesentlich besser drangewesen wäre.
Der Vater hat Anzeige bei der Staatsanwaltschaft wegen des Verdachts auf zahlreiche Kunstfehler gestellt. Ich teile die Auffassung, daß hier Kunstfehler am laufenden Band gemacht wurden. Dabei wird ein Verstoß gegen die »Wissenschaftlich anerkannten Regeln der ärztlichen Kunst« kaum nachweisbar sein. Vor allem ist der Beweis nicht zu erbringen, daß bei andersartiger Behandlung eine längere Lebensdauer zu erwarten war. Ich sehe die gravierenden Fehler in der völlig unzureichenden Aufklärung der Patientin über die tatsächlich gegebenen Möglichkeiten und Grenzen der durchgeführten Rabiat-Diagnostik und Rabiat-Therapie. Bei korrekter Aufklärung hätte die Patientin wohl mit an Sicherheit grenzender Wahrscheinlichkeit dieses Therapie-Martyrium nicht auf sich genommen.

Brustkrebs ist mit Abstand die gräßlichste Zivilisationskrankheit. Die Frauen müssen am teuersten bezahlen: Für den Gewinn an Kultur, den Verlust an natürlichen Instinkten. Der Raubtier-Krebs der weiblichen Brust hat in den Industrienationen seit mindestens 30 Jahren ständig zugenommen. 1950 starben daran in der Bundesrepublik knapp 5 000 Frauen, 1977 rund 11 500. Das ist erschreckend, insbesondere deshalb, weil noch bis Ende des 19. Jahrhunderts Krebs im allgemeinen und Brustkrebs im besonderen seltene Krankheiten waren.

Im »*Handbuch der Chirurgie*« von MAXIMILIAN JOSEPH CHELIUS »*Ordentlichem öffentlichen Professor der Chirurgie und Augenheilkunde, Director der Chirurgischen und Augenkranken-Klinik zu Heidelberg, der kaiserlich-russischen Universität zu Willna, der königlichen Universität PESTH* ...«, das von 1821 bis 1839 in 5 Auflagen erschienen ist, handelt keines der mehr als 150 Kapitel von Krebs. Weder in den zahlreichen Abschnitten über Geschwüre, noch in denen über Geschwülste steht etwas von Krebs.

Die Zunahme des Brustkrebses ist wesentlich dafür mit verantwortlich, daß der Krebstod allgemein, die Gesamtsterblichkeit durch die verschiedenen Krebsarten also, in den letzten Jahrzehnten etwa parallel mit dem technischen Fortschritt in den Industrienationen – und nur hier – von Jahr zu Jahr zugenommen hat. Das hat viele Ursachen. Letztlich beruhen sie auf Umweltschäden im weitesten Sinne des Wortes. Dabei scheint mir, daß die von der Schulmedizin angeschuldigten Krebsnoxen (= Krebsschädlinge) chemischer und physikalischer Art – von denen täglich neue entdeckt werden – weniger bedeutsam sind. Als Hauptschuldige präsentieren sich sehr viel überzeugender die schulmedizinische »Rabiat-Strategie« einerseits und die unnatürliche Lebensweise – von der Kunststoffbekleidung bis zu den Sexualtabus – andererseits.

Rabiat-Strategie bedeutet: mit Kanonen auf Spatzen schießen, den Grundsatz mißachten, die Verhältnismäßigkeit der Mittel zu wahren.

Kürzlich wurde von namhaften Wissenschaftlern behauptet, die Zunahme der Krebssterblichkeit beruhe nicht auf Umweltschäden. Sie sei letztlich nur vorgetäuscht, Krebs eine Form der Altersschwäche, ein Verschleißschaden wie die Arterienverkalkung oder ein Rückbildungsprozeß wie der Muskel- und Knochenschwund im Greisenalter.

Diese These vertreten Prof. Dr. H. OESER und sein Mitarbeiter R. KOEPPE in dem Buch »*Krebs – Schicksal oder Verschulden?*« (THIEME-Verlag, Stuttgart 1979), wenn sie schreiben, die »*altersspezifische Krebssterblichkeit*« sei in

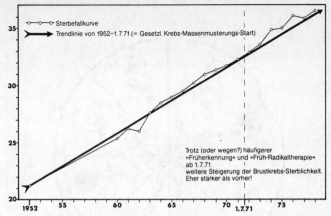

Abb. 1: Sterbefälle an Brustkrebs auf 100 000 Einwohner (Quelle: Statistisches Bundesamt)

den letzten Jahrzehnten gleich geblieben. Zwar habe die Gesamtzahl an Krebstoten zugenommen – aber nur deshalb, weil die Menschen älter würden als früher.

Gegen die Beweisführung von H. OESER und P. KOEPPE sprechen die im »*Krebsatlas der Bundesrepublik Deutschland*« (SPRINGER-Verlag, Berlin 1979) angeführten Zahlen. Innerhalb der 20 Jahre von 1955 bis 1975 stieg danach die Brustdrüsenkrebssterblichkeit (bezogen auf 1955) in der Altersgruppe von 35 - 64 Jahren um 36 Prozent und in der Altersgruppe über 64 Jahre um 25 Prozent (s. Abb. 1).

Auch für andere Krebsarten treffen die Berechnungen von OESER und KOEPPE übrigens nicht zu: Beim Prostatakrebs stieg von 1955 bis 1975 in der Gruppe »35 - 64 Jahre« die Sterblichkeit um 26 Prozent, in der Gruppe »älter als 64 Jahre« sogar um 53 Prozent an. Zugenommen haben auch die Sterberaten für den Dickdarmkrebs (einschließlich Mastdarmkrebs), für den Bauchspeicheldrüsen- und den Lungenkrebs bei Frauen und Männern. Abgenommen hat dagegen die Sterblichkeit am Krebs des Magens und des Gebärmutterkörpers.

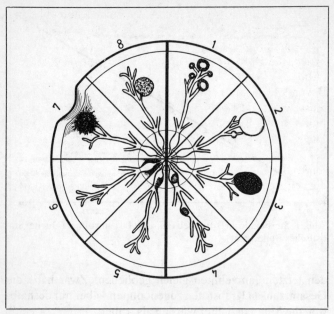

Abb. 2:

**Knotige Brustveränderungen
Immer gutartig:**
1. Disharmonie-Busen, »Normalbefund« bei bis 95 % aller geschlechtsreifen Frauen.
 = zystisch-fibröse Mastopathie, Zystenmamma, Mammadysplasie
 Vorzugsalter: 35–45 Jahre
2. Isolierte Busenzyste
 Vorzugsalter: 40–50 Jahre
3. (Beeren-/Dolden-) Fibroadenom
 Vorzugsalter: 20–30 Jahre
4. Ast-/Stamm-Kanal- und Zysten-Papillom oder -Polyp
 Vorzugsalter: 45–55 Jahre

Eventuell bösartig (Krebside):
5. Ast-/Stammkanal-Krebsid
 Häufiger Typ: »Komedo-Karzinom«
 Vorzugsalter: 40–49 Jahre
6. Warzenkanal-Krebsid
 »PAGET-Karzinom«
 Vorzugsalter: nach 50 Jahren
7. Beeren-/Dolden-Krebsid
 Szirrhus = hart, mehr schrumpfend
 Vorzugsalter: 40–49 Jahre
 Eher bösartiger
8. Adeno-Karzinom
 = weicher, markiger
 Vorzugsalter: 30–70 Jahre
 Eher gutartiger

In der Brustdrüse gibt es vier Arten einer Knotenbildung, die Krebs vortäuschen können, tatsächlich aber gutartiger Natur sind: *Den »Disharmonie-Busen«, die isolierten Busenzysten, die Fibroadenome* und *die Papillome oder Polypen* (Abb. 2).

Bevor wir diese Veränderungen im einzelnen erörtern, müssen wir zum besseren Verständnis den Bau und die Funktion der Brustdrüsen etwas genauer betrachten:

Die Mammae (= weibliche Brustdrüsen) sind Zubehörteile der Haut, ebenso wie Haare, Nägel, Talg-, Schweiß- und Duft-Drüsen. Insbesondere den Duft- oder Stoff-Drüsen, die den Achselhöhlen und Leistenbeugen, den Schamlippen und dem Hodensack ihren typischen Geruch geben, ähneln sie sehr. Mehr jedenfalls als den Schweißdrüsen, deren zellige Facharbeiter den Schweiß aus dem Blut herausfiltrieren, weniger fabrizieren.

Die Duftdrüsen produzieren die Geruchsstoffe nicht nur in ihren Zelleibern, sondern werfen ihre Zellen selbst in den Duftstrom. Das tun auch die Milchdrüsen. Medizinisch nennt man diese Art der Saftproduktion *apokrine Sekretion*.

Den Aufbau der Brustdrüsen versteht man am besten aus der Entwicklungsgeschichte (Abb. 3). In der 6. Woche nach der Befruchtung wächst beim Keimling aus der Oberhaut der Brust eine Knospe aus Epithelzellen nach innen ins Unterhautfettgewebe hinein (Abb. 3a). Dann buckelt sich der anfangs kugelartige Zellhaufen mehrfach aus, verästelt sich schließlich vielfach fingerartig (Abb. 3b). In diesen Ausstülpungen bilden sich Hohlräume, an der Ursprungsstelle in der Oberhaut ein Grübchen, erste Anlage der Warze (Abb. 3c). Am Schluß kanalisiert sich das Ganze von den Milchfingerspitzen bis zur Warzenpore (Abb. 3d).

So bilden sich rechts und links im Durchschnitt je 16 birnenförmige Drüsenläppchen bzw. *»Busenbirnen«*. Zusammen sind es 32, genausoviel wie die Zähne im Erwachsenengebiß. Das schwankt allerdings zwischen 12 und 20 Busenbirnen auf jeder Seite.

Von vorn gesehen sind die im Querschnitt getroffenen 16

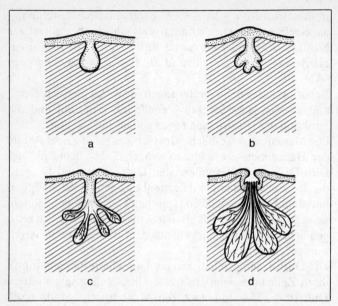

Abb. 3: Entwicklung der Brustdrüse beim Embryo (= Keimling)

Busenbirnen so angeordnet, wie in Abb. 4a dargestellt. Jede Busenbirne ist durch eine Bindegewebsschale abgegrenzt. Von den oberhautnahen Teilen dieser Schalen ziehen strangförmige Bänder in die Oberhaut hinein, nach ihrem Entdecker COOPERsche Bänder genannt. Sie sind deshalb erwähnenswert, weil die typischen Hauteinziehungen bei Krebs, manchmal porenartig wie eine Apfelsinenschale, durch die COOPERschen Bänder verursacht werden. Man nennt das *Apfelsinenschalen-Zeichen*. Unter Spannung gesetzt werden die Bänder durch den schrumpfenden Krebs einer Busenbirne.

In Abb. 4b ist die Lage der Busenbirnen zueinander dargestellt. Es ist ein schematischer Querschnitt in der Ansicht von oben etwa in der Ebene der Brustwarze. Man sieht nebeneinander vier Busenbirnen, die alle mit ihrem Stiel in der

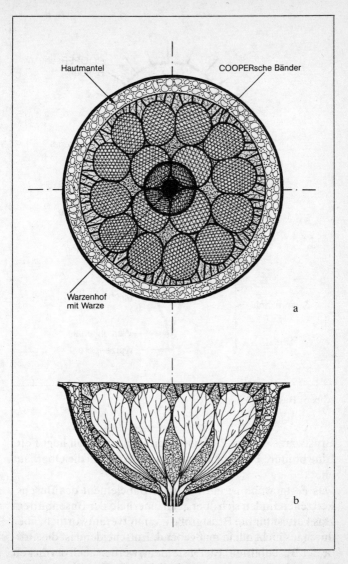

Abb. 4 a und b: Die 16 »Busenbirnen« in der Aufsicht von vorne (oben) und im Querschnitt von oben gesehen (unten)

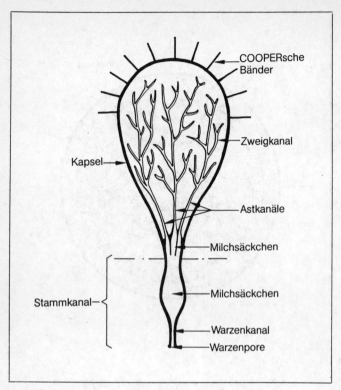

Abb. 5: Busenbirne

Brustwarze enden. Zwischen den Birnenschalen liegt Fett. Eine breitere Fettschicht grenzt auch direkt an die Oberhaut an.
Das Fettgewebe ist ein wichtiges Bauelement des Busens. Fettzellen finden sich aber auch innerhalb der Busenbirnen. Das Fett ist für die Brustgröße zwar mitverantwortlich, aber durchaus nicht allein maßgebend. Entscheidend ist die Größe der Busenbirnen. Bleibt sie klein, werden auch bei dicken Frauen die Brüste nicht sonderlich groß. Und umgekehrt.
Die einzelne Busenbirne wird durch ein baumartiges Milch-

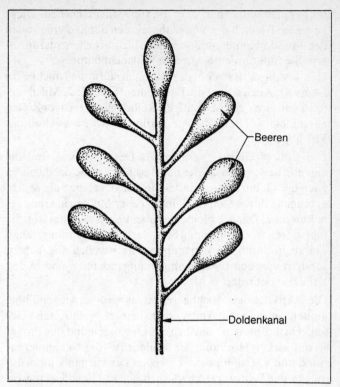

Abb. 6: Busendolde

gangsystem kanalisiert. Der Milchkanalbaum besteht – wie ein richtiger Baum – aus Stamm und Krone. Die Äste der Krone münden strauchartig in den Stamm (Abb. 5). An ihren Zweigen hängen mikroskopisch kleine Dolden mit endständigen Beeren, vergleichbar Johannisbeer- oder Weintrauben-Dolden. Wobei allerdings die Beeren mehr birnen-, als ei- oder kugelförmig sind (Abb. 6).

Jede Busenbirne mündet in die Brustwarze mit einem eigenen Stammkanal. Jede Warze hat im Durchschnitt 16 porenartige Öffnungen. Der Stammkanal erweitert sich hinter dem Birnenkörper sackartig zum Milchsäckchen. Diese liegen im Bereich des Warzenhofes, den der Säugling voll in den Mund nehmen muß, um die Milchsäckchen auszupressen. Sie funktionieren wie eine Schlauchpumpe.

Der wichtigste Baustein der Busenbirne ist die Milchbeere (Abb. 7). Auch sie hat die Form einer Birne. Jede Milchbeere ist von einer zweischichtigen Reihe zylinderartiger Zellen ausgekleidet. Diese Zellage verdünnt sich im Stielteil der Milchbeere.

Die Epithelzellen (= Zellen des Deckgewebes) sind die eigentlichen Arbeitskräfte der Busenbirne. Sie produzieren nach der Geburt eines Kindes die Milch, solange die Milcherzeugung durch Saugen, Pumpen oder Melken in Gang gehalten wird. Danach bleiben sie aber keineswegs untätig. Sie fabrizieren weiterhin einen Saft, der allerdings zum größten Teil nicht durch die Warzenporen nach außen abgegeben, sondern von den Lymphbahnen aufgenommen und in den Kreislauf befördert wird.

Die Aktivität der Milchbeerenzellen wird vorwiegend hormonell gesteuert. Außer den beiden wichtigsten Geschlechtshormonen vom Typ des Oestrogen und des Progesteron wirken Hormone der Schilddrüse, der Nebennierenrinde und vor allem beider Lappen der Hirnanhangsdrüse mit, in der Schwangerschaft auch ein von der Placenta (= Mutterkuchen) produziertes Oestrogen.

Etwa gleichzeitig mit der Schleimhaut der Gebärmutter wird auch in den Busenbirnen die Schleimhaut der Milchbeeren auf- und abgebaut. In den Tagen der Menstruation ist die Aktivität der Milchbeeren und die Durchblutung am geringsten, das Busenvolumen am kleinsten. Dann nimmt es allmählich zu, um in der zweiten Zyklushälfte seinen größten Umfang zu erreichen.

Die Milchbeeren hängen an Milchdolden, diese an den Zweigen der Milchäste. Die Äste wiederum münden strauchartig in den Stammkanal.

Die biologische Aufgabe der Brustdrüsen ist es, Milch zu

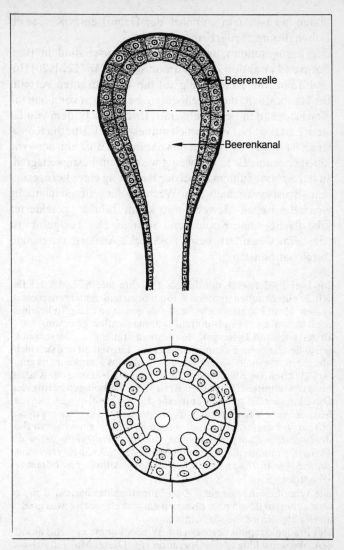

Abb. 7: Milchbeere im Längsschnitt (oben) und im Querschnitt (unten). Bei der apokrinen Sekretion stoßen sich Teile der Zellen ab und werden Bestandteil der Milch

bilden, zu sammeln und nach der Geburt eines Kindes als Babynahrung abzugeben.
Die kerngesunden, weiblichen Brustdrüsen sind in Bau, Form und Funktion völlig harmonisch. Die 16 (12 bis 20) Busenbirnen sind gleichmäßig auf die 4 Quadranten verteilt. Ihr Hauptinhalt, die Busenbeeren, bestimmen vor allem die Konsistenz, den Festigkeitsgrad. Er entspricht dem von festem Fettgewebe. Wesentlich mitbestimmend für die Konsistenz ist das Zwischenfett sowohl in den Busenbirnen, wie um sie herum. Es ist ein wenig weicher im Festigkeitsgrad. In der Summe fühlt man bei der Betastung einer kerngesunden Brust außerhalb des Warzenhofes ein gleichmäßig weichelastisches Gewebe mit kaum fühlbar gefelderter Oberfläche, ohne Knoten und Stränge. Das Tastgefühl ist wie beim Gesäßfett, beim Po-Speck. Alles ist durch und durch harmonisch.

Im Juni 1972 tastete die damals 16 Jahre alte SELMA HEINRICH einen taubeneigroßen Knoten oben außen in ihrem rechten Busen. Zwei Monate vorher hatte sie genau an diese Stelle einen Stoß bekommen. Ein Bluterguß war nie sichtbar gewesen.
In den nächsten Tagen ging sie zu einem Frauenarzt. Dieser punktierte den Knoten. Es kam nichts heraus, Flüssigkeit ließ sich nicht absaugen. Deshalb wies er seine Patientin ins Krankenhaus ein.
Am gleichen Tage wurde im Krankenhaus in Narkose der Knoten herausgeschnitten. Nach dem Bericht des Pathologen betrug sein Durchmesser 2,5 cm. Er war in eine derbe Kapsel eingeschlossen. Mikroskopisch fanden sich »*diffus gewucherte Drüsenendstücke mit einem 1-2reihigen kubischen Epithel, die von gewucherten Bindegewebslagen umgeben werden, die sich herdförmig gegen die Drüsenlichtungen hin vorgeschoben haben. Dadurch erscheinen zahlreiche Milchgänge verzweigt. Kein Anhalt für bösartiges Wachstum*«.
Die Wundheilung war glatt. Zwei Monate später hatte sich an der Operationsstelle ein neuer Knoten entwickelt, noch etwas größer als der alte. Er fühlte sich genauso an.
Der Frauenarzt punktierte erneut. Wieder konnte er nichts absaugen. Wieder schlug er die Operation vor. Dieses Mal ließ sich die Patientin nicht operieren. In den nächsten 2 Jahren wuchs der Knoten noch etwas.
Anfang Juni 1979 tastete sie weitere Verhärtungen in ihrer rech-

ten Brust, die leicht druckempfindlich waren. Anfang August 1979 untersuchte ich sie.
Beide Brüste waren mittelgroß bis groß, die rechte etwas stärker als die linke. Rechts fand sich eine 5 cm lange 1-1,5 cm breite häßliche Operationsnarbe. Man tastete zahlreiche größere Knoten, je etwa knapp walnußgroß. Sie fühlten sich mittelderbelastisch an, nicht weich-, aber auch nicht derbelastisch. Es bestand kein Druckschmerz. Lymph-Knoten waren nicht tastbar.
Die linke Brust schien nach dem Tastbefund kerngesund.
In der Vorgeschichte ist Folgendes vor allem interessant: 1969 machte die Patientin eine Lungen-/Rippenfellentzündung durch. Sie wurde von einem Lungenfacharzt behandelt, vielfach durchleuchtet und geröntgt. Insgesamt war sie 3 Monate lang krank. Seither wurden jedes 2. Jahr Röntgenkontrollen der Lungen gemacht.
Vor der ersten Operation war die Regelblutung der Patientin normal stark, allerdings etwas verlängert, ca. 6 Tage jeweils, ohne Schmerzen. Nach der Operation litt die Patientin etwa ein halbes Jahr lang unter Übelkeit mit Erbrechen. Deshalb verordnete der Gynäkologe Hormonpillen. Welche, weiß die Patientin nicht.
Eine Mammografie nach der Operation war »*völlig ohne Befund*«.
Die mehrknotige Wucherung des rechten Brustdrüsenkörpers ist höchstwahrscheinlich durch eine Kombination von rückfälligen Fibroadenomen und Zysten bedingt, letztere verursacht durch Rückstauungen infolge operativer Beschädigung der Ausführungsgänge mehrerer Busenbirnen. Dies jedenfalls ist die häufigste Ursache für derartige knotige Veränderungen nach Operationen.
Ich empfahl der Patientin abzuwarten, weder eine Mammografie, noch eine Operation durchführen zu lassen. Im übrigen gab ich ihr allgemeine Ratschläge wie zur Behandlung eines Disharmonie-Busens. Vor allem warnte ich vor jeglicher Röntgendiagnostik der Brust, außer in einem akuten Notfall.
Obwohl man im Städtischen Krankenhaus M. bereits im April 1979 »*akuten Krebsverdacht*« äußerte und auf eine sofortige Operation drängte, hat sich der Zustand in den nächsten Monaten eher gebessert als verschlimmert. Für eine raubtierkrebsartige Entwicklung besteht bis heute keinerlei Anhalt.

Die meisten Brüste geschlechtsreifer Frauen sind nicht gleichmäßig harmonisch konstruiert, sondern mehr oder weniger disharmonisch. Das haben Pathologen bei systematischen Durchmusterungen der Brustdrüsen Verstorbener nachgewiesen. Sie geben die Häufigkeit des »*Disharmonie-Busens*« mit bis zu 95% an (zitiert nach R. BÄSSLER »*Die Pathologie der Brustdrüse*« Springer Verlag, Heidelberg 1978). Die häufigste Art, das Normale also, ist bei der geschlechtsreifen Frau nicht der kerngesunde harmonische, sondern der *disharmonische Busen*.

Das was hier *Disharmonie-Busen* genannt wird, hat im medizinischen Schrifttum mehr als 40 verschiedene Namen. Die häufigste Bezeichnung ist *zystisch-fibröse Mastopathie,* abgekürzt *Mastopathie*. Sehr gebräuchlich sind weiter *Zystenmamma, Mamma-Dysplasie,* im anglo-amerikanischen *Cystic Hyperplasia* (= zystische Hyperplasie).

Der Disharmonie-Busen ist gekennzeichnet durch einen ungleichmäßigen Aufbau einer, mehrerer oder aller Busenbirnen. Verursacht wird er durch Formabweichungen im Bereich der Busenbeeren bzw. -Dolden sowie der abführenden Dolden-, Zweig- und Astkanäle bzw. -Milchgänge. Auch das Zwischengewebe ist beteiligt.

Typisch sind zystische (= blasige) Erweiterungen der Beeren von einer, von mehreren oder von vielen Busendolden. Hauptursache sind Verstopfungen der Abfuhrkanäle durch Schleimhautschwellungen und eingedickter Drüsensaft. Dadurch gibt es Rückstauungen mit Erweiterungen der Busenbeeren und Aussackungen der Gänge, mit Zystenbildung also.

Im Mikroskop sieht man derartige Erweiterungen lange, bevor sie mit dem bloßen Auge in einem Gewebsschnitt erkennbar sind. Dazu müssen die Zystchen ja mindestens sagokorn- bis stecknadelkopfgroß sein. Nicht selten haben sie die Größe von Schrotkugeln. Daher stammt die gelegentliche Bezeichnung »*Schrotkugelbrust*«. Oft sind aber die Zysten weit größer, kleinerbs-, kirsch-, walnuß-, taubenei- und hühnereigroß, ausnahmsweise auch noch größer. Immer sind die Zysten in einer Vielzahl vorhanden, kleinere und größere durcheinander.

Meistens gibt es im Disharmonie-Busen nicht nur zystische Erweiterungen, sondern auch eine Vermehrung des Faserteiles des Zwischengewebes um die Busenbeeren herum. Daher die Bezeichnung *zystisch-fibröse* (= blasig-faserige) *Mastopathie*.

Der Disharmonie-Busen ist eine Zivilisationskrankheit. Die Frauen sind biologisch darauf programmiert, vom 17. Lebensjahr an eine Vielzahl von Kindern zu gebären und mit ihren Brüsten zu ernähren.

Frauen, die früh und viele Kinder geboren und voll gestillt haben, neigen am wenigsten zum Disharmonie-Busen. Sie sind auch weit weniger krebsgefährdet.

Der Disharmonie-Busen kann Beschwerden machen, tut dies meistens aber nicht. Die Beschwerden bestehen in Spannungs- und Druckgefühl, leichten ziehenden und drückenden Schmerzen sowie leichter Druckschmerzhaftigkeit. Vielfach sind die Beschwerden zyklusabhängig, treten sie nur oder gehäuft an bestimmten Tagen des Monatszyklus auf, im zweiten Halbzyklus häufiger als im ersten.

Es kann zu Absonderungen einer wässrig-schleimigen, milchigen, selten einer bräunlich-rötlichen Flüssigkeit aus einer Pore oder mehreren Poren der Brustwarze kommen. Wiederum meist an bestimmten Zyklustagen häufiger als an anderen.

Äußerlich ist am Disharmonie-Busen nichts zu sehen. Die fein- oder grobknotigen Veränderungen sind nur zu tasten. Dieser Tastbefund ist recht unterschiedlich. Manchmal beschränken sich die knotigen Veränderungen nur auf eine Busenbirne, also auf einen pfennig- bis fünfmarkstückgroßen Bezirk. Das fühlt sich dann an wie eine Schicht von dicht- oder breitgestreuten Körnern von Stecknadelkopf- bis Erbsgröße. Dicke Knötchen sind seltener.

Die Knötchenfelder sind meist nicht, manchmal leicht, sehr selten stärker druckempfindlich. Öfters fühlt man auch derbere strangartige Gebilde, bedingt durch erweiterte und verhärtete Busenkanälchen. Typisch ist bei größerer Ausdehnung der knotigen Veränderungen das *»Tassenrandzeichen«:* Wenn man den Busen zwischen den Fingern etwas breiter faßt, ist der Übergang von den randständigen Busenbirnen zur Haut scharf abgesetzt, bedingt durch die größere Derbheit des disharmonischen Gewebes.

Man nimmt an, daß die zugrunde liegende Hormonstörung beim Disharmonie-Busen auf einem Überwiegen der Oestrogene und einem Defizit des Progesteron beruhen. Dafür spricht auch die Tatsache, daß diese Störung außerordentlich selten vor der Pubertät und nach der Menopause, also vor Beginn und nach dem Ende der Regelblutungen, anzutreffen ist.

Wichtig ist zu wissen, daß es bei der Disharmonie-Brust niemals zu Einziehungen der Oberhaut kommt. Auch Doppelseitigkeit ist nicht die Regel. Manchmal kann man bei massierenden Bewegungen in Richtung der Mamille (= Warze) Drüsensaft ausdrücken.

Im Mammogramm (= Röntgenbild) ist das typische Zeichen wiederum die Disharmonie der Busenstruktur. Man sieht die Schalen der Busenbirnen als gleichmäßig geformte zarte bogige Verdichtungsstreifen. Die Grenze zwischen den randständigen Busenbirnen und dem Hautfettmantel ist nicht glatt, sondern stachelig, bedingt durch die igelartige Anordnung der COOPERschen Bänder. Fleckartige Verdichtungen finden sich, abgesehen vom Warzenhof, im harmonischen, kerngesunden Busen nicht.

Der typische Mammografie-Befund des Disharmonie-Busens ist die fleckig-streifige Unregelmäßigkeit der Strukturbezeichnung. Das wechselt von linsen- bis markstückgroßen Flecken, von stricknadel- bis bleistiftdicken Strängen. Meist ist es ein buntes Durcheinander, manchmal mit nur geringen Kontrasten, manchmal sehr scharf abgesetzt.

Typisch sind auch punktförmige Kalkschatten, also besonders helle, scharf begrenzte Kleinstflecken auf dem Röntgenbild. Sie werden verursacht durch verkalkte, in die Lichtung der Drüsenbeeren abgestoßene Milchzellen, durch Kalkablagerungen im Fettgewebe, in den Kapseln der Busenbirnen und in den Milchgängen. Feinste punktartige Kalkschatten, sogenannte Mikrokalzifikationen finden sich beim Disharmonie-Busen weit häufiger als bei Krebs beispielsweise. Dabei besteht allerdings die Beziehung, daß Mikroverkalkungen um so häufiger sind, je ausgeprägter die Disharmonie ist.

Mammografisch betrachtet ist der Disharmonie-Busen der Affe unter den Brustdrüsenkrankheiten bzw. -Veränderungen: Von der umschriebenen Brustentzündung bis zur großen Einzelzyste, vom Fibro-Adenom (= Bindegewebsgeschwulst) bis zum Krebs äfft er alles nach. Eine absolute Sicherheit in der Abgrenzung gibt es nicht. Alles kann sich unter dem mammografischen Bild des Disharmonie-Busens verbergen, alles vorgetäuscht werden. Aus diesem Grunde ist der Aussagewert der Mammografie ganz erheblich eingeschränkt, sind Mammografien in der Diagnostik von Brustdrüsenerkrankungen einschließlich Krebs fast nichts wert.

Im mikroskopischen Bild des Disharmonie-Busens imponieren vor allem die zystischen Erweiterungen der Beerenkammern, der Dolden-, Zweig- und Ast-Kanäle. Daneben findet sich auch verdichtetes Bindegewebe. Der Schleimhautbelag der Busenbeeren und -kanäle sieht unterschiedlich aus. Es wechseln durch Wucherungen verdickte Partien mit durch Schrumpfung verdünnten. Die Färbbarkeit der Epithelzellen ändert sich öfters. Typisch ist das »blasse Epithel«, im Gegensatz zum kräftig roten.

Öfters finden sich knospenartige Zellwucherungen, punktförmige Milchzellanhäufungen, Mikroadenome (= winzige Bindegewebswucherungen). In den mit Drüsensaft gefüllten Lichtungen der Beeren und Kanäle liegen auch abgestoßene Epithelzellen und Milchtropfen. Die Deckzellbeläge sind vielfach plattgedrückt, infolge der Rückstauung, weil die Kanälchen verstopft sind, die Drüsenzellen aber weiter Saft produzieren.

Vielfach finden sich im Zwischengewebe Anhäufungen von Entzündungszellen als Ausdruck von Reparaturvorgängen. Wegen dieser »Rundzellinfiltrate« wurde der Disharmonie-Busen früher den chronisch entzündlichen Brustdrüsenerkrankungen zugerechnet und *zystisch-fibröse Mastitis* genannt.

Die Brustdrüsen-Pathologen unterscheiden nach dem mikroskopischen Bild 3 Grade des Disharmonie-Busens. Sie nennen es Mastopathie I, II und III. Von praktischer Bedeutung ist die Unterscheidung nur wegen der Mastopathie III. Sie wird auch *proliferierende Dysplasie* oder *proliferierende Mastopathie* genannt. Proliferation heißt Wucherung durch Zellvermehrung. Mikroskopisch treten die Schleimhautwucherungen verstärkt in Erscheinung.

Die Mastopathie III gilt als *Präkanzerose,* als Vorkrebsstadium. *Präkanzerose* heißt genau definiert: Herdförmige Zellwucherung mit Zellumbildungen (Meta- bis Dysplasie), die häufiger als Normalzellen krebsig entarten, aber nicht zwangsläufig krebsig werden müssen.

Meines Erachtens ist die Unterscheidung verschiedener Mastopathie-Grade eine akademische Spielerei ohne wirklichen praktischen Nutzwert. Das gilt jedenfalls aus der Sicht des Patienten, dem einzig gültigen Maßstab in der Medizin. Die Zahl unnötig amputierter Frauenbrüste durch fehldiagnostizierte Disharmonie-Busen Grad III ist riesig groß. Wenn man die Mastektomie (= Busenamputationen) mit Hautmantel, *einfache Mastektomie* genannt, und ohne Hautmantel, als *subkutane Mastektomie* bezeichnet, zusammennimmt, ist anzunehmen: Es werden inzwischen mehr Brüste bei nichtkrebsigen als wegen krebsiger Erkrankungen abgeschnitten. Verläßliche Statistiken dazu gibt es nicht.

Zwar spielt das »*Borderline-Case-Problem*«, also das »Grenzfall-Problem« im Schrifttum über die mikroskopische Beurteilung von Brustdrüsenveränderungen inzwischen eine größere Rolle. Doch die es angeht, die Patienten und die Patienten-Ärzte, wissen fast nichts davon. Prof. I. DEGRELL schreibt dazu im *»Atlas der Brustdrüsenerkrankungen«* (Karger-Verlag Basel 1976): »*Im Anschluß an die verschiedenen histologischen Probleme in der Mamma-Chirurgie soll auch das sogenannte Grenzfall-Problem besprochen werden, das den Untersuchenden in erster Linie in Hinsicht auf die patho-histologische Diagnostik vor einen sehr* *ernsten Scheideweg stellt. Hier kommen diejenigen Fälle in Frage, die eine umfangreiche adenomatöse Proliferation(= drüsige Wucherung) und eine intrakanalikuläre (= in Gefäßgängen), solide, seltener eine papillare Epithel-Proliferation (= warzenartige Deckzellenwucherung) zeigen. Diese Fälle erscheinen auf den ersten Blick – besonders dem unerfahrenen Untersucher – erschreckend und werden nicht selten als bösartig diagnostiziert. Untersucht man die oben erwähnten Fälle gründlich, so kann man die »Karzinom«-Diagnose im allgemeinen nicht stellen; die intrakanalikuläre Proliferation erschreckenden Ausmaßes stimmt jedoch den Untersucher nachdenklich und man kann nie sicher wissen, in welchem Maße die intrakanalikuläre Proliferation dem Kriterium des Karzinoms biologisch nahekommt. Wie sollte man also diese Fälle qualifizieren? Ob man sich im Sinne der Gutartigkeit oder im Sinne der Bösartigkeit äußert, besteht die Möglichkeit durchaus, daß die Fälle, wie man zu sagen pflegt, »unter-« oder »überdiagnostiziert« werden. In dieser Hinsicht ist die Aufstellung objektiver Kriterien schwer. Falls man entschieden Stellung für das »Überdiagnostizieren« nimmt, geschieht dies in dem Sinn, daß solche Fälle zwar konkret nicht als kanzerös qualifiziert werden, jedoch die Gefahren der bösartigen Umwandlung, besonders der Mastopathie, erkannt und der begründete Verdacht der drohenden Bösartigkeit vor Augen gehalten werden.«*

Diese *Borderline-Fälle* sind außerordentlich häufig. Ich rate dringend davon ab, einer verstümmelnden Operation zuzustimmen, wenn in der histologischen Befundbeschreibung lediglich von *unruhiger* oder *papillärer Epithel-Proliferation*, von *Zellmetaplasie, Adenose, atypischer Proliferation, apokriner Metaplasie, atypischer Auskleidung, präinvasivem Wachstum, cribriformer Auskleidung* die Rede bzw. die »Schreibe« ist. Man muß sich als Patienten-Arzt für die mikroskopische Befundbeschreibung im einzelnen interessieren, darf sich nicht auf das Lesen der Diagnose beschränken, weil diese oft mit viel pseudowissenschaftlichem Blabla im Grunde nichtssagend ist.

Wenn man weiß, daß der Disharmonie-Busen bei geschlechtsreifen Frauen das Normale ist, kommt man nicht in Versuchung, die Mastopathie als Präkanzerose zu werten, auch in ihrem Grad III nicht. Prof. A. GREGL, ein weißer Rabe unter den Schulmedizin-Röntgenologen, schreibt unter der Überschrift »*Die konservative Therapie der Mastopathie*« (Med. Welt 1979, S. 264 ff): »*Nach unserer Meinung, die übrigens auch im Schrifttum von vielen Autoren bestätigt wird, stellt eine Mastopathie schon hinsichtlich der Häufigkeit k e i n e Präkanzerose dar. Eine Mastopathiekranke sollte daher nicht zu den sogenannten Risikogruppen gezählt werden.*« Diese Wertung schränkt er später etwas ein: »*Eine Abgrenzung zwischen der sogenannten einfachen und der komplizierten (proliferativen) Mastopathie ist anhand auch der heutigen klinischen Forschung nur histologisch möglich, wobei nur die relativ seltene proliferative Mastopathie mit Zellatypien als eine fakultative* (= eventuell mögliche) *Präkanzerose anzusehen ist.*« Diese Einschränkung hat jedoch keine praktische Bedeutung, da es meines Erachtens indiskutabel ist, bei den klinischen Zeichen eines Disharmonie-Busens eine mikroskopische Klärung anzuschließen.

In dem Lehrbuch «*Gynäkologie und Geburtshilfe*« von Prof. H. SCHMIDT-MATTHIESEN (Schattauer-Verlag Stuttgart 1976) steht jedoch: »*Da es palpatorisch* (= durch Betastung) *unmöglich ist, ein innerhalb der Mastopathie lokalisiertes Karzinom sicher auszuschließen, darf die Diagnose »gutartige Mastopathie« erst dann gestellt werden, wenn man ein Begleitkarzinom mit allen Mitteln ausschließen und in Zweifelsfällen die Annahme »Mastopathie« histologisch beweisen konnte.*«

So steht es in fast allen Lehrbüchern. Dies heißt im Klartext: Bis zu 95% aller Frauen im geschlechtsreifen Alter wären einer Biopsie zuzuführen. Das ist völlig utopisch. Für die Brustkrebs-Diagnostik gilt der gleiche Grundsatz wie fast überall im Leben: Es gibt kein *Entweder-Oder* zwischen einem Idealzustand und einer anderen Ausgangslage. Man kann in der Regel nur zwischen einem kleineren oder einem

größeren Übel oder zwischen einer größeren oder einer kleineren Chance auswählen. Es ist das kleinere Übel, in seltenen Fällen die Krebsdiagnose ein paar Wochen oder Monate später zu stellen, als unzählige Frauen mit der Verdachtsdiagnose in Angst und Schrecken zu versetzen, durch erweiterte Diagnostik zu belästigen und durch Biopsie-Operation zu quälen. In derartigen Lehrbuch-Richtlinien wird der Grundsatz ignoriert, daß es im Leben sehr wesentlich darauf ankommt, die Verhältnismäßigkeit der Mittel als Grundsatz zu berücksichtigen.
Nach H. MAASS in *»Risikofaktor Mastopathie«* (Diagnostik 1979, S. 290 ff.) kommt *»die Mastopathie III. Grades nur in etwa 5% aller Mastopathieformen«* vor, ist der *»Risikofaktor Mastopathie im ganzen gesehen relativ gering*. Trotzdem fordert er, bei dem Allerwelts-Symptom *»Mikroverkalkung«* des Disharmonie-Busens, grundsätzlich eine *»Exzisionsbiopsie«* (= Herausschneiden einer Gewebeprobe) durchzuführen, also sich nicht einmal nur auf eine Punktions- oder Stanzbiopsie (= Entnahme einer kleinen zylindrischen Probe) zu beschränken. Das heißt schlicht und einfach, mit Kanonen auf Spatzen schießen.
Zusammengefaßt ergibt sich: Keine Frau sollte sich von der Diagnose »Mastopathie« oder gleichsinnigen Bezeichnungen beeindrucken lassen. Dies ist niemals ein Grund zur Operation, auch nicht zur Biopsie-Operation mit Nadel, Stanze oder gar Messer. Denn bis zu 95% der geschlechtsreifen Frauen haben einen Disharmonie-Busen. Es wird wohl so sein, daß die Mastopathie einem echten Raubtier-Krebs immer vorausgeht. Doch auf 100 000 Frauen kommen in der Bundesrepublik 34 Todesfälle durch Brustkrebs, während bis zu 95 000 einen Disharmonie-Busen haben. Da wird diagnostischer Eifer zu weltfremdem Unsinn.
Operative Maßnahmen scheiden also beim Disharmonie-Busen immer aus. Natürlich sollte man ihn spätestens dann behandeln, wenn er Beschwerden macht. Die wichtigste Behandlungsmaßnahme ist beim Disharmonie-Busen die Harmonisierung des Liebeslebens. Um dies im möglichst brei-

ten Umfang zu erreichen, müssen zunächst viele Tabus abgebaut werden. Eine zweite Renaissance wäre dringend wünschenswert.
Allen Frauen ist dringend zu empfehlen, die Busenpflege wie das Zähneputzen zur täglichen Pflichtübung zu machen. Massagen in jeglicher Form durch Duschen, Trockenbürsten und von Hand sind notwendig. Diese sollen drückend und reibend sein, kreisförmig und in Längsrichtung, möglichst von innen nach außen gerichtet, also in der Stromrichtung der Busenkanäle.
Das Einnehmen synthetischer Hormone, ist bei einem Disharmonie-Busen niemals gerechtfertigt. Man kann nicht genügend davor warnen. Das gilt auch für die Pille. Es gibt fast keinen vernünftigen Grund zur Verordnung weiblicher oder männlicher synthetischer Sexualhormone. In diesem Punkt wird man mir sicher heftig widersprechen, doch es gibt zu viele Beweise für die Gefährlichkeit dieser Medikamente.
Von den Geschlechtshormonen sind einzig und allein die natürlichen akzeptabel. Das stärkste von allen ist für die Frau der männliche Samen, der nicht nur direkt, sondern auch indirekt wirkt. Indirekt deshalb, weil als Reaktion eine Überproduktion weiblicher Keimdrüsenhormone angeregt wird. Stimulatoren sind im übrigen alle Dinge, die die Phantasie und das Liebesleben anregen.
Als Arzneimittel nicht hormoneller Art kommen meines Erachtens keine rezeptpflichtigen Medikamente in Frage. Denn Rezeptpflicht bedeutet verstärkte Vergiftungsgefahr. Es scheint so, daß man das homöopathische Präparat Mastodynon empfehlen kann. Der bereits zitierte Prof. GREGL hat es 8 Jahre lang getestet. Die Ergebnisse scheinen mir überzeugend. Das Wichtigste: Man kann auf keinen Fall damit schaden.
Frauen mit Beschwerden infolge eines Disharmonie-Busens sind darüber hinaus Bestrahlungen der schmerzhaften Stellen mit Rotlicht oder Infrarot zu empfehlen. Auch gezielte Sonnen-Bestrahlungen, ersatzweise UVA-Bestrahlungen, sind nützlich. Sie wirken, wie gesagt, gezielt besser als groß-

flächig angewandt. Dazu deckt man die Busenumgebung ab. Das gibt einen starken Durchblutungsreiz im Brustbereich.

Nach dem Disharmonie-Busen sind die wichtigsten gutartigen Veränderungen: Die *isolierte Busenzyste,* das *Fibro-Adenom* und das *Milchgang-Papillom.*
Alle drei sind in der Regel einem Disharmonie-Busen aufgepflanzt. Die Disharmonie ist sozusagen der Mutterboden.
Isolierte Busenzysten entstehen durch die Verstopfung eines Milchkanals. Nicht selten sind dafür Operationsnarben verantwortlich. Denn es ist leider die Regel, daß die Brustchirurgie durch nicht spezialisierte Chirurgen und Gynäkologen betrieben wird. Diese nehmen keine Rücksicht auf den segmentalen Bau der Brustdrüsen, also den Aufbau aus Busenbirnen. Sie schneiden mehr oder weniger drauflos, verletzen dabei die Stammkanäle oder die in sie einmündenden Hauptäste mehrerer Busenbirnen. Was dann dazu führt, daß das ständig gebildete Sekret aus den angeschlossenen Busendolden nicht abfließen kann.
Zu fordern ist immer eine *segmentale* (= abschnittsweise) Busenchirurgie unter peinlicher Schonung jener Hauptausführungsgänge der Busenbirnen, die an einer Knoten- oder Zystenbildung nicht beteiligt sind. Die Injektion von Methylenblau in den Ausführungskanal der betroffenen Busenbirne kann die segmentale Operation erheblich erleichtern.
Isolierte Busenzysten diagnostiziert man am einfachsten und zuverlässigsten mit Hilfe einer starken Taschenlampe. Bei Durchleuchtung im Dunkeln mit Zielrichtung auf die zystenverdächtige Verdickung leuchtet die Zyste auf. Man nennt dieses viel zu wenig angewendete diagnostische Verfahren *Transillumination* oder *Diaphainoskopie.*
Isolierte Zysten sollten in örtlicher Betäubung abpunktiert werden, aber nur, wenn sie stören. Denn öfters bilden sie sich von selbst zurück, insbesondere dann, wenn man so behandelt, wie ich es für die Disharmonie-Busen empfohlen habe.
Je vollständiger das Absaugen gelingt, um so weniger wahr-

scheinlich ist der Rückfall. Man muß sich Zeit lassen, insbesondere am Schluß der Absaugung mit starkem Unterdruck nachsaugen. Das führt oft zu einer Verletzung der Zystenwand durch die scharfe Kanülenspitze. Dies ist erwünscht, weil es zu einer Blutung kommt, die wiederum eine Verklebung der Zystenwände begünstigt. Anschließend muß ein fester Druckverband angelegt werden, am besten in Form eines elastischen Klebeverbandes mit elastischer Pelotte aus Watte oder dergleichen. Dieser Druckverband muß mehrere Tage verbleiben, je länger um so besser.

Gibt es trotzdem einen Rückfall, kann man nach der nächsten Punktion am Schluß einen Tropfen eines Krampfader-Verödungsmittels einspritzen. Das schmerzt dann nicht, wenn man vorher nicht nur den Stichkanal betäubt, sondern auch Betäubungsflüssigkeit in die Zyste eingespritzt und 10 Minuten abgewartet hat. Dann nämlich ist auch die Zystenwand von innen schmerzunempfindlich. Ein elastischer Druckverband ist auch nach der Verödungstherapie wichtig. Erst als letzte Möglichkeit bleibt die operative Ausschneidung. Sie muß sich exakt auf die Zyste beschränken. Ich empfehle, grundsätzlich vorher Methylenblau in die Zyste einzuspritzen und diesen Farbstoff eine Viertelstunde einwirken zu lassen, damit sich die Kapsel der Zyste genügend anfärbt. Dann ist es anschließend meist unproblematisch, die Zyste, und nur die Zyste, auszuschälen.

Den Hautschnitt sollte man, wo immer es geht, an eine später unsichtbare Stelle legen. Also an die Grenze zwischen Warzenhof und Busenkörper oder in die Falte unter der Brust. Das geht jedoch nicht immer. Öfters ist es doch notwendig, direkt auf die Zyste zu schneiden, um den Flurschaden so klein wie möglich zu halten. Je schärfer das Skalpell, um so kleiner später die Narbe. Nach Möglichkeit sollte die Wunde mit versenkten Nähten verschlossen werden, oberflächlich gestützt durch Klebepflaster.

Bei exakter Ausschneidung der Zyste gibt es keinen Rückfall. Nicht ausgeschlossen ist jedoch, daß sich daneben oder in einer anderen Busenbirne später eine neue Zyste bildet. Dies ist jedoch kein echter Rückfall.

Isolierte Mammazysten bilden sich am häufigsten im Alter von 35 bis 45.

Das *Fibro-Adenom* ist ein solider Knoten aus Beerenzellen, begleitet von gewucherten Bindegewebsfasern der Umgebung. Es entwickelt sich meistens im Alter von 20 bis 30 Jahren. Bei Frauen, die über längere Zeit die Pille einnehmen, ist dieser gutartige Brustdrüsentumor erheblich häufiger. Man fühlt nicht wie bei der Zyste einen prallelastischen, sondern einen mittelderben Knoten, etwa von der Festigkeit eines angespannten Muskels. Der Knoten ist gut verschiebbar. Manchmal sind mehrere Knoten nebeneinander.

Ein Druckschmerz besteht selten. Die Transilluminationsprobe ist negativ. Meist beschränkt sich die Fibro-Adenom-Bildung auf eine Busenbirne.

Im Mammogramm stellen sich derartige Fibro-Adenome meist mehr oder weniger scharf begrenzt dar, öfters aber auch nicht. Eine Unterscheidung gegenüber Disharmonie-Busen-Veränderungen ist meistens nicht möglich. Deshalb sind Mammogramme in aller Regel entbehrlich.

Einziger Grund zur Operation ist das eindeutige Wachstum trotz intensivierter Brustpflege und ergänzender Behandlung, wie beim Disharmonie-Busen beschrieben. Sofort müssen sämtliche synthetischen Hormongaben, einschließlich Pille, abgesetzt werden, weil sie oft der entscheidende Grund sind.

Eine Probepunktion oder Stanzbiopsie empfiehlt sich grundsätzlich nicht. Einzige Ausnahme: bei Verdacht auf eine Zyste. Dann aber ist besonderer Wert auf eine feine Punktionsnadel zu legen.

Wenn der Knoten trotz entsprechender Behandlung in den nächsten Wochen und Monaten eindeutig wächst, sollte man ihn ausschneiden. Dabei sind die gleichen operativen Grundsätze anzuwenden, wie bei der Operation einer Mammazyste. Allerdings ist eine Methylenblau-Markierung der Grenzen nicht möglich.

Jedenfalls muß wieder streng segmental vorgegangen werden, mit peinlicher Schonung der Ausführungsgänge benachbarter Busenbirnen. Rückfälle beruhen meist auf unsorgfältiger Operationstechnik. Man muß sich schon Zeit lassen und auch eine Lupe zu Hilfe nehmen. Busenchirurgie muß möglichst Mikro-Chirurgie sein, ähnlich wie Hand-Chirurgie.
Elastischer Druckverband, Saugdrainage mit Ausleitung an einer unsichtbaren Hautstelle sind erforderlich.
Natürlich sollte man den einschließlich Kapsel herausgenommenen Knoten feingeweblich untersuchen lassen. Äußert der Pathologe einen Krebsverdacht, ist die gleiche Skepsis erforderlich, wie beim Disharmonie-Busen beschrieben. Auch bei eindeutiger krebsiger Entartung nach dem Mikrobild ist in der Regel eine Nachoperation nicht angezeigt.
Das *Mamma-Papillom* entwickelt sich meistens in den größeren Milchgängen, selten in einer Zyste. *Papillom* heißt: warzige bis blumenkohlartige Schleimhautwucherung. Papillome sehen aus wie Polypen. Sie unterscheiden sich von diesen nur mikroskopisch. Ihre Mutterzellen sind das Platten-Epithel oder das Übergangs-Epithel, die der Polypen das Zylinder-Epithel. Es gibt aber auch Mischformen. In der praktischen Chirurgie unterscheiden sich die Bewertung und Behandlung von Papillomen und Polypen nicht.
Papillome und Polypen haben vor allem die Eigenschaft zu bluten. Man diagnostiziert sie weniger oft bei der Betastung als mit Hilfe des Symptoms der blutenden Mamma. Hier kann eine Galaktographie hilfreich sein. Das Vorgehen ist zunächst so, wie es weiter vorn beschrieben wurde. Wiederholt sich die Blutung über einen längeren Zeitraum immer wieder, sollte operiert werden.
Streng segmentales Vorgehen ist auch hier unabdingbar. Eine Galaktographie (= Darstellung der Milchgänge) mit Methylenblau sollte vor der Operation immer versucht werden. Das erleichtert die exakte Ausschneidung und vermeidet unnötigen Flurschaden.

Im wesentlichen gelten die operativen Grundsätze wie bei Mammazysten und Fibro-Adenomen, auch im Hinblick auf eventuellen Krebsverdacht.

Anfang März 1976 tastete OLGA BADER in ihrer linken Brust einen Knoten. Sie war 29 Jahre alt, schon seit mehreren Jahren regelmäßig zur Krebsmusterung gegangen. Nie hatte ihr Gynäkologe etwas Verdächtiges festgestellt.
OLGA BADER war, wie sie sich erinnert, nie ernsthaft krank. Sie hatte jung geheiratet, mit 20 das erste und 22 Jahren das zweite Kind bekommen. Sie war mittelgroß und schlank, rauchte nicht und machte sich nichts aus Alkohol. »*In unserer Familie ist keine Krebserkrankung vorgekommen und alle sind recht alt geworden*«, schrieb sie mir am 29. April 1979.
Sofort nachdem sie den Knoten getastet hatte, ging sie zu ihrem Gynäkologen. In seiner Krankenkarteikarte steht am 18. März 1976: »*Hat in der linken Brust einen Knoten (Geschwulst). Seit 5 Tagen. Linke Brust pflaumengroßer verschieblicher Tumor. Mammografie.*«
Er überwies seine Patientin in ein Röntgeninstitut. Dort wurde die Röntgenuntersuchung der Brustdrüsen noch am gleichen Tage gemacht. Der Befundbericht lautet: »*Mammografie beidseits. Auf beiden Seiten verstärkter Drüsenkörper, der insgesamt fein- bis grobknotig ist. Der Bindegewebskörper ist ebenfalls vermehrt. Mikrocalcifikationen nicht nachweisbar. Auf der linken Seite craniolateral retromamillär bei etwa 1.00 Uhr scharf begrenzte ovale Verschattung von 12 + 6 mm Größe mit allseits geschlossenem feinen Aufhellungsraum um die Verdichtung herum.
Fibröse, klein- bis grobknotige Mastopathie beiderseits. (Fibrosierende Adenose? [= gutartig wuchernde Geschwulst]). Größerer ovaler Fibromknoten oder kleine Milchgang-Zyste links retromamillär cranio-lateral (= obenseitlich) bei 1.00 Uhr. Kein eindeutiger Malignomhinweis.
Kontrolle in etwa 1/2 Jahr ratsam, eventuell früher bei Größenzunahme des linksseitigen Tumors.*«
Danach erklärte der Gynäkologe: Es handele sich bei ihr um ein Fibrom (= gutartige Fasergewebsgeschwulst). Eine Operation sei nicht erforderlich, aber eine Kontrollmammografie in 6 Monaten. Bereits am 13. April war die Patientin wieder bei ihrem Gynäkologen. In der Krankenkarteikarte steht: »*Regelstörung, hatte Pille abgesetzt*«. Am 22. April Karteikarteneintrag: »*Krebsvorsorge. Brust s. o. (= siehe oben)*«.
Der Knoten wuchs. Die stark verängstigte Patientin betastete ihn täglich, oft mehrmals. Anfang September war er erheblich größer

geworden. Jetzt sah man die Vorwölbung bereits durch die Haut. Der Knoten wurde druckempfindlich.
Der Hausarzt schickte sie zum Gynäkologen, der Gynäkologe erneut zum Röntgen. Die Mammografie fand am 6. September statt. Der Radiologe beschreibt auf seinem Mammografie-Bericht jetzt oben-außen »*in einem 3 x 4 cm großen Bezirk sehr feine, weiche, teils strichförmige Verkalkungen. Das umgebende Parenchym (=Busengewebe) ist gegenüber den Voraufnahmen nicht deutlich dichter geworden. Sonst keine Befundänderung. Ausgeprägte, fibro-zystische Mastopathie beiderseits*«. In der Zusammenfassung heißt es: »*Neuaufgetretene feinste Verkalkungen im oberen Mammasegment links. Aus diesem Grund raten wir zu einer nochmaligen kurzfristigen Mammografie-Kontrolle (zwischen 3 und 6 Monaten).*«
Das riet auch der Gynäkologe. Die Krebsverängstigte wurde trotzdem immer unruhiger. Aber sie verließ sich auf ihre Ärzte. Knapp 3 Monate später, am 16. November war sie wieder bei ihrem Gynäkologen. In der Karteikarte steht: »*Brust links geschwollen, schwerer. Diagnose: Fibro-zystische Mastopathie. Im Januar Kontrolle.*«
Pünktlich erschien die Patientin zur Kontrolle, am 6. Januar 1977. Er vermerkte in seiner Krankenkartei: »*Krebsvorsorge. Brust links verhärtet, zur Kontrolle!*« Dem Gynäkologen schien nicht bekannt zu sein, daß die Bezeichnung Vorsorgeuntersuchung nur für Sichgesundfühlende ohne merkliche Krankheitszeichen vorbehalten ist.
Der Mammografiebefund vom 6.1.1977: »*Gegenüber den Voraufnahmen vom 6.9.76 findet sich jetzt eine deutliche Dichtenzunahme der gesamten linken Brust, in der angedeutet feinste Verkalkungen diffus erkennbar sind. Der suspekte* (= verdächtige) *Befund im oberen Mammasegment zeigt jetzt eine strahlenförmige Figur mit spritzerartigen Verkalkungen im Zentrum. Rechts ist der Befund unverändert. An der Diagnose eines vorwiegend intraductal* (= im Milchgang) *wachsenden und wahrscheinlich inflammatorischen* (= entzündlichen) *Mammakarzinoms ist jetzt leider nicht mehr zu zweifeln.*« Und dann zur Entschuldigung: »*Innerhalb von kürzester Zeit ist hier ein ausgedehntes Mammakarzinom entstanden.*«
Er hätte sich besser für die Irreführung der Patientin und ihres Gynäkologen entschuldigt, die darin bestand, den Eindruck zu erwecken, daß man aufgrund des beschriebenen Mammografiebefundes einen Raubtier-Krebs ausschließen könnte. Ohne Mammografie hätte der Gynäkologe wahrscheinlich schon wenige Monate nach der Erstuntersuchung am 18. März 1976 wegen des rasch fortschreitenden Wachstums zu einer Operation geraten.
Am 11. Januar 1977 wurde die 30 Jahre alte Patientin in der Frau-

enklinik des Städtischen Krankenhauses aufgenommen. Der Befund war erschreckend: »*Die linke Brust ist zu 3/4 nach oben außen relativ hart infiltriert. Nur das untere innere Viertel ist frei.*«
Im Operationsbericht vom 12. Januar heißt es: »*Der gesamte Drüsenkörper der linken Brust ist infiltriert* (= verhärtet). *Ein isolierter Knoten kann nicht getastet werden. Zunächst wird mit dem Kauter* (= elektrisches Messer) *ein mandarinengroßer Gewebsblock aus dem Drüsenkörper mit darüberliegender Haut exzidiert. Das Gewebe entspricht dem in der Mammografie 3 QF* (= Querfinger) *oberhalb der Mamille eingekreisten Bezirk. Das Präparat wird zur Schnellschnitt-Untersuchung gegeben: Es ergibt sich ein Karzinom.*«
Diese Art der Probeausschneidung war ein schwerer Fehler. Dadurch ist meines Erachtens mit Sicherheit eine unnötige Krebszellaussaat in Gang gesetzt worden. Wenn der Operateur wirklich noch unsicher sein konnte, daß es ein Raubtier-Krebs war – sehr erfahren in der Brustkrebs-Chirurgie scheint er nicht gewesen zu sein – hätte er sich auf eine kleine, vielleicht erbsgroße Probeentnahme beschränken müssen.
Die Schnellschnitt-Untersuchung ergab eine »*Karzinom*«. Nun wurde die ganze Brustdrüse mitsamt der Pectoralis-Faszie (= Sehnenhaut des großen Brustmuskels) herausgeschnitten.
Mit Datum vom 12.1.1977 folgte die Befundbeschreibung des Schnellschnittes mit der zusammenfassenden Diagnose »*Szirrhöses Adenokarzinom der Mamma*«. Mit Datum vom 14. Januar gab es den obligatorischen Nachbericht des Pathologen über das Ergebnis der Kontroll-Paraffin-Schnitte. Die Schnellschnitt-Diagnose wurde bestätigt, zusätzlich eine »*Lymphangiosis carcinomatosa mit Tumorausbreitung in perivaskulären und perineuralen* (= um die Gefäße und Nervenbahnen herum) *Lymphscheiden*« festgestellt. Lymphknoten waren nicht mit eingeschickt. Es muß offenbleiben, ob sie von Krebs befallen waren.
Danach begann das Krebstherapie-Martyrium erst richtig. Die Rabiatstrategie wurde bis zur Neige praktiziert. Eine diagnostische oder therapeutische Maßnahme jagte die andere. Die Patientin hat Buch geführt:
25.1. bis 2.2.1977: 1. Bestrahlungsserie
8.3. bis 14.4.77: 2. Bestrahlungsserie
15.4. bis 22.6.77: Intervallartige zytostatische Nachbehandlung mit Endoxan, Proresid, Metothrexat, Leukoverin (= synthetische Zellkiller mit vielen Angriffspunkten), verbunden mit totalem Haarausfall.
Zwischenzeitlich am 20.5.77: Tubenligatur und Laparoskopie (= Unterbindung der Eileiter und Bauchhöhlenspiegelung).
3.6.77: Knochenszintigramm (o. B.)

14.7.77: 4. Mammografie rechts (o.B.)
5.1.78: 5. Mammografie rechts (o.B.)
5.1.78: Gynäkol. Vorsorgeuntersuchung (o.B.)
19.6.78: Starker Hustenreiz, chronische Bronchitis, Vermutung von Knochenmetastasen, da starker Rippenschmerz. Thorax-Röntgenaufnahme und Durchleuchtung, sowie Rö. der 12. und 13. Rippe links (= 11. und 12.?, eine 13. gibt es normalerweise nicht).
27.6.78: 2. Knochenszintigramm. Erhöhte Aktivität der an der 10. Rippe.
10.7. bis 25.7.78: Vaginale Uterusexstirpation mit beiden Adnexen (= Totaloperation also mit Entfernung von Gebärmutter, Eierstöcken und Eileitern).
10.8.78: Röntgen-Kontrolle des Thorax und der Rippen links (10. Rippe = Callus!)
2.10.78: Erneute Röntgen-Kontrolle des Thorax und der Rippen. Beschwerden waren sehr wahrscheinlich auf Fraktur durch starken Husten zurückzuführen. Lungenübersicht: Keine Rundherdmetastasen. Zur Zeit keine Indikation für Strahlenbehandlung.
3.10.78: 2 vergrößerte Lymphknoten *rechts* zu tasten, daher 6. Mammografie und Aufnahme der rechten Axilla (= Achselhöhle).
17.10.78: Lymphknoten-PE = *positiv!*
25.10. bis 7.12.78: Erneute zytostatische (= zellwachstumshemmende) Nachbehandlung in Strahlenklinik. 15 Bestrahlungen der Lunge mit Telekobalt = 950 R. 3 Behandlungstage mit Isafamid und Adriblastin (= synthetische Zellkiller), dann Pleuraerguß (= Rippenfellraumerguß), 6 Lungenpunktionen, schlechter Allgemeinzustand, Atemnot, 4 Wochen ohne Behandlung, danach nochmals 5 Behandlungstage wie vor. Zwischenzeitlich Haarverlust, Gewichtsabnahme. Bei Entlassung nur noch 48 kg.
3.1.79: Erste ambulante Nachuntersuchung ... Durch verabreichte Zytostatika nun Herzmuskelschaden, deshalb dauernde Einnahme von Herztabletten.
12.1.79: Gynäkologische Vorsorgeuntersuchung (o.B.) Abstrich: I
15.1.79: Thermografie (= apparative Wärmemessung) und 7. Mammografie rechts (o.B.)
28.2.79: Zweite ambulante Nachuntersuchung. Rö Thorax, Blutkontrolle, Leber-CT (= Computer Tomogramm = Röntgenschnitte durch die Leber mit relativ hoher Strahlenbelastung), Knochen-Szintigramm.
10.4.79: Wiederholung des EKG vom 6.2.79 durch Internist. Keine Besserung der Herzinsuffizienz (= ungenügende Leistungs-

fähigkeit), weiterhin Herztabletten, Ödeme (= Wasseransammlung) in Unterbauch, Leiste und Oberschenkeln. Seit Juni 1978 chronische Bronchitis und demzufolge oft Atemnot.
25.4.79: Dritte ambulante Nachuntersuchung. Rö Thorax, Blutkontrolle.
Damit endet die mir am 29. April 1979 übersandte Aufstellung. Darunter steht die Frage: *»Rechtfertigt mein jetziger Gesundheitszustand eine derart eingreifende Behandlung?«* Der Brief schließt mit dem Satz: *»Bitte geben Sie mir einen Rat – eine Alternative. Ich bin nur noch ein Wrack und habe Angst, eines Tages noch in der Psychiatrie zu landen.«*
Zu ergänzen ist, daß es nach dem Gewichtssturz auf 48 kg (bei einer Körpergröße von 167) durch die Vergiftung mit Medikamenten etc. zu einem Gewichtsanstieg um 6 kg kam, allein verursacht durch krankhafte Wasseransammlungen in den Geweben. Ihre Gewichtszunahme hatten die Ärzte als Zeichen für eine Besserung des Allgemeinzustandes gewertet, zumindest deklariert.
Wir trafen uns im Flughafenrestaurant Düsseldorf. Sie saß mit ihrem Mann an einem kleinen Tisch, als ich hereinkam. Auch ihre beiden Kinder waren dabei.
Es bestand ein bemerkenswertes Mißverhältnis zwischen dem extrem schlechten Kräftezustand und der Lebhaftigkeit dieser jungen Frau mit dem ausgesprochen hübschen Gesicht. Sie erzählte mir ein paar ergänzende Dinge, die sie noch nicht geschrieben hatte. Sie war in Gesundheitsdingen bestens informiert, wußte genau was sie wollte.
Sie wollte vor allem geklärt wissen, ob es ein Kunstfehler war, daß der Röntgenologe aufgrund der Mammografie nicht sofort die Verdachtsdiagnose stellte. Sie hatte die Ärzte inzwischen verklagt: Sowohl die beiden Röntgenologen, in deren Institut die Mammografien gemacht worden waren, wie auch ihre Gynäkologin. Das Landgericht hat bereits ein Gutachten bei einer Frauenklinik in Auftrag gegeben. Ich komme auf die gutachtliche Beurteilung zurück.
Hier interessiert zunächst nur, was am Schluß des Gutachtens steht und was die Patientin selbst gelesen hatte, bevor ich sie traf:
»Aufgrund aller bisherigen Erfahrungen in vergleichbaren Fällen stellt sich die prognostische Bewertung des Krankheitsbildes von Frau BADER heute als absolut infaust (= aussichtslos) *d.h. es ist weder eine Heilung, noch eine entscheidende Lebensverlängerung mit den zwischenzeitlich eingeleiteten Maßnahmen der Zusatzbehandlung zu erwarten«.*
Für diese vernichtende Prognose war die junge Frau und Mutter bemerkenswert gefaßt und zuversichtlich. Das Sprechen fiel ihr ein wenig schwer, aber sie tat alles, um keine Schwäche zu zeigen.

Auch mir schien der Zustand fast hoffnungslos. Der Körper von OLGA BADER war voller Krebs und krankhaft angestautem Wasser.
Derartige Begegnungen strapazieren einen Patienten-Arzt bis an die Grenze seines Beherrschungsvermögens. Da möchte man am liebsten losheulen. Ich mußte mich immer wieder ablenken, um mein Inneres zu verbergen. Wie weit es mir gelungen ist, weiß ich nicht.
Jedenfalls hat mich kaum etwas so bestärkt, in meinen Aktivitäten für eine bessere Krebsstrategie nicht nachzulassen. Je jünger die Patientin, um so stärker ist die Betroffenheit über ärztlich verursachte Behandlungsschäden, über den mit entsetzlicher Kaltschnäuzigkeit geführten Krebskrieg gegen Körper, Geist und Seele hoffnungsvoll vertrauender Menschen.
Die Patientin hatte einen guten, sehr verständnisvollen Hausarzt, einen relativ jungen, der sich geradezu rührend um sie bemühte. Ich kam zu der Überzeugung, daß er alles tat, was man in dieser Situation vernünftigerweise tun sollte. Ich bestärkte die Patientin darin, zunächst nichts anderes zu tun. Ihr Ehemann war offensichtlich schon seit einiger Zeit zu der gleichen Überzeugung gekommen.
Wenige Wochen nach unserer Verabschiedung im Flughafenrestaurant starb OLGA BADER, am 23. Juni 1979. Ihr Mann berichtete mir, daß sie in keinem Krankenhaus war. In den letzten Wochen konnte sie nur mit Unterstützung aufstehen. Aber das tat sie mit eiserner Energie immer wieder. Noch eine Stunde etwa vor ihrem endgültigen Einschlafen am Samstagmorgen ging sie zur Morgentoilette. Dieses Mal allerdings mußte sie ihr Mann fast tragen.
Der Hausarzt hatte beruhigende und schmerzdämpfende Arzneien verordnet. Vor allem aber nahm er sich Zeit für seine Patientin. Dies hat ihr sicher noch mehr geholfen als alle Medikamente.
Am Todesmorgen hatte OLGA BADER Appetit auf frische Erdbeeren. Sie aß ein paar. Dann drehte sie sich im Bett herum. Und wenige Minuten später war sie tot. Sie starb einen menschenwürdigen Tod.

Raubtier-Krebs ist ein Krebsid, das sich bösartig verhält. Die Bösartigkeit drückt sich aus durch rasches zerstörerisches Wachstum an einer oder mehreren Körperstellen mit der Folge von Verstümmelung und Lebensverkürzung.
Krebsid ist eine Gewebsveränderung, die mikroskopisch und/oder makroskopisch wie Krebs aussieht, aber ohne Entwicklungsbeobachtung nicht sicher als Krebs einstufbar ist.

Haustier-Krebs ist ein *Krebsid,* das im Mikroskop dem *Raubtier-Krebs* verwechselbar ähnlich sieht. (s. Tab. 1)
Die Diagnose *Raubtier-Krebs* kann man in der Regel nur aufgrund einer Entwicklungsbeobachtung stellen.
Die Entwicklungszeit eines Busen-Raubtier-Krebses beträgt viele Jahre bis Jahrzehnte. Im Schrifttum werden Durchschnittszeiten von 7 bis 10 Jahren angegeben. Man hat sie aus der »Tumorverdoppelungszeit« rückgerechnet.
Tumorverdoppelungszeit (»Doubling-Time«) nennt man nach COLLINS u. Mitarbeitern (1956) die Zeitdauer, bis ein Tumor sein Volumen verdoppelt. Ein Volumen muß sich dreimal verdoppeln, um den optischen Eindruck einer Verdoppelung entstehen zu lassen (H. OESER).
Wie rasch sich im Einzelfall ein Raubtier-Brust-Krebs entwickelt, muß unsicher bleiben. Vor allem, weil man nicht von einem gleichmäßigen Wachstum ausgehen kann, sondern ein Wachstum in Schüben unterstellen muß. Deshalb scheint es problematisch, überhaupt Durchschnittszeiten anzugeben. Keinen Zweifel kann es aber geben, daß auch der am raschesten fortschreitende Raubtier-Krebs immer eine chronische Krankheit ist, die sich von ihren ersten Anfängen bis zur Erkennbarkeit und schließlich bis zum tödlichen Ende über viele Jahre hinzieht. Dabei scheint es so, daß die Zeit bis zur ersten Erkennbarkeit länger dauert als die spätere.
Natürlich hat es nicht an Bemühungen gefehlt, bei einer krebsverdächtigen Veränderung nach Merkmalen zu suchen, die schon zu einem sehr frühen Zeitpunkt die bösartige Entwicklung voraussagen lassen. Vor allem wurde versucht, dies aus dem mikroskopischen Bild abzulesen. Die Bösartigkeitsgrad-Wertung mit dem Mikroskop nennt man *Grading* (= abgeleitet von Grad, d.h. Rangstufe)
Sicher gibt es mikroskopische Bilder, die eine bösartige Entwicklung wahrscheinlicher machen als andere. Zum Beispiel ein niedriger Differenzierungsgrad. Aber da sind zu viele Ausnahmen. Und vor allem hängt es oft vom Zufall ab, welches Krebsstück man im Schnittbild erwischt. Die meisten

Krebsherde sind recht unterschiedlich aufgebaut, was die verschiedenen Differenzierungs- bzw. Reifegrade anbetrifft. Mal wird mehr ein Bezirk mit niedrig-differenzierten, mal mit hoch-differenzierten getroffen.

Beim Brustdrüsen-Krebs kann man – wie bei anderen Organkrebsen – eine Mikro-Periode von einer Makro-Periode unterscheiden, also quasi einen Kleinformat- und einen Großformat-Abschnitt. In der Mikro-Periode bleibt der Krebs in der Regel stumm. Wenn überhaupt, so wird er nur zufällig, zum Beispiel bei einer Sektion oder einem Operationspräparat entdeckt. Ein stummer Krebs ist kein Raubtier-Krebs, kann sich aber dazu entwickeln.

Meistens schreitet der Raubtier-Krebs der Brustdrüse in typischer Weise fort. Zunächst bildet sich an einer Stelle einer Busenbirne, meist im Beeren-/Dolden-Bereich, seltener in den größeren Milchgängen, ein Krebsherd, der allmählich wächst, aber zunächst noch keine Absiedlungen in den angeschlossenen Lymphknoten-Stationen macht (Stadium I). Danach folgt der krebsige Befall der regionären (= angeschlossenen) Lymphknoten (Stadium II) und erst dann das erkennbare Wachstum von Krebsmetastasen (= Tochtergeschwülsten) in anderen Organen (Stadium III).

Dieser Verlauf ist am häufigsten. In dieser Reihenfolge wird der Brustdrüsen-Krebs in der Regel auch entdeckt. Aber nicht immer. Manchmal findet man als erstes Fern-Metastasen (Stadium III), manchmal zuerst Lymphknoten-Metastasen (Stadium II) und der Krebsherd im Stadium I bleibt unentdeckt.

Die Einteilung in ein Stadium I, II und III ist die ursprünglichste und einfachste. Sie ist auch heute noch keineswegs überholt, obwohl es inzwischen speziellere Einteilungen gibt.

Die am meisten gebräuchliche neuere Schweregrad-Einteilung geschieht nach der TNM-Klassifikation. T = Tumorgröße, N = Lymphknotenbefall (Nodus = Knoten), M = Metastasen. An diese großen Buchstaben werden noch Zahlen angehängt oder auch ein X.

Tabelle 2:

Stadiumeinteilung des Busen-Raubtier-Krebses

Stadium I	= Nur 1 Krebsherd ohne Lymphknoten-Metastasen
T 1	= Knoten-Druchmesser bis maximal 2 cm
T 2	= Knoten-Durchmesser 2,5 bis 5,0 cm
T 3	= Knoten-Druchmesser 5,5 bis 9,5 cm
T 4	= Knoten-Druchmesser 10,0 und mehr
Stadium II	= Lymphknoten-Metastasen
N 0	= Keine tastbaren Achsel-Lymphknoten
N 1	= Tastbare bewegliche Achsel-Lymphknoten
N 2	= Tastbare verbackene Achsel-Lymphknoten
N 3	= Massiverer Lymphknotenbefall als N 1 − 2
Stadium III	= Fernmetastasen
M 0	= Keine Fernmetastasen feststellbar
M 1	= Fernmetastasen feststellbar

Für Brustdrüsen-Krebs gilt die in Tab. 2 angegebene Stadiumeinteilung. (Manchmal werden auch 4 Stadien unterschieden. Dabei werden zum Stadium II T1 N1 und T2 N1 gerechnet, zum Stadium III die örtlich und regionär fortgeschritteneren Befunde und zu Stadium IV alle Metastasen.) So wünschenswert es ist, den Raubtier-Krebs zum Zeitpunkt der Entdeckung und bei späteren Nachuntersuchungen in Schweregrade bzw. Stadien einzuteilen, so problematisch bleibt dies letzten Endes. F. E. SMIDDY und Mitarbeiter berichteten 1977 über die Einordnungsprobleme. 10 Chirurgen untersuchten 242 Frauen mit einem Knoten in der Brustdrüse. Mit einer Häufigkeit um 50% gab es Abweichungen in der Bewertung der Beteiligung der Achsel-

Lymphknoten und bezüglich der Größenbestimmung (zitiert nach H. OESER [1979]).
Da bleibt für einen Wissenschaftler bei der Auswertung ein großer Spielraum. Ein Befürworter der Radikal-Operation wird eher dazu neigen, bei ungünstigem Krebsverlauf das Stadium II anzunehmen, statt I.
Die Verdachtsdiagnose Raubtier-Krebs ist um so unsicherer, je kleiner ein Krebsherd ist und je langsamer er wächst. Allein im Mammogramm entdeckte Mini-Krebsherde, die man nicht tasten kann, rechtfertigen nicht die Einordnung als Raubtier-Krebs. Hier steckt die entscheidende Problematik der Mammografie als taugliches Krebsmusterungsmittel.

»Wenn Du nicht willst, Mädchen, dann kannst Du nach Hause gehen und bist in 3 bis 4 Monaten tot.« So sagte der Stationsarzt am 10. Dezember 1978 zu der 39 Jahre alten GERDA NEHER. Weil sie sich ihre linke Brust nicht amputieren lassen wollte. Daraufhin floh die Patientin aus der chirurgischen Abteilung des Großstadtkrankenhauses.
10 Tage vorher hatte man einen kirschgroßen Knoten aus dem oberen äußeren Quadranten des linken Busens herausgeschnitten und zur Mikroskop-Untersuchung eingeschickt. Der Chefarzt des Instituts für Pathologie faßte seine Beurteilung zusammen: »Neben proliferativer Mastopathie I bis III intraduktal mit wachsendem Carzinom vom Komedo-Typ, teils schon begründeter Verdacht auf lokale Invasion des malignen Tumors.«
Vor der Beurteilung steht die Befundbeschreibung im einzelnen. Nichts spricht eindeutig für Krebs. Das ist für den klar, der Histologiebefunde zu lesen versteht. Doch Chirurgen können das meistens nicht. Sie nehmen es wie ein Phantasie-Gemälde. Wenn es aussieht wie eine Herde friedlich grasender Schafe, aber drunter steht »Wolfsrudel im Angriff«, ist es ein Wolfsrudel, das man unschädlich machen muß.
Nachdem die Verängstigte das Krankenhaus verlassen hatte, kümmerte sich ihr Verlobter um anderen ärztlichen Rat. »Ich habe am Montag herumtelefoniert, unter anderem auch nach Bonn zur Krebshilfe, um mich nach Spezialkliniken zu erkundigen. Dieses habe ich alles auf meiner Arbeitsstelle gemacht und über 500 Einheiten vertelefoniert.«
Man empfahl die Universitätskliniken in Essen, Hamburg und

München. Doch der Hausarzt hatte eine bessere Adresse: Eine chirurgische Klinik in Nordrhein-Westfalen.
»Obwohl wir für 8.00 Uhr bestellt waren, hatte der Professor keine Zeit .... Leider waren alle Betten dritter Klasse belegt. Es bestand nur noch eine Möglichkeit, in der zweiten Klasse ein Bett zu bekommen. Da uns die Diagnose in Schrecken versetzte, willigte mein Verlobter sofort ein. Danach hatte der Professor auf einmal Zeit und er kam sofort.«
Der Professor untersuchte mich. Er tastete meine Brust ab und stellte fest, daß es keine schlimme Sache ist. Er meinte: »Ich entnehme noch einmal eine Probe, und wenn nichts gefunden wird, können Sie in drei Tagen wieder nach Hause. Wenn aber etwas Verdächtiges festgestellt wird, werden wir erneut mit Ihnen Rücksprache halten. Auf jeden Fall machen wir nichts ohne Ihr Wissen.«
»Das Vertrauen veranlaßte uns zu bleiben. Es war nie die Rede von einer Amputation, sonst hätte ich einen neuen Arzt sowie ein anderes Krankenhaus zu Rate gezogen. Auf keinen Fall wollte ich meine Brust verlieren.«
»Beim Gespräch mit dem Stationsarzt, wie und was gemacht werden sollte, sagte er mir: Man entnähme eine Probe. Diese würde sofort zu einem Professor in das Pathologische Institut während meiner Narkose gebracht und untersucht. Nach diesem Befund, falls es Krebs sei, wolle man mit mir erneut Rücksprache halten. Ohne mein Wissen werde man nichts unternehmen. Dies wurde auch meinem Verlobten mitgeteilt.«
Als die Patientin am 13. Dezember 1978 aus der Narkose erwachte, war ihre linke Brustdrüse unter der Haut vollständig ausgeschält und eine Ausräumung der Achsellymphknoten gemacht. Ein paar Wochen später wurde ein Ersatzstück eingepflanzt, eine Kunststoff-Endoprothese. Das kosmetische Ergebnis war schlecht, die linke Brust viel kleiner als die rechte. Außerdem blieb eine häßliche 9 cm lange Narbe von der Brustwarze zur Achselhöhle. Vor allem aber kam es zu Schmerzen in der linken Achselhöhle, die bis in die Spitzen der Finger ausstrahlten, auch in die linke Brust. Das Armnervengeflecht war beschädigt worden.
Seit der Operation hat die Patientin schwere Depressionen. Sie ist bei einem Nervenarzt in Behandlung, muß ständig stark wirkende Schmerzmittel und Beruhigungsmedikamente nehmen. Immer wieder äußert sie Selbstmordgedanken.
Patientin und Verlobter beschwerten sich bei der zuständigen Ärztekammer und bei der Präsidentin der Deutschen Krebshilfe, Frau Dr. Mildred Scheel. Daraufhin schrieb der Operateur am 30. Mai 1979 an Frau NEHER: »*Ich möchte Ihnen noch einmal versichern, daß ich nach allen Regeln der ärztlichen Kunst gehandelt ha-*

be und ich bedaure es, daß Sie unter dem, was ich als kosmetische Operation verstanden habe, offenbar die Erhaltung der eigentlichen Brustdrüse verstanden haben. Kein Chirurg auf der Welt mit Verantwortung hätte Ihnen bei dem vorliegenden Befund zu einer derartigen Operation raten können. Wir gehen immer bei unseren Operationen davon aus, das Leben unserer Patienten so lange wie möglich zu erhalten. Sie dürfen davon ausgehen, daß Sie dann, wenn Sie sich regelmäßigen Nachuntersuchungen unterziehen, von Ihrem Leiden geheilt sind. Wir sind nach wie vor gern bereit, diese Nachuntersuchung bei Ihnen vorzunehmen.«

Aus dem Operationsbericht vom 13. Dezember 1978 geht hervor, daß tatsächlich zu Beginn der Operation ein Gewebsstück entnommen und zu einer Schnellschnitt-Untersuchung geschickt wurde. Schnellschnitt nennt man ein Verfahren, bei dem die entnommene Gewebsprobe durch Einfrieren schnittfest gehärtet und sofort untersucht wird. Das dauert von der Entnahme bis zur Mitteilung des Ergebnisses ca. eine halbe Stunde.

Die Beurteilung des Schnellschnittes durch den Pathologen lautet: »Kein Carcinom«. Trotzdem wurden der gesamte Drüsenkörper entfernt und außerdem die Achsellymphknoten ausgeräumt. Die Feingewebsuntersuchung des bei der Operation herausgeschnittenen Gewebes bestätigte, daß nirgendwo Krebs war, weder im Drüsenkörper, noch in den Lymphknoten. Die Befundbeschreibung des Drüsengewebes entspricht fast wörtlich der des Pathologen, der etwa zwei Wochen vorher die Diagnose Krebs gestellt hatte. Es heißt, daß *»die Läppchen sehr kräftig proliferiert«* (= gewuchert) sind. Es ist von *»Knötchen mit deutlicher Stromaproliferation«* (= Gewebswucherung), von einer *herdförmigen Hyperlasie* (= Wucherung) *des Epithels«* (= Deckgewebes) die Rede. Dieses ist *»stellenweise cribriform angeordnet, vereinzelt sind auch kleine papilläre Epithelknospen vorhanden. Auch hier ist das umgebende periductale Stroma* (= Gewebe um die Ausführungsgänge herum) *z.T. sehr dicht und faserreich«*. Trotz weitgehend gleicher Befundbeschreibung fehlen die Einordnungen als Mastopathie III und Karzinom. Soweit möchte dieser Pathologe nicht gehen. In dieser Schlußfolgerung läßt er seinen jüngeren Pathologen-Kollegen allein.

Kein Zweifel, auch diese Brustdrüse wurde unnötigerweise herausgeschnitten.

Aus der Vorgeschichte der Patientin sind ein paar interessante Dinge zu entnehmen. Bereits im Jahre 1971 wurde ein etwa kirschgroßer Knoten aus der linken Brust entfernt. Damals war GERDA NEHER 32 Jahre alt. Kurz später entwickelte sich an der gleichen Stelle ein neuer Knoten, etwa walnußgroß.

Ende 1971 bekam die Patientin Rückenschmerzen. Sie wurde

durchuntersucht. Der Gynäkologe konnte ihre Rückenschmerzen erklären. Sie seien auf eine Knickung der Gebärmutter zurückzuführen. Er schlug eine Korrekturoperation vor.
Die Patientin war einverstanden. Am 14. Februar 1972 machte der Gynäkologe eine Vierfach-Operation. Zunächst entfernte er den Rückfallknoten aus der linken Brust. Dann machte er eine Vorverlagerungsoperation der Gebärmutter und weil er den Bauch gerade offen hatte, schnitt er den Blinddarm mit heraus. (Die Gynäkologen sind ausgesprochen blinddarmgeil. Sie lassen kaum einen Unschulds-Wurmfortsatz drin.) Am Schluß folgte als Nr. 4 die Konisationsoperation am Gebärmuttermund von der Scheide aus: Ein kegelartiges Stück wurde aus Muttermund und Gebärmutterhals herausgeschnitten, zur Krebsvorbeugung.
Ich fürchte, daß keine einzige der vier Operationen wirklich angezeigt, sinnvoll war. Die Rückenschmerzen blieben jedenfalls.
Bald schon wuchs der dritte Knoten in der linken Brustdrüse an gleicher Stelle. Er vergrößerte sich allmählich. Die bereits fünffach operierte Patientin mochte sich nicht so schnell wieder operieren lassen. Sie wartete bis zum November 1978. Der Knoten war inzwischen knapp walnußgroß geworden. Man konnte ihn relativ gut tasten, weil die Patientin kleine Brüste hatte.
Es wurde eine Mammografie gemacht. Das Ergebnis: »Sehr dichtes Drüsengewebe mit einer körnigen bis kleinknotigen Grundstruktur beiderseits. Links oben außen Struktur etwas unregelmäßiger als auf der Gegenseite. Vor allem in der cranio-caudalen Projektion gut haselnußgroße ovaläre Verschattung abgrenzbar. Keine tumorverdächtigen Mikroverkalkungen.«
In der zusammenfassenden Beurteilung heißt es dann anschließend: »Mammografisch und thermografisch keine eindeutigen Malignitätszeichen.« Trotzdem wurde eine erneute Biopsie vorgeschlagen. Sie endete mit der beschriebenen Brustamputation.
Es ist immer die gleiche Geschichte mit den Mammografien. Sobald irgendwo in der Brustdrüse ein Knoten tastbar ist, empfehlen die Mammografiker – ob Röntgenologe oder Gynäkologe mit Röntgenzulassung – die Biopsieoperation. Weil nämlich die Mammografiediagnostik höchst unsicher ist.

Das wichtigste *Raubtier-Krebs-Verdachtszeichen* ist eine tastbare Verhärtung in Kombination mit einer Einziehung der Busenhaut, im Busenkörper-, Warzenhof- oder Warzen-Bereich. Je weniger druckschmerzhaft der Knoten ist, um so raubtierkrebsverdächtiger. Die Einziehung beruht auf Gewebsschrumpfung mit Zug an der Haut über die

Tabelle 3:

Tumorartige Busenveränderungen – Operation JA oder NEIN

DIAGNOSE	Biopsie – OP				Therapie – OP		
	Punktion	Stanze	Messer	Segmentäre OP	Einfache Mastektomie	Radikal OP	
1. Disharmonie-Busen	NEIN	NEIN	NEIN	NEIN	NEIN	NEIN	
2. Isolierte Zyste	evtl. JA	NEIN	NEIN	evtl. JA	NEIN	NEIN	
3. Fibroadenom	NEIN	NEIN	NEIN	evtl. JA	NEIN	NEIN	
4. Papillom	NEIN	NEIN	NEIN	evtl. JA	NEIN	NEIN	
5. Warzenkanal-Krebsid	NEIN	NEIN	NEIN	JA	evtl. JA	NEIN	
6. Stamm-/Ast-Kanal-Krebsid (PAGET)	NEIN	NEIN	NEIN	JA	evtl. JA	NEIN	
7. Beeren-/Dolden-Krebsid	NEIN	NEIN	NEIN	JA	evtl. JA	NEIN	

Mammografie-Risiko

1. Strahlenschädigung
   Auch kleinste Strahlendosen können das Krebsschädlings-Faß zum Überlaufen bringen.
2. Massivaussaat von Krebszellen durch Schraubstock-Effekt.
3. Fehldiagnosen
   Überbewertung: Krebs obwohl kein Krebs
   Unterbewertung: Kein Krebs obwohl Krebs
   a) trotz guter Technik und Kenntnisse
   b) infolge schlechter Technik und/oder Kenntnisse

Merke: Krebsmusterung durch Mammografie und 99 % der Mammogramme überhaupt schaden mehr als sie nutzen.

COOPERschen Bänder. Auch chronische Ekzeme der Brustwarze oder chronische Geschwüre irgendwo an der Busenhaut sind stark raubtierkrebsverdächtig. Alles übrige findet sich häufiger bei nicht bösartigen Brustveränderungen.

Zur Diagnostik eines Raubtier-Krebses empfehle ich folgendes Vorgehen:

1. Sorgfältige behutsame Betastung und Größenbestimmung einer verdächtigen Verhärtung mit Umrißzeichnung durch einen Farbstift. Dann Messung des größten und kleinsten Durchmessers und Fotos des Busens mit einer Polaroid-Kamera.

2. Kontrollmessung und Kontrollfoto nach 6 bis 12 Wochen
   Bei dem chronischen Verlauf, der in aller Regel sehr langsamen Entwicklungszeit, wird durch ein mehrwöchiges Abwarten nichts Wesentliches versäumt. Jedenfalls scheint das in Anbetracht des Risikos jeglicher Operation das kleinere Übel. Die seltenen höchst bösartigen Raubtier-Krebs-Formen widerstehen ohnehin jeglicher Therapie.

Tabelle 4:

Brustkrebs-Operationen

I. Diagnose-Operationen:
   A. Biopsie-Operationen
      1. »Feinnadel«-Punktion
      2. Stanzung
      3. Teil-Ausschneidung (= Probe-Exzision)
      4. Total-Ausschneidung (= Probe-Exstirpation)

II. Therapie-Operationen:
   B. Am Busen
      5. Zysten-Punktion
         a) ohne Verödungsmittel
         b) mit Verödungsmittel
      6. Herdausschneidung (Herd-Resektion)
      7. Busenbirnen-Ausschneidung (= Segment-Resektion)
      8. Quadranten-Ausschneidung (= Mehrsegment-Resektion)
      9. Busenentfernung
         a) Innenbusenausschälung
            (= Subkutane Mastektomie)
         b) Busenamputation
            (= »Einfache« Mastektomie)
   C. Erweiterte Operationen:
      10. Busenentfernung mit Brustmuskel-Sehnenhaut
          (= mit Pektoralisfaszie)
      11. Busenentfernung mit Brustmuskulatur
          (= mit Pektoralismuskeln)
      12. Zusätzliche Achsellymphbahn-Ausräumung
          a) nur mit Pektoralisfaszie
             Sogenannte Modifizierte Radikal-Operation
          b) mit Pektoralismuskeln
             Sogenannte Radikal-Operation

13. Zusätzliche Lymphbahn-Ausräumung neben und mit der Inneren Brustwand-Schlagader (= Radikal-Operation plus Mammaria = M-plus-M-Radikaloperation)

D. Zur Ausschaltung von Hormondrüsen
14. Kastration (durch Entfernung der Eierstöcke)
15. Nebennierenentfernung (Adrenalektomie)
16. Hirnanhangdrüsen-Ausschaltung durch Radioaktiv-Spickung (Radioaktiv-Verödung der Hypophyse)

E. Mit Ersatzplastik (Aufbau-Plastik)
17. Teilersatz durch kleines Implantat (Teil-Endoprothese)
18. Vollersatz durch großes Implantat (Voll-Endoprothese)
19. Warzen-Ersatzplastik
    a) Teil-Verpflanzung
    b) Voll-Verpflanzung (nach Zwischenverpflanzung an andere Hautstelle)
20. Warzenhof-Ersatzplastik
    a) wie 19 a
    b) wie 19 b
21. Warzenhof-Tätowierung

F. Bei Fernmetastasen im Skelett
    a) Vor Knochenbruch
22. Herdausräumung mit Plombierung
    b) Nach Knochenbruch
23. Wie 22 mit Knochenverbund-Operation (Osteosynthese)
24. Nur Osteosynthese (durch Nagelung, Platten-Verschraubung etc.)

Merksätze für Brust-Operationen

1. Das Ertasten einer Verhärtung in der Brust ist noch lange kein Operationsgrund. Die weitaus meisten dieser Knötchen und Knoten sind gutartiger Natur. Ihre häufigste Ursache ist der »Disharmonie – Busen« (s. Text).
2. Jedes Hinein-Schneiden,-Stanzen oder -Stechen in einen Brustknoten ist ein Kunstfehler. Bei Krebs würde dies immer zu einer explosiven Aussaat von Krebszellen führen.
3. Ein Knoten, der trotz Behandlung eindeutig größer wird, sollte behutsam und nur im Ganzen herausgeschnitten werden, egal ob Krebs oder nicht. Mikroskopisch untersucht wird er hinterher.
4. Jede Knotenentfernung aus der Brust verlangt operative Präzisions-Arbeit. Sie muß den Aufbau aus Milch-Birnen berücksichtigen. Das geschieht jetzt meistens nicht. Dann besteht große Rückfallgefahr (wegen Ast- und Stamm-Kanalverletzungen benachbarter Milchbirnen).
5. Jede Brustkrebsoperation muß immer so klein wie möglich gehalten werden, um den Organismus nicht unnötig zu schwächen.
6. Eine Brustoperation bei Krebsverdacht eilt nie. Die Entwicklungszeit eines Brustkrebses dauert ja viele Jahre bis Jahrzehnte. Es ist besser, die Operation um ein paar Wochen zu verschieben, vorher eventuell einen Erholungsurlaub zu machen und sich einen behutsamen Präzisions-Operateur zu suchen, als sich überhastet und überlastet auf irgendeinen Operationstisch zu legen. Die bösen Folgen einer schlechten Operation offenbaren sich oft erst nach 2–3 Jahren.
7. Eine Radikaloperation (-Brustamputation mit Entfernung der Pektoralmuskulatur und Ausräumung der Achsel-Lymph-Knoten) schadet mehr als sie nutzt.
   Wer theoretisch nur dadurch zu retten wäre, dem kann praktisch durch eine Operation überhaupt nicht geholfen werden.
8. Die Entfernung gesunder Achsel-Lymph-Knoten bei (Raubtier-) Krebs der Brust ist immer ein schwerwiegender Fehler.
9. Jede radikale Röntgenbestrahlung, d.h. Großfeld-Atomsprühfeuer-Kanonade, als Vor- oder Nachbehandlung von Operationen ist abzulehnen.

10. Jede Operation bei Brustkrebsverdacht bedarf in der Regel einer mehrwöchigen Vorbehandlung. Bestätigt sich die Diagnose »(Raubtier-)Krebs«, ist eine vieljährige Nachsorge erforderlich.
11. Es gibt Ärzte, die fürchten, daß jede Operation bei Brustkrebs mehr schadet als nützt. Zweifelsfrei bewiesen ist der Nutzen der Operation nicht. Es scheint aber, daß ein behutsamer Eingriff in vielen Fällen die beste aller Möglichkeiten ist.

3. Weist schon bei der ersten Untersuchung eine Hauteinziehung oder anderes mehr auf Raubtier-Krebs hin, sollte die Veränderung behutsam und unter bestmöglicher Formerhaltung ausgeschnitten werden, wenige Millimeter von der sicht- oder tastbaren Tumorgrenze entfernt. Dabei muß unbedingt auf segmentale Operationstechnik, die sich am Aufbau der Brustdrüse aus Busenbirnen orientiert, geachtet werden. Dies ist eine technisch diffizile Operation. Die meisten Brustknoten-Operateure beherrschen sie nicht ausreichend.
Ergibt die Feingewebs-Untersuchung des entfernten Knotens die Diagnose »Krebsid«, bleibt es zunächst bei der Operation. Die ergänzende Krebsbehandlung muß aber stark intensiviert werden.

4. Weitergehende operative Maßnahmen, mehr oder weniger verstümmelnde Eingriffe kommen erst in Frage, wenn der Krebs trotzdem weiter fortschreitet. Von einer Ausräumung der Achsellymphknoten ist immer abzuraten. Diese sind eine wichtige Barriere. Fast immer wird bei der Ausräumung funktionsfähiges Lymphknotengewebe mit entfernt. Dies schadet mehr, als die Entfernung eines total verkrebsten Lymphknotens nutzen kann.

5. Eine vorsorgliche Atomsprühfeuer-Kanonade auf nicht eindeutig krebsig verändertes Gewebe ist grundsätzlich abzulehnen. Diskutabel bleibt allein eine punktförmige Bestrahlung eines stark krebsverdächtigen Knotens oder

auch der unmittelbaren Nachbarschaft nach Ausschneidung eines Krebsknotens.

Die mikroskopische Unterscheidung verschiedener Krebside ist nur von untergeordnetem Interesse. Auf keinen Fall rechtfertigen mikroskopische Einordnungen besonderer Art stärker verstümmelnde Operationen oder sonstige Maßnahmen.
Jeder operative Eingriff bei Raubtier-Krebs birgt folgende Gefahren:

1. Eine massive Aussaat von Krebszellen in die Umgebung und in die Ferne.

2. Eine Schwächung der allgemeinen körpereigenen Abwehr, insbesondere gegen Krebs.

3. Möglicherweise eine Schwächung der speziellen Krebsabwehr, ausgehend von krebshemmenden Wirkungen durch den Tumor selbst. Letzteres spielt zu verschiedenen Entwicklungszeiten möglicherweise eine verschieden große Rolle. Das Hineinoperieren in eine ungünstige Reifungsphase sollte sicherheitshalber als Verschlimmerungsfaktor in Rechnung gestellt werden.
Je weniger behutsam und je radikaler der Eingriff, umso größer die Operationsgefahren. Bei der Chronizität jeder Raubtier-Krebs-Erkrankung ist immer davon auszugehen, daß entweder bereits Absiedlungen vorhanden sind oder die Bereitschaft zu krebsiger Entwicklung auch ohne Metastasierung vorliegt. Diese Gefahr wird umso größer, je stärker der Organismus durch eine Operation geschwächt wird.

Wenn man den Raubtier-Krebs – allein unter Berücksichtigung seiner Wachstumsgeschwindigkeit an den einzelnen Krebsherden und den dadurch bedingten allgemeinen Störungen durch Vergiftung, Arbeitsausfall, Passagestörung etc – in 10 Schweregrade einteilt, so nimmt die Häufigkeit von Schweregrad zu Schweregrad ab. Am häufigsten ist der Schweregrad 1, am seltensten der Schweregrad 10. Bei den kleinsten Schweregraden hilft Vieles, bei den Größten wenig bis nichts.

2. Gebärmutterkrebs

Beispielhaft ist das Schicksal der Patientin ILSE GUNTER, die mit 46 Jahren am 27. August 1976 in der geburtshilflich-gynäkologischen Abteilung eines Großstadtkrankenhauses operiert wurde. Der Hausarzt hatte sie wegen zu starker Regelblutungen eingewiesen. Als Ursache dafür diagnostizierte man einen »*uterus myomatosus*«, also Muskelverknotungen der Gebärmutter. Bei der gynäkologischen Untersuchung war eine Vergrößerung getastet worden, etwa auf das doppelte der normalen Größe. »*Gut mannsfaustgroß*« heißt es später im Operationsbericht. Der Pathologe, der das Operationspräparat untersuchte, gibt ein Gewicht von 195 Gramm an, für die Gebärmutter samt den anhängenden Eierstöcken und Eileitern.

Die Patientin hatte vor der Operation längere Zeit synthetische Sexualhormone eingenommen. Einerseits war es das Präparat Primolut-Nor, ein Geschlechtshormon vom Typ des Gestagens. Es wird vor allem auch bei Amenorrhoe verordnet, also bei krankhaftem Ausbleiben der Menstruationsblutung. Weil es den Aufbau der Gebärmutterschleimhaut fördert. Schleimhautwucherungen und verstärkte Blutungen sind eine typische Folge von Überdosierung. Andererseits erhielt die Patientin das Präparat Gynaesan, ein Oestrogen-Präparat. Eine typische Nebenwirkung derartiger Oestrogene sind verstärkte Regelblutungen.

Man braucht sich also eigentlich nicht zu wundern, daß es bei der Patientin zu jener »*Hypermenorrhoe*« kam, die der praktische Arzt auf dem Einweisungsschein neben den Diagnosen »*uterus myomatosus*« und »*Neigung zu klimakterischen Blutungen*« vermerkte. Wundern kann man sich nur über den raschen Entschluß der Gynäkologen, deshalb gleich die Gebärmutter mitsamt den Eierstöcken herauszuschneiden. Mindestens hätte eine Ausschabungs-Operation vorausgehen müssen.

Die Entfernung einer auf etwa das Doppelte vergrößerten myomatösen Gebärmutter mit der Begründung »*Hypermenorrhoe*« ohne vorausgegangene Ausschabungs-Operation ist in aller Regel ein Kunstfehler, vor allem bei einer medikamentösen Vorge-

schichte wie bei Frau GUNTER. Nur dadurch kann man nämlich abklären, ob krankhafte Schleimhautwucherungen die Ursache der verstärkten Blutabgänge sind, oder ein durch die Myombildung gestörter Blutstillungsmechanismus. Falls Schleimhautwucherungen die Ursache sind, ist die Regelblutungsstörung mit der Ausschabung vielfach geheilt. Das gilt jedenfalls dann, wenn gleichzeitig auch die Hormonpräparate abgesetzt werden.
Bei ILSE GUNTER bestätigte der Pathologe, daß die Anzeigestellung zur Gebärmutterentfernung falsch war. Er fand nämlich bei der feingeweblichen Untersuchung eine *»hohe, teils polypöse Endometrium-Schleimhaut mit dezidual umgewandeltem Stroma...«* Dies sind derartige massive Schleimhautwucherungen, daß es zu verstärkten Menstruationsblutungen kommen muß. Das hat mit einem myomatösen Uterus nichts zu tun.
Am 27. August 1976 lag die 162 cm große, 62 kg schwere Patientin auf dem Operationstisch. Technische Schwierigkeiten waren bei dieser mittelgroßen und schlanken Patientin nicht zu erwarten. Trotzdem brauchte der zur Operation eingeteilte Assistenzarzt 75 Minuten, etwa doppelt so lange wie eine unkomplizierte Hysterektomie (= Herausnahme der Gebärmutter) dauern darf, gemessen an der Operationsdauer eines ausreichend geübten gynäkologischen Chirurgen.
Offensichtlich war der Assistenzarzt mit dieser gynäkologischen Routineoperation gründlich überfordert. Es muß wohl drunter und drüber gegangen sein. Anders ist jedenfalls nicht zu verstehen, daß nicht nur ein kleineres Bauchtuch im Operationsfeld zurückblieb, sondern ein Fremdkörper mit wahrlich gewaltigen Dimensionen und einem »Anhängsel«:
Auf den Zuschauerbänken des Gerichtssaales wurde es unruhig, als der Vorsitzende des Schöffengerichts bei der späteren Verhandlung das Corpus delicti demonstrativ in die Luft hob: Ein Mulltuch in der Flächengröße eines Scheuerlappens mit einem Eisenstück groß wie ein Gardinenring am Ende eines halbmeterlangen Bandes. Die genauen Maße stehen in der Gerichtsakte: *80 x 95 cm das Tuch, 55 cm lang das Leinenband und 3,5 cm im Durchmesser der Metallring*. Man muß es schwarz auf weiß lesen, um es glauben zu können, daß es tatsächlich so groß war. Mit einer größten Länge von 1,5 m, diagonal von einer Ecke zur anderen. Knapp ein halbes Bettuch war dem Frauenarzt bei einer relativ einfachen Unterleibsoperation im Bauch verlorengegangen, ohne daß es jemand gemerkt hatte.
Die Patientin starb nach einem knapp vierwöchigen Martyrium. Einige Kunstfehler kamen hinzu, bis bei der zu Operationsbeginn im großen und ganzen kerngesunden Frau schließlich das Herz für immer stehenblieb. Mindestens 12 Kunstfehler habe ich ausge-

rechnet, die alle irgendwie für den Tod mit verantwortlich waren.
Im einzelnen soll darauf hier nicht eingegangen werden.
Bemerkenswert ist jedoch, daß in dem »Bauchtuch-Prozeß« zunächst nur die instrumentierende Operationsschwester, nicht aber der Operateur angeklagt werden sollte. Die Schuld liege allein bei ihr, hieß es zunächst. Nur weil sie nicht aufgepaßt habe, beim Zählen der Bauchtücher schlampig gewesen sei, hätte das Unglück passieren können.
Tatsächlich trifft die Hauptschuld dieses wahrlich furchterregenden Ereignisses weder den zur Operation eingeteilten Assistenten, noch die instrumentierende Schwester. Hauptschuldiger ist nach meiner festen Überzeugung der Chefarzt der gynäkologischen Abteilung. Jener Arzt, der letztlich dafür verantwortlich ist, daß diese Frau ohne wirklich dringenden Grund auf den Operationstisch kam. Wahrscheinlich weil auf seiner Abteilung generell die Anzeigestellung zur Gebärmutter-Totalamputation zu großzügig gestellt wird.
Im übrigen auch deshalb, weil der Chefarzt einen zu wenig erfahrenen Assistenzarzt zu dieser Operation einteilte und weil er sich um die Kassenpatientin nicht so kümmerte, wie man es von ihm verlangen mußte. Schließlich liegt es für mich als Allgemeinchirurg mit größerer bauchchirurgischer Erfahrung näher, das unbemerkte Zurücklassen eines Bauchtuches eher auf einen grundsätzlichen organisatorischen Fehler als auf ein Verschulden der Operationsschwester zurückzuführen.
Der meines Erachtens Hauptschuldige wurde überhaupt nicht angeklagt.
Besonders zu kritisieren ist, daß nicht nur die Gebärmutter, sondern auch beide Eierstöcke mit entfernt wurden, obwohl der Operateur im Operationsbericht darauf hinweist: *»Die Adnexe* (= Eierstock und Eileiter) *sind beiderseits unauffällig«*. Aber für die Facharztanerkennung braucht man nicht nur Hysterektomien, sondern auch Totaloperationen!

Außer dem Blinddarm gibt es kein Organ, das eifrigen Operateuren häufiger zum Opfer fällt als die Gebärmutter der Frau. In aller Welt besteht ein geradezu hysterisches Jagdfieber der Gynäkologen auf dieses Organ, dessen Entfernung doppelsinnigerweise auch *Hyster*ektomie heißt. In Kalifornien soll bereits bei 60 % aller Frauen über 40 die Gebärmutter amputiert worden sein. Insgesamt wurden in den USA beispielsweise allein 1973 – lt. NEW ENGL. J. MED. *295* (1976), S. 264 – 690 000 Gebärmutteramputationen vor-

genommen. Für die Bundesrepublik gibt es keine entsprechenden Angaben. Aber aus wissenschaftlichen Veröffentlichungen ist zu entnehmen, daß die Zahl der Gebärmutteramputationen von Jahr zu Jahr größer wird. Einen indirekten Hinweis kann man aus der Operationshäufigkeit an gynäkologischen Abteilungen entnehmen. So stieg beispielsweise die Zahl der Operationen wegen gynäkologischer Erkrankungen – ohne Einrechnung geburtshilflicher Eingriffe – an einem Berliner Krankenhaus von 918 im Jahre 1970 auf 1764 im Jahre 1976, also um mehr als 80 %. Im Vergleich dazu nahm die Zahl der Operationen auf der Chirurgischen Abteilung des gleichen Krankenhauses von 2308 im Jahre 1970 auf 2640 im Jahre 1976 zu, also nur um knapp 15 %. An der Universitätsfrauenklinik Erlangen ist die Häufigkeit großer Operationen von 1965 bis 1976 von knapp 600 auf etwa 1300 angestiegen, also um knapp 60 %.
Die Amputationsfreudigkeit der Gynäkologen stützt sich auf die These, daß die Gebärmutter nur zum Kinderkriegen diene, im übrigen aber ein nicht nur nutzloses, sondern sogar gefahrbringendes Organ sei. Dabei wird die Gefahr der Entwicklung einer Krebskrankheit besonders herausgestellt.
Tatsächlich gibt es jedoch keinen Zweifel, daß die Gebärmutter für die volle Gesundheit einer Frau ein unentbehrliches Organ ist. Und zwar bis ins hohe Alter. Dies gilt im besonderen Maße für die Zeit der Geschlechtsreife, also vom Beginn bis zum Ende der Monatsblutung bzw. Menstruation. Hier kommt der Gebärmutter eine sehr wichtige Aufgabe als Ausscheidungsorgan zu. Das Menstruationsblut enthält nicht nur die abgestoßene Gebärmutterschleimhaut, sondern Schlacken- und Giftstoffe, die von anderen Ausscheidungsorganen wie Nieren, Darm, Schweißdrüsen etc. nicht oder nicht hinreichend abgegeben werden können.
Doch auch über die Zeit der Geschlechtsreife hinaus hat die Gebärmutter eine Gesundheitsfunktion. Dies muß man als biologisch denkender Arzt einfach unterstellen, solange das Gegenteil nicht bewiesen ist. Bislang wurde dieser Gegen-

beweis von niemandem erbracht. Die Tatsache, daß sich nach der Entfernung einer Gebärmutter keine lebensbedrohenden Ausfallserscheinungen einstellen, genügt jedenfalls dafür nicht. Sie hat sich auch schon bei anderen Organen als Trugschluß erwiesen. Ich erinnere hier nur an die erhöhte Sterblichkeit an Dickdarmkrebs nach Wurmfortsatz-Amputationen und an Magenkrebs nach Magenresektionen (= Teilausscheidungen) wegen chronischer Geschwürsleiden.

Die Gebärmutter (= Uterus) der erwachsenen Frau ist ein birnenförmiges Hohlorgan aus zwei Teilen. Das obere Stück enthält den Hauptteil, die Gebärmutterhöhle, die mit einer Schleimhaut ausgekleidet ist. Hier findet normalerweise das Rendezvous zwischen der Eizelle und den quirlig-geschwänzten Samenzellen statt. Nach der Befruchtung wird aus der Höhle die Brutstätte für das heranwachsende Kind. Der in der Aufsicht dreieckige Hohlraum bildet zusammen mit seiner Schleimhaut und dem zentimeterdicken Muskelmantel den Gebärmutterkörper.

An ihn schließt sich nach unten der schmalere und kürzere Gebärmutterhals (= Cervix bzw. Collum uteri) an. Diese Zervix enthält den Schleusenkanal zwischen Scheide (= Vagina) und Gebärmutterhöhle. Den Durchlaß reguliert die umgebende Muskulatur gemeinsam mit Schleimhautfalten und einem blasigen Schleimpfropf, dem Produkt der Zervix-Drüsen.

Der Halskanal ist etwa 25 mm, die Körperhöhle etwa 50 mm lang. Kanal und Höhle bestehen aus einer Schleimhaut stark unterschiedlicher Bauart. Die der Gebärmutterhöhle wird Endometrium genannt. Nur sie ist dem typischen 28-tägigen Auf- und Abbau unterworfen, der von den Keimdrüsen-Hormonen gesteuert wird.

Die Zervix-Drüsen unterliegen demgegenüber nur jenen ständigen Umbauprozessen, wie sie in allen Schleimhäuten und auch in der Haut ablaufen.

An der Zervix unterscheidet man die etwa 8 mm lange Scheidenportion (= Portio vaginalis) und das doppelt so lange

Stück darüber, den Zervix-Oberteil (= Portio supra-vaginalis). Die Bezeichnung Portio ohne Zusatz bedeutet Portio vaginalis.
Die Mündung des Zervixkanals in die Scheide heißt Muttermund. Sie ist vor der Geburt des ersten Kindes kreisrund, grübchenförmig. Bei der Geburt reißt der Muttermund meistens ein und sieht danach quergespalten oder sternförmig aus.
Die Schleimhaut der Portio ist anders aufgebaut als die des Zervix-Kanals. Sie besteht wie die der Vagina aus Platten- bzw. Pflaster-Epithel. Das sind abgeplattete Zellen. Ihre Hauptaufgabe ist es, eine derbe Schutzschicht zu bilden.
Demgegenüber sind die Zellen der Zervix-Schleimhaut relativ hoch, zylinderförmig. In diesen Zellen wird Schleim produziert.
Die Pflaster-Oberschicht der Portio sieht aus wie die der Vagina: blaßrosa, glatt, leicht speckig glänzend. Ganz anders ist das Aussehen der Zervix-Schleimhaut: Tiefrot, samtartig-körnelig, matt.
Die Grenze zwischen Pflasterhaut und Drüsen-Schleimhaut, also zwischen blaß und samtrot, liegt meistens tief im Muttermund. Man kann sie bei der Betrachtung der Portio gerade eben noch sehen. Nicht selten aber ist diese Grenze nach außen verschoben, ist der Muttermund umrandet von einem tiefroten Ring unterschiedlicher Breite, manchmal insgesamt pfenniggroß. Man nennt dies Ektopie (= Außenverlagerung) der Zervix-Schleimhaut. Üblich ist auch die irreführende Bezeichnung Erosio für Ektopie. Erosio nennt man nämlich sonst einen krankhaften Defekt in einer Haut- oder Schleimhaut-Oberschicht.
Völlig abwegig ist eine vorsorgliche Gebärmutteramputation zum Ausschluß einer Krebsgefahr. Das Risiko, an einem Gebärmutterkrebs zu sterben betrug im letzten Jahrfünft pro Jahr etwa 17 auf 100 000 Frauen. Dieses Risiko ist also für die einzelne Frau recht klein. Abgesehen davon spricht vieles dafür, daß sich der Krebs ein anderes Organ sucht, wenn die Gebärmutter fehlt. Denn die Krebskrank-

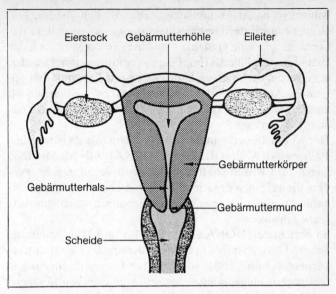

Abb. 8: Schematischer Querschnitt der Gebärmutter

heit ist kein örtliches Leiden, sondern eine Erkrankung des Gesamtorganismus, bei der das Faß eines Tages irgendwo überläuft. So ist beispielsweise festgestellt worden, daß Frauen mit Gebärmutteramputationen häufiger an Brustdrüsenkrebs erkranken als andere.

Besonders scharf zu verurteilen ist die Neigung vieler Gynäkologen, zusammen mit der Gebärmutter auch die Eierstöcke herauszunehmen. Man glaubte dies vor allem auch deshalb tun zu dürfen, weil es synthetische Eierstockshormone gibt. Diese wurden bei Ausfallserscheinungen dann großzügig verordnet. Dies hat sich aber inzwischen als eine böse Fehlkalkulation herausgestellt. Das Einnehmen synthetischer Geschlechtshormone über viele Jahre hinweg hat sich nämlich als eine Krebsgefahr ersten Ranges herausgestellt. Das Risiko eines Gebärmutterkörperkrebses wird dadurch um ein Vielfaches vergrößert. Dieser Verdacht lag eigentlich für jeden Arzt schon lange nahe, der sich über die Nebenwirkungen der Geschlechtshormone, insbesondere der Oestrogene, seine Gedanken machte. Schon kurz nach der Erfindung der Pille als Empfängnisverhütungsmittel wurden entsprechende Stimmen laut. Die ersten Berichte über gehäuftes Auftreten von Gebärmutterkrebs wurden jedoch von fast allen Gynäkologen bagatellisiert, zum Teil ins Lächerliche gezogen.

Der Verdacht verdichtete sich vor allem, als im November 1975 im NEW ENGLAND JOURNAL OF MEDICINE gleich drei wissenschaftliche Arbeiten veröffentlicht wurden, die auf einen Zusammenhang zwischen Oestrogen-Einnahme und dem Entstehen von Gebärmutterschleimhautkrebs hinwiesen.

So berichteten DONALD C. SMITH und Mitarbeiter aus Seattle/USA über 317 Frauen mit Krebs des Gebärmutterkörpers, die im Vergleich zu anderen Frauen dreimal so oft Oestrogene eingenommen hatten. Ähnliches veröffentlichten H. K. ZIEL und W. D. FINKLE aus Los Angeles. Sie stellten fest, *daß Frauen nach Oestrogengaben nicht nur dreimal öfter, sondern auch durchschnittlich 5 Jahre früher als unbehandelte Frauen einen Krebs der Gebärmutterschleimhaut bekamen.* Weitere schwerwiegende Verdachtsgründe lieferte eine wissenschaftliche Studie von THOMAS M. MACK und Mitarbeiter aus Los Angeles im Juni 1976. Sie wiesen den Zusammenhang zwischen Einnahme von Geschlechtshormonen und Gebärmutterkörperkrebs bei 56 von 63 Frauen mit Gebärmutterkörperkrebs nach. Sie errechneten, *daß sich durch die Einnahme von Oestrogenen das Risiko, einen derartigen Krebs zu bekommen, auf das 8-fache erhöht.*

Der Arzt SIDNEY WOLFE behauptete bei einem Hearing, das am 16. Dezember 1976 von der Amerikanischen Arzneimittel-Behörde Food and Drug Administration (FDA) veranstaltet wurde, *daß die Oestrogenbehandlung für etwa die Hälfte der 16 000 jährlichen Fälle von Gebärmutterkrebs verantwortlich wären, zumindest verantwortlich sein könnten.*

Er wies daraufhin, *daß in den USA jährlich 22 Millionen Oestrogen-Rezepte bei Beschwerden in den Wechseljahren ausgestellt würden, in 3/4 der Fälle unnötigerweise.*
Inzwischen gibt es weitere wissenschaftliche Veröffentlichungen über den Zusammenhang zwischen Gebärmutterkrebs und synthetischen Geschlechtshormonen. Danach kann es nach meiner Überzeugung keinen vernünftigen Zweifel mehr geben, daß jede Frau, die mehrere Jahre lang die Pille oder andere synthetische Geschlechtshormone einnimmt ihr Risiko, an Gebärmutterkrebs und auch an Brustdrüsenkrebs zu erkranken, gegenüber Frauen, die solche Medikamente vermeiden, um ein Mehrfaches vergrößert. Das ist kein Grund zur Krebspanik, sollte aber Anlaß genug sein, sich in dieser Beziehung künftig Zurückhaltung aufzuerlegen.
Die Nebenwirkungen von operativen Eierstocksentfernungen, Kastrationsoperationen also, sind nicht weniger ernst zu nehmen als die durch die ersatzweise Einnahme synthetischer Sexualhormone. Das gilt insbesondere für Auswirkungen auf das Herz. Man hat festgestellt, daß Frauen, deren Eierstöcke operativ entfernt wurden, sehr viel häufiger Herzinfarkt bekommen, als andere. 1976 berichteten die schwedischen Ärzte S. KULLANDER, L. SVANBERG und S. ASTEDT *»Über einige Spätfolgen beidseitiger Ovarektomie* (= Eierstocksentfernung) *bei jungen Frauen«* in der Zeitschrift TRIANGEL. Sie weisen daraufhin, *daß nicht nur eine gesteigerte Häufigkeit von Herzinfarkt, sondern auch von Schlaganfällen durch Gehirnblutung, von erhöhter Knochenbrüchigkeit durch Osteoporose* (= Poröswerden der Knochen) *und vor allem auch die Gefahr schwerer Depressionen besteht.* Die Ärzte errechneten, *daß sich etwa 10% aller nach Eierstocksentfernung verstorbenen Frauen ihrer Studie selbst das Leben genommen haben.*
Die wichtigsten Gebärmutteroperationen außerhalb der Schwangerschaft sind in Tabelle 5 zusammengestellt. Grundsätzlich sind zu unterscheiden: Ausschabungs-Operation, Korrektur-Operationen und Verstümmelnde Opera-

Tabelle 5:

Die wichtigsten Gebärmutteroperationen
(außerhalb der Schwangerschaft).

A. Ausschabungs-Operation (= Kürettage, Abrasio)
   Merke: Bei Blutungsstörungen oft segensreich, muß aber peinlich sauber und mit viel Fingerspitzengefühl gemacht werden. Anderenfalls besteht die Gefahr von Unfruchtbarkeit durch chronische Infektion und Schleimhautvernarbung.

B. Korrektur-Operationen:
   1. Aufhängung bei Gebärmutter-Senkung
      Merke: Öfters zweckmäßiger als die meist vorgeschlagene Gebärmutteramputation.
   2. Vorwärtsverlagerung bei Knick der Gebärmutter nach hinten (= Retroflexio)
      Merke: Meistens unnötig, da Knick nach hinten eine häufige, fast immer belanglose Haltungsabweichung.
   3. Erweiterung des Gebärmutterhals-Kanals
      Merke: Kleiner Eingriff mit oft großer Wirkung bei schmerzhafter Menstruation. Muß aber sehr behutsam gemacht werden, da sonst die Gefahr der Verschlimmerung durch narbige Verengung.

C. Verstümmelnde Operationen
   1. Kegelausschneidung am Muttermund (= Portio-Konisation)
      Merke: Methode der Wahl bei ausreichend begründetem Krebsverdacht. Aber dieser Eingriff wird insbesondere bei jungen Frauen viel zu häufig ausgeführt. Er kann zu Schwangerschafts- und Geburts-Komplikationen führen.
   2. Probeausschneidung (= PE) mit Messer oder Zange (Knips-Biopsie-Operation)
      Merke: Dieser Eingriff ist wegen der Gefahr einer Krebszellaussaat grundsätzlich abzulehnen.
   3. Gebärmutterkörper-Amputation (= supra-vaginale Uterus-Amputation)
      Merke: Obwohl diese nur teilweise Entfernung der Gebärmutter, bei der der Hals erhalten bleibt, von

vielen Gynäkologen abgelehnt wird, ist er manchmal besser als die Total-Amputation (= Hysterektomie). Der Verstümmelungsgrad ist auf jeden Fall geringer, die Gefahr von Orgasmusstörungen erheblich vermindert. Das Risiko eines Krebses im zurückgelassenen Gebärmutterhalsstumpf ist unbedeutend.

4. Gebärmutter-Totalamputation
   Mittels Bauchschnitt (= abdominale Hysterektomie) oder von der Scheide aus (= vaginale Hysterektomie)
   Merke: Bei Gebärmutterkrebs darf nur eine abdominale Hysterektomie gemacht werden. Bei der vaginalen Hysterektomie ist die Krebszellaussaat wegen des engen Zuganges (»Zitronenpress-Effekt«) erheblich größer.
5. Erweiterte Gebärmutter-Totalamputation (= Radikal-Operation) mit oberem Drittel der Scheide, Ausräumung der Parametrien (= des Binde- und Fettgewebes um die Gebärmutter herum) sowie Mitentfernung der benachbarten Lymphdrüsen
   a) mittels Bauchschnitt = Operation nach WERTHEIM
   b) von der Scheide aus = Operation nach SCHAUTA
   Merke: Die Radikal-Operation nach SCHAUTA ist wegen der Gefahr der Krebszellaussaat abzulehnen. Die Gefahren der Ausräumung der benachbarten Lymphknoten sind auch bei der WERTHEIMschen Operation größer als ihr Nutzen, da die Lymphknoten die wichtigste Barriere gegen die Krebsausbreitung bilden. Die größte Gefahr der Erweiterten Gebärmutter-Totalamputation ist die Überbelastung des krebskranken Gesamtorganismus durch die große Operation.

tionen, wobei letztlich jede auch teilweise Entfernung von Teilen der Gebärmutter als verstümmelnde Operation zu werten ist.

Eine der häufigsten Begründungen für eine Gebärmutter-Entfernung ist das Gebärmutter-Myom. So nennt man gutartige Muskelknoten, wie sie sich häufig im geschlechtsreifen Alter der Frau in Ein- oder Mehrzahl entwickeln. Meistens entstehen sie im 4. und 5. Lebensjahrzehnt.

Geschlechtshormone vom Typ des Oestrogens begünstigen nicht nur das Krebs-, sondern auch das Myom-Wachstum. Andererseits hört das Myomwachstum mit dem Nachlassen der Oestrogenproduktion auf. In den Wechseljahren bilden sich Myome meistens von selbst teilweise, manchmal auch ganz zurück.

Myome können ein Operationsgrund sein. Dies gilt insbesondere dann, wenn sie sehr groß werden und zu Verdrängungserscheinungen führen. Öfters sind Myome für lästige Menstruationsblutungen verantwortlich, weil sie die Zusammenziehungsfähigkeit der Gebärmuttermuskulatur beeinträchtigen können. Denn diese ist eine wichtige Voraussetzung für jegliche Blutstillung innerhalb der Gebärmutter. Es kann also gute Gründe geben, bei der Entdeckung von Gebärmutter-Myomen in Ein- oder Mehrzahl eine Hysterektomie zu machen. Aber die zufällige Feststellung eines Uterus-Myoms bei einer gynäkologischen Untersuchung ist für sich allein fast nie ein Grund zur Operation. Die weitaus meisten Gebärmutter-Myome machen keine Beschwerden. Selbst Vergrößerungen der Gebärmutter um das 3-4-fache sind vielfach ohne schädliche Auswirkungen. Je näher ihre Entdeckung bei den Wechseljahren liegt, umso mehr Grund besteht zum Abwarten. Denn – wie gesagt – in und nach den Wechseljahren bilden sich die Myome meistens von selbst zurück.

Immer wieder werden Frauen mit harmlosen Uterus-Myomen zur Operation mit der Begründung gedrängt, das Myom könne krebsig entarten. Gerade bei Myomen wird mit dem »Krebsgespenst« viel Mißbrauch getrieben. Tatsächlich gibt es in der wissenschaftlichen Literatur keinen stichhaltigen Beweis dafür, daß die Krebsgefahr bei Vorhandensein eines Myoms größer ist als ohne. Im Gegenteil, es spricht manches dafür, daß die Krebsgefährdung von Myom-Trägerinnen wesentlich geringer ist. Was bei einer unnötigen Myom-Operation passieren kann, beleuchtet die folgende Krankengeschichte:

Am 2. Oktober 1972 wurde in einem Kreiskrankenhaus bei Frau Heide Born eine »Total-Operation« gemacht. Man entfernte also die Gebärmutter mit ihren Anhängseln, den Eierstöcken und Eileitern auf beiden Seiten. Als Operationsgrund wurde angegeben: *Uterus myomatosus,* Muskelverknotungen in der Gebärmutter also. Die Patientin war 45 Jahre alt. Das angebliche Myom hatte man zufällig entdeckt. Die Patientin hatte weder Blutungsstörungen noch Schmerzen, noch sonst irgendetwas. Trotzdem rieten mehrere Frauenärzte zur Operation. Unter anderem wurde gesagt, das könne krebsig werden.

Man schnitt – wie erwähnt – in dem Kreiskrankenhaus nicht nur die Gebärmutter, sondern beide Eierstöcke gleich mit heraus. Das ist ein Eingriff, den man bei einer 47 Jahre alten Frau als einen schweren Kunstfehler, als eine unverantwortbare Verstümmelung bezeichnen muß.

Diese Operationserweiterung wird vielfach damit begründet, daß in den Eierstöcken eventuell ein Krebs entstehen könne. Das ist abwegig. Mit der gleichen Begründung könnte man vorschlagen, einen Menschen zu töten, damit er keinen Krebs bekommt. Die Eierstöcke sind für jede Frau bis zum Lebensende wichtige Organe. Auch wenn sie sich nach den Wechseljahren ihre Hormonproduktion stark vermindern, so hört sie doch meist niemals vollständig auf. Jedes Organ ist für die Gesundheit wichtig. Wer Organe unnötig herausoperiert, begeht eine unverantwortliche Verstümmelung.

Die 47 Jahre alte Frau war bis zu ihrer Operation kerngesund. Zu Frauenärzten ging sie nur vorsorgehalber. Was bei derartiger »Vorsorge« herauskommen kann, dafür ist diese schlimme Fallgeschichte ein deutliches Beispiel.

Lassen wir die Patientin am besten selbst erzählen. Die folgenden Auszüge stammen aus ihrem Brief vom 17. März 1980.

»Das Myom bereitete mir weder Schwierigkeiten, noch Schmerzen, es veränderte nicht einmal meinen Bauch. Ich war schlank, meine Menstruation kam auf die Minute pünktlich und alles war bei mir intakt.«

»Was nun vom 2.10.1972 an, dem Tag der Operation, alles auf mich zukam, war die reinste Hölle. Man vergaß bei dieser Operation in meiner Bauchhöhle eine 14 1/2 cm lange scharfkantige Pinzette. Meine Narbe verheilte nicht, meine Blutungen hörten nicht auf, trotz Totaloperation. Ich hatte grauenhafte Zustände, hohes Fieber, gräßliche Schmerzen. Ich konnte nicht mehr durchatmen, wurde oft ohnmächtig, mir war dauernd schrecklich übel. Diese Zustände fesselten mich total ans Bett.«
»Ich schrie oft vor Schmerzen, kein Tag verging ohne Tränen. Es war grauenvoll. Als ich nach der Operation am 2.10.1972 aus der Narkose erwachte, sagte ich zu der mich betreuenden Schwester HILDEGARD, ob man in meinem Bauch nichts vergessen hätte. Sie beruhigte mich und versuchte meine entsetzlichen Gedanken zu zerstreuen. Dann bekam ich eine Beruhigungsspritze«.
»Immer wieder versicherte man mir, das ginge vorbei, das wären postoperative Erscheinungen und sofort. Es wurde auch daheim nicht besser. Mein Bauch war riesig aufgedunsen, Gesicht und Hände total verschwollen und immer wieder traten die bereits geschilderten Symptome auf. Schmerzgequält, mit letzter Kraft, mit schmerzstillenden Mitteln vollgedopt, brachte mich mein Mann nach dieser Operation alle zwei bis drei Wochen zu Herrn Dr. E. in die Praxis zur Nachuntersuchung«.
Der Brief fährt fort: »Dies ging so ein Jahr lang. Der Arzt behandelte mich auf Kreislauf-Insuffizienz, Harnweginfekt und klimakterische Störungen sowie auf Verdacht auf Adhäsion (= Verwachsung). Immer wieder betonte ich, meine Leibschmerzen linksseitig zur Bauchmitte zu seien für mich unerträglich. Die Heftigkeit und Dauer der Schmerzen, sowie die Entstellung meines Leibes, der Hände und des Gesichtes berührten ihn wohl nicht. Denn sonst wäre er doch meinen Klagen auf den Grund gegangen. Ein Jahr lang bekam ich die gleiche Antwort: »Dort ist nichts, dort kann nichts sein«.
»Ich fieberte weiter, mein rechter Arm war mittlerweile bis zum Ellenbogen gelähmt und das wochenlang. Dreimal trat diese Lähmung in diesem Leidensjahr auf. Langsam bereitete ich mich auf das Sterben vor. Denn mein Leben war unter diesen grauenhaften Umständen nicht mehr lebenswert. Ich wartete auf die Erlösung. An einem Montag im Januar 1973 rief mein Mann bei Dr. E. an. Er kam erst am Donnerstag und verschrieb mir sehr starke Antibiotika. Daß ich diesen Wahnsinn durchgehalten habe und noch lebe, ist mir ein Rätsel. Wie ich aber lebe und was ich noch heute alles durchstehen muß, nachdem die Pinzette entfernt wurde, läßt mich langsam jegliche Hoffnung auf Gesundheit aufgeben.«
»Herr Dr. E. wies mich, wenn ich zur Behandlung kam und über diese unerträglichen Schmerzen klagte, mit den Worten »sind Sie

nicht so zimperlich, das ist alles normal postoperativ« und später als hysterisch zurecht«.

»Am 13.9.1973 war ich am Ende. Ich bat Herrn Dr. E. als letzte Hoffnung um Durchleuchtung meines entsetzlich aufgeschwemmten schmerzenden Leibes. Er befolgte meine Bitte mit den Worten: »Zu Ihrer Beruhigung schicke ich Sie zu Herrn Dr. R. Sie werden sehen, daß nichts drin ist«...

»Da stellte sich heraus, daß ich in der Bauchhöhle ein Jahr lang diese scharfkantige 14 1/2 cm lange Pinzette hatte. In meiner Ratlosigkeit und totalen Verwirrung dieses für mich so entsetzlichen Geschehens brachte mich mein Mann wieder zu Dr. E. Durch einen neuen Schnitt im Bauch entfernte er die Pinzette noch am gleichen Tag – 19.9.1973 –.«

»Am 20.9.1973, ich war noch von der Narkose ganz benommen, auch nicht in der Lage zu sprechen, da kam Herr Dr. E. zu mir ins Zimmer und machte mir eine ungeheure Unterstellung. Er sagte zur mir: »Ja sagen Sie, wann haben Sie denn die Pinzette geschluckt? Das machen ja sonst nur Schwerverbrecher!«

»Er redete auf mich ein: Ich hätte mir demzufolge die Pinzette selbst beigebracht. Denn er hätte die Pinzette aus dem Darm herausoperiert. Die OP-Schwester BENEDIKTA bestätigte mir, Herr Dr. E. hätte meinen Darm genäht. Sie hätte es gesehen. Daß er die Pinzette aber aus dem Darm geholt hat, das sah sie nicht.«

»Nach diesem teuflischen Plan des Herrn Dr. E. und meinem entsetzlichen Martyrium vom 2.10.1972 bis 19.9.1973 reichte ich die Klage gegen ihn ein. Dr. E. verzögerte den langen Prozeß damit, daß er die Röntgen-Aufnahmen mit Ausflüchten, sie seien verlegt, sie seien verloren gegangen usw. nicht zur Verfügung stellen wollte. Dem Gericht gelang es dann doch, in den Besitz der Röntgen-Aufnahmen zu kommen. Die Gutachter bestätigten übereinstimmend nach Einsicht in die 3 Aufnahmen, daß die Pinzette in der Bauchhöhle war und nicht im Darm...«.

»Seit der ersten Operation am 2.10.1972 habe ich ein ewiges Rauschen im Kopf, das mich stark verunsichert. Meine Hände sind nach wie vor aufgedunsen, so auch mein Leib. Ich habe häufig Fußverkrampfungen und von den reichlichen Aufregungen hat sich zu allem Überfluß auch noch ein Gallenstein gebildet... Ich habe kein Durchhaltevermögen mehr und bin kein verläßlicher Partner, vergesse alles. Ich versuche, mich nicht gehen zu lassen. Aber die immer noch vorhandenen Leibschmerzen, mein schlechter Nervenzustand, die Armschwäche des rechten Armes, die Fußverkrampfungen lassen mich einfach nicht mehr zur Ruhe kommen...«

»Ich konsultierte verschiedene Ärzte, keiner will mit dieser Sache zu tun haben.«

Daß bei Gebärmutteroperationen Fremdkörper im Bauch zurückbleiben ist keineswegs ungewöhnlich. Fast scheint es so, daß dieses Unglück den Gynäkologen mit Abstand am häufigsten passiert, wesentlich häufiger als Bauchchirurgen, obwohl diese mit weit schwierigeren Situationen im Bauch fertig werden müssen.

Hauptgrund für die Anzeigestellung zu einer verstümmelnden Gebärmutteroperation (s. Tab. 5) ist der Mißbrauch des Krankheitsbegriffes Krebs. Dieser Mißbrauch geht so weit, daß es nach meiner Überzeugung besser wäre, auf jegliche operative Krebsbehandlung zu verzichten , als weiterhin so zu verfahren, wie es zur Zeit fast allgemein üblich ist. Dies schreibe ich trotz meiner Überzeugung, daß eine richtig durchgeführte Operation bei Krebs in geeigneten Fällen die beste Heilhilfsmöglichkeit überhaupt sein kann. Trotz aller Skepsis gegenüber der weithin als Allheilmittel gepriesenen Krebsoperation habe ich mir diese Überzeugung mit vielerlei Einschränkungen bewahrt. Wenn man mich allerdings fragt, ob ich ganz sicher zu sein glaube, daß Operationen bei Krebs – abgesehen von Notoperationen bei Krebskomplikationen – gut sind, also bei einer Besserung oder gar Heilung des Krebsleidens wesentlich mithelfen, so muß ich mit den Achseln zucken. So unsicher ist das im großen und ganzen gesehen, war wir über den Krebs einerseits und all das andererseits wissen, was bei und durch eine Krebsoperation geschieht.

Das Zeitalter der Gebärmutterkrebs-Radikaloperationen begann 1898 in Wien. Damals entwickelte der Gynäkologe WERTHEIM in seiner Klinik jene Operation, die seither *Radikaloperation nach WERTHEIM* genannt wird. Bei Gebärmutterkrebs entfernte er nicht nur den Uterus, sondern zusätzlich das obere Drittel der Scheide, räumte das Binde- und Fettgewebe neben der Gebärmutter gründlich aus und nahm auch alle Lymphknoten in der Nachbarschaft mit fort. Dies alles geschah von einem Bauchschnitt aus, welcher die Möglichkeit eines relativ großen Zuganges und einer relativ guten Übersicht bietet. Im Gegensatz zu jener später von

SCHAUTA ausgearbeiteten vaginalen Radikal-Operation, bei der diese ausgiebige Krebsoperation auf dem relativ engen Weg über die Scheide gemacht wird.
Der WERTHEIM-Schüler und -Nachfolger W. WEIBEL errechnte gut 30 Jahre nach Beginn des Wettkampfes zwischen WERTHEIMscher und SCHAUTAscher Radikaloperation, daß »*die Resultate ungefähr von gleichem Erfolg begleitet waren*«. Dies hätte eigentlich Grund genug sein müssen, an der Verbesserungsmöglichkeit der Operationsergebnisse durch größere Radikalität zu zweifeln und künftig weniger radikal zu operieren. Denn die Operation nach SCHAUTA mußte bei dem weit schmaleren Zugangsweg zwangsläufig viel weniger radikal bleiben.
Bemerkenswert ist auch die von WEIBEL 1928 vorgelegte große Bilanz über 1500 Radikal-Operationen nach WERTHEIM. Dabei erwiesen sich von den grundsätzlich mitentfernten benachbarten Lymphknoten nur »*313 als krebsig erkrankt*«. Bei fast 80% der Patienten wurden also nicht-krebsige Lymphknoten entfernt, die wichtigsten Bollwerke in der örtlichen Abriegelung eines Krebsherdes!
Die Radikal-Operationen nach WERTHEIM und SCHAUTA gelten noch heute als die beste Krebs-Therapie, jedenfalls solange der Gebärmutterkrebs nicht zu weit fortgeschritten ist und damit überhaupt als inoperabel gilt. Dabei ist allerdings zu vermerken, daß die Operation von der Scheide aus (nach SCHAUTA), bei der eigentlich jedem Krebs-Chirurgen schwindlig werden muß, wenn er über die Folgen des »Zitronenpress-Effektes« nachdenkt, inzwischen von vielen Gynäkologen als unzweckmäßig abgelehnt wird.
In der ersten Hälfte der nunmehr seit rund 80 Jahren eingeführten Radikal-Operation-Strategie bei Gebärmutterkrebs gründete sich die Krebsdiagnose auf eine kombinierte Bewertung des makroskopischen und mikroskopischen Gesamtbefundes. Dabei gab den Ausschlag auch damals schon das mikroskopische Bild. Aber es wurde niemals für sich allein gewertet. So darf man für die Zeit bis etwa zum Ende

des 2. Weltkrieges sagen: Das, was damals als Krebs eingestuft wurde, war in aller Regel auch eine bösartige Erkrankung, ein »Raubtierkrebs« also, wenn auch mit unterschiedlichen Bösartigkeitsgraden.

Das änderte sich mit der Entdeckung und Einführung von zwei Untersuchungsmethoden, die seither in Gynäkologenkreisen als nahezu größte Errungenschaften der Frauenheilkunde überhaupt gepriesen werden: Der Kolposkopie und dem PAP-Test.

Unter Kolposkopie versteht man die Betrachtung der Scheide (kolpos = griech. Scheide) und insbesondere ihres oberen Teiles, des in die Scheide hineinragenden Stückes vom Gebärmutterhals, genannt Portio, mit einer röhrenförmigen Vergrößerungslupe. Im Kolposkop besichtigt man die Portio bei 10 – 20facher Vergrößerung. Die Kolposkopie wurde von dem Gynäkologen HANS HINSELMANN im Jahre 1925 entwickelt, setzte sich aber erst nach dem 2. Weltkrieg in den gynäkologischen Praxen und Kliniken als Standarduntersuchungsmethode mehr und mehr durch.

In einer kürzlich erschienenen Veröffentlichung schreibt der Gynäkologe H. BAUER (Med. Welt 1978, S. 1713 ff.): *»Die...Kolposkopie ist eine hervorragende optische diagnostische Methode und hat 2 Hauptaufgaben zu erfüllen: 1. Frühdiagnose der Vor- und Frühstadien des Zervixkarzinoms. 2. Diagnose der gutartigen Veränderungen an Zervix, Vagina und Vulva... Es gibt...überhaupt keinen Zweifel: Eine optimale gynäkologische Untersuchung muß mit beiden Methoden, Kolposkopie und Zytologie durchgeführt werden«.* Ähnlich äußern sich H. CRAMER und G. OHLY in ihrem Buch *»Die Kolposkopie in der Praxis«* (THIEME-Verlag Stuttgart 1975): *»Beide zusammen«* – Kolposkopie und Zytologie – *»führen bei der Krebsfrüherkennung an der Zervix zu einer hervorragenden, verglichen mit der Krebsdiagnostik an deren Organen einmaligen Treffsicherheit«.*

Der PAP-Test ist eine Erfindung des griechisch-amerikanischen Arztes PAPANICOLAOU. Er veröffentlichte 1941 gemeinsam mit TRAUT seine Methode der Zyto-Diagnostik, also der Diagnosestellung aus der mikroskopischen Betrachtung von Zellen, die von der Oberfläche der Portio und des Scheidengewölbes durch Abstrich gewonnen worden waren. PAPANICOLAOU gab eine bestimmten Färbetechnik an, mit der man die Zellveränderungen besonders gut erkennen kann. Er legte den Grundstein für die heute meist gebräuchliche Einteilung der Zellformen und Zellformabweichungen in 5 Grade bzw. Gruppen. PAP I – II gelten hinsichtlich Krebs als »*unverdächtig*«, PAP III als »*zweifelhaft verdächtig*« und PAP IV und V als »*verdächtig*«.

Die Einschätzung der Kolposkopie und Zytologie, also des PAP-Testes, als diagnostische Großtaten ist zwar – wie erwähnt – in Gynäkologenkreisen stark verbreitet, aber keineswegs einhellig. Der britische Gynäkologe WAY hat bereits 1960 in einer Gynäkologenzeitschrift geschrieben: Die Kolposkopie – mit ihrem Anspruch, einen Gebärmutterhals-Krebs aufspüren zu können – sei »*der größte gynäkologische Schwindel dieses und auch jeden anderen Jahrhunderts*«.

Zu dem PAP-Test schreiben die Krebsärzte M.L. KOTHARI und L. A. MEHTA in ihrem Buch »*Ist Krebs eine Krankheit?*« (ROWOHLT-Verlag 1979): »*Die Gebärmutter-Zytologie wurde von GEORGE PAPANICOLAOU begründet, und die dabei benutzte Technik wird als PAP-Abstrich bezeichnet – eine blühende Industrie für sich... Die Unzuverlässigkeit des PAP-Abstrichs mag man daraus ablesen, daß das Vorkommen von angeblicher Bösartigkeit bei den gleichen Abstrichgraden von 33% bis zu 100% und von 5% bis zu 60% reichte*«.

Der bereits zitierte Gynäkologe H. BAUER schreibt 1978: »*In letzter Zeit sind aus großen zytologischen Laboratorien eine Reihe von Veröffentlichungen über eine recht hohe falsch-negative Quote des zytologischen Abstriches nach PAPANICOLAOU erschienen... RYLANDER hat in einer sehr umfangreichen schwedischen Studie eine Versager-Quote des zytologischen Abstriches für das Zervix-Karzinom von 36% festgestellt*«.

An anderer Stelle schreiben KOTHARI und MEHTA:
»*Obwohl der PAP-Abstrich heute nur zweifelhafte Dienste bei der Diagnose und Verhütung von Gebärmutterhals-Krebs leistet, blüht die PAP-Industrie. Die Terminologie* (= Namensgebung) *der Gebärmutter-Spezialisten ist – gelinde gesagt – unbedacht. Obwohl bei einer Serie von Untersuchungspersonen kein einziger eindeutiger Krebs gefunden wurde, lautete der Titel des betreffenden Aufsatzes »Positive Abstrichbefunde bei Teenager-Mädchen« und folgende Ermahnungen wurden ausgesprochen: »Die Darstellung der Untersuchungsresultate von 77 Mädchen, die weniger als 20 Jahre alt waren, als bei ihnen zum erstenmal der Krebsabstrich einen positiven Befund zeigte, sollte die Überzeugung unterstützen, daß man für die Anwendung dieser Krebsuntersuchungsmethode keine Altersgrenze festsetzen kann: Wenn ein Mädchen alt genug ist, um ihre Scheide untersuchen zu lassen, dann ist sie auch alt genug für eine zytologische Untersuchung der Gebärmutter«.*

Insgesamt gesehen haben Kolposkopie und PAP-Test – so nützlich beide auch gelegentlich in Einzelfällen sein mögen – großes Unheil über unzählige Menschen gebracht. Sie sind verantwortlich für eine ungeheure Zahl von Krebs-Fehldiagnosen und dadurch verursachte unnötige Ängste, Quälereien, Verstümmelungen sowie Schädigungen mit tödlichem Ausgang.

Für die Zytologie gilt noch mehr wie für die Histologie: daß nämlich aus dem mikrokopischen Bild heraus eine zuverlässige Unterscheidung zwischen einem Haustier- und einem Raubtier-Krebs nicht zu treffen ist. Den Haustier-Krebs gibt es auch an der Gebärmutter. Hier wird er von den Mikroskop-Ärzten »*Oberflächen-Karzinom*«, »*Carcinoma in situ*« (= ortsfester Krebs) und »*Mikro-Karzinom*« (= Miniatur-Krebs) genannt.

Auch dazu KOTHARI und MEHTA: »*Die histo-pathologischen Beschreibungen, des Carcinoma in situ beim Gebärmutterhals sind so zahlreich, wie die Publikationen darüber. SIEGLER verschickte die histologischen Proben von Gebär-*

mutterhals-Vorkrebs an 33 verschiedene Pathologen und ihre Deutungen offenbarten »bestürzende« Abweichungen und Uneinigkeiten in den grundlegenden Einschätzungen«.

Beim Gebärmutterkrebs unterscheidet man streng zwischen dem Krebs des Halses und des Körpers. Von der Krebs-Musterung, genannt »*Vorsorge*«, wird nur der Hals- bzw. Zervix-Krebs erfaßt.

Dieser Zervix-Krebs bietet besonders günstige Voraussetzungen für das, was in der Medizin Krebs-Frühentdeckung genannt wird. Tatsächlich kommt jede Frühentdeckung, bezogen auf die vieljährige Entwicklungsdauer bei jedem Krebs, sehr spät.

Weil die Portio der Zervix auf einfache Weise durch Besichtigung und Betastung beobachtet sowie durch Abstriche kontrolliert werden kann, wurde sie schon frühzeitig als Modell für Krebs-Studien benutzt. So ist es kein Zufall, daß ausgerechnet an diesem Organteil GEORGE PAPANICOLAOU seine Zyto-Diagnostik entwickelte.

Um Zellmaterial zu gewinnen benutzt man Watteträger, Holzspatel und Platin-Ösen. Jeweils wird sowohl eine Probe von Portiooberfläche als auch aus dem Halskanal entnommen. Die Proben werden getrennt auf Objektträgern ausgestrichen und dann, in ganz bestimmter Weise für die mikroskopische Untersuchung vorbereitet, präpariert.

Das ganze Untersuchungsverfahren ist, so einfach es imponiert, im Grunde sehr kompliziert und äußerst störungsanfällig. Bereits die Entnahme des Zellmaterials nach den Vorschriften von PAPANICOLAOU erfordert sehr viel Übung und macht erhebliche Probleme. Sie darf einerseits nicht zu zaghaft vorgenommen werden, damit überhaupt genügend Zellmaterial gefördert wird. Andererseits gibt es leicht Fehlurteile, wenn man zu tief schabt oder kratzt. Alles in allem besteht für falsche Entnahmen der Proben und Fehlbeurteilungen ein sehr breiter Spielraum.

So wundert es nicht, daß inzwischen in aller Welt ein riesiges Schrifttum über Technik und Auswertung des Testes entstanden ist. Da wimmelt es von Vorschlägen verschiedenster

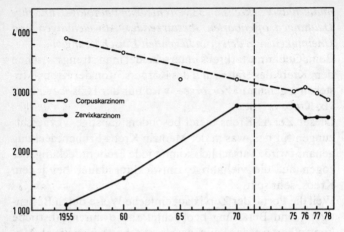

Abb. 9: Sterblichkeit an Gebärmutterkrebs. Während die Sterblichkeit an Gebärmutterkörperkrebs (Corpuskarzinom) seit 1955 stetig abgenommen hat, sind die Todesfälle durch Gebärmutterhalskrebs (Cervixkarzinom) im gleichen Zeitraum stark angestiegen. Von der Vorsorgeuntersuchung wird allein das Cervixkarzinom erfaßt

Art, sowohl für Färbemethoden wie für die Einordnung der Zellbilder. Wenn man sich in die Sache gründlich vertieft, entsteht bald der Eindruck: trotz wohlklingender Begriffe ein heilloses Durcheinander. So wundert es dann nicht mehr, daß es wirklich einheitliche Beurteilungsmaßstäbe nicht gibt, nicht geben kann. Der Phantasie der Mikroskop-Mediziner sind fast keine Grenzen gesetzt. Was für den einen eine leichte Dysplasie ist, wertet ein anderer als schwere. Und umgekehrt.

Auf diesen PAP-Test also gründet sich vor allem die Musterung auf Gebärmutterkrebs, insbesondere auch die Diagnose einer Präkanzerose, eines Krebs-Vorstadiums bzw. eines »Vorkrebses«. Für diesen Vorkrebs findet man in der Literatur die unterschiedlichsten Bezeichnungen: »*Noch kein Krebs*«, »*kein echter Krebs*«, »*Carcinoma in situ*« (= ortsständiger Krebs), »*präinvasives Karzinom*« (= nicht fort-

schreitender Krebs), »*Oberflächenkarzinom*«, »*Krebs Gruppe 0*«, »*gesteigertes atypisches Epithel*«, »*schwere Dysplasie*«.
Die Qualität des PAP-Testes als Untersuchungsmethode wird in den gynäkologischen Lehrbüchern allerdings hochgelobt: »*Es resultieren dann typische Bilder, die sich fast mit absoluter Sicherheit von den gutartigen Epithelabweichungen abgrenzen lassen*«. So steht es im weit verbreiteten Lehrbuch »*Gynäkologie und Geburtshilfe*« von H. SCHMIDT-MATTHIESEN und Mitarbeitern (SCHATTAUER-Verlag Suttgart 1976). Auf wie schwankendem Boden aber diese »*absolute Sicherheit*« steht, ergibt sich dann bereits aus den für die Eingruppierung vorgesehenen Vokabeln: *Unverdächtig* (Gruppe I und II), *Zweifelhaft verdächtig* (Gruppe III) und *Verdächtig* (Gruppe IV und V). Über einen Vorkrebs- oder Krebs-*Verdacht* kommt man also nie hinaus. Diese Diagnose bleibt auf jeden Fall dann der Histo-Diagnostik, also der mikroskopischen Untersuchung von Schnittbildern, vorbehalten. Daß es auch mit dieser Histo-Diagnostik nicht möglich ist, einen (gutartigen) Haustierkrebs von einem (wirklich bösartigen) Raubtierkrebs zu unterscheiden, wäre hier noch zu ergänzen.
Die entscheidende Unsicherheit im PAP-Test liegt darin, daß es einerseits nie möglich ist, damit eine zuverlässige Krebsdiagnose zu stellen und sich andererseits Dysplasien der verschiedensten Schweregrade von selbst vollständig zurückbilden können. Deshalb sind sämtliche Veröffentlichungen über angebliche Heilungen von Krebs oder Vorkrebs am Gebärmutterhals, die sich auf den PAP-Test stützen, höchst fragwürdig. Gleiches gilt auch für ergänzende histologische Untersuchungen mit der Verwendung der oben angeführten Vorkrebs-Bezeichnungen oder auch des Begriffes »*Mikro-Karzinom*«.
Der Gebärmutterhals-Krebs ist das Paradepferd der Propagandisten für Massenmusterungen auf Krebs. Es wird behauptet, daß die im letzten Jahrzehnt tatsächlich zu beobachtende Abnahme des Gebärmutterkrebses auf die Ein-

führung von sogenannten Früherkennungs-Untersuchungen und dadurch bewirkten Früh-Radikal-Operationen etc. zurückzuführen sei. In Wirklichkeit liegt hier ein schwerer Trugschluß vor. Es drängt sich sogar der Verdacht auf, daß hier eine bewußte Irreführung getrieben wird.

Tatsächlich wurde nämlich inzwischen von vielen Untersuchern festgestellt, daß die weltweite Abnahme des Gebärmutterkrebses in keinem Zusammenhang mit irgendwelchen Krebsmusterungen steht. Sie ist in den Ländern ohne sogenannte Vorsorgeprogramme im gleichen Maße zu beobachten, wie in anderen. Die Ursachen für diesen Rückgang in der Gebärmutterkrebs-Sterblichkeit sind unbekannt. Dies mag mit einer Verbesserung der Sexual-Hygiene in Verbindung stehen, jedenfalls was den Gebärmutter-*hals*-Krebs anbetrifft. Hier kann inzwischen als gesichert gelten, daß mangelhafte Vaginal-Hygiene die Krebsentwicklung fördert. Darauf führt man zurück, daß der Zervix-Krebs bei den sozial schwächeren Bevölkerungsgruppen stärker verbreitet ist. Dies im Gegensatz zum Gebärmutterkörper-Krebs und zum Brustdrüsenkrebs beispielsweise, wo die Verhältnisse eher umgekehrt liegen.

Insgesamt gesehen hat die Abnahme der Gebärmutterkrebs-Sterblichkeit nicht etwa dazu geführt, daß dadurch die Gesamtsterblichkeit an Krebs entsprechend geringer geworden ist. Im Gegenteil ist der Trend hier weltweit ansteigend. Deshalb liegt die Annahme nahe, daß sich der Krebs aus irgendwelchen nicht genau feststellbaren Gründen inzwischen für seine örtliche Niederlassung andere Organe aussucht als früher. Bei den Frauen ist er vor allem von der Gebärmutter auf die Brustdrüse und den Dickdarm ausgewichen.

Sicher spielt für die Abnahme der Sterblichkeit an Gebärmutterkrebs auch die Tatsache eine Rolle, daß die Hysterektomie weltweit zu einer Modeoperation geworden ist. Nehmen wir an, die Zunahme der Gebärmutteramputationen betrüge, bezogen auf alle Frauen im »Vorsorgealter«, nur 10 % – wahrscheinlich liegt sie wesentlich höher – , so bedingt das automatisch eine Abnahme der Gebärmutterkrebssterblichkeit um ebenfalls 10 %. Denn in einem amputierten Organ kann sich natürlich kein Krebs entwickeln.

Den schwerwiegendsten Einwand gegen die behauptete Nützlichkeit von Massenmusterungen bei Zervix-Krebs muß man aber in folgendem sehen: Die Sterblichkeit durch Gebärmutter-Körperkrebs hat stärker abgenommen, als die durch den Zervix-Krebs. Der Körperkrebs wird aber – wie erwähnt – durch sogenannte Krebsvorsorgeuntersuchungen nicht erfaßt.

Aus dem »*Krebsatlas der Bundesrepublik Deutschland*« (SPRINGER-Verlag Berlin 1979) geht hervor, daß bezogen auf 100 000 Einwohner die Sterblichkeit an Gebärmutter*hals*-Krebs in den Vergleichsjahren 1955, 1965 und 1975 von 4,3 über 7,5 auf 8,4 angestiegen ist. Für die jüngeren Frauen – in der Altersgruppe 35–64 Jahre – betrug die Sterblichkeit an Gebärmutterhals-Krebs 1955 auf 100 000 Einwohner 7,4, 1965 13,0 und 1975 ebenfalls 13,0. Sie ist also in den letzten 10 Jahren trotz größter Aktivitäten zumindest nicht kleiner geworden. Für ältere Frauen, ab 65. Lebensjahr, nahm die Sterblichkeit immer mehr zu: 1955 8,0, 1965 15,5 und 1975 22,1 auf 100 000.

Dem gleichen Krebsatlas ist zu entnehmen, daß die Sterblichkeit in der Bundesrepublik an Gebärmutter*körper*-Krebs eindeutig rückläufig war. Bezogen auf 100 000 Einwohner betrugen die Sterblichkeitsraten hier 1955 20,8, 1965 19,5 und 1975 16,9.

Man sollte endlich damit aufhören, mit falschen Zahlen zu operieren, um die Beteiligung an den Krebs-Massenmusterungen zu steigern. So einleuchtend es scheint, daß damit Krebs in einem früheren Stadium diagnostiziert werden kann und dadurch die Behandlungsresultate besser werden, so wenig ist diese Theorie bis heute bewiesen.

Der Gynäkologe Prof. Dr. G. KINDERMANN aus der von Prof. Dr. KARL-GÜNTHER OBER geleiteten Universitätsfrauenklinik Erlangen hat sich 1979 in der Zeitschrift »*Geburtshilfe und Frauenheilkunde*« unter dem Titel

»Krebsfrüherkennung und operative Gynäkologie« kritisch mit der Problematik auseinandergesetzt. Diese bemerkenswerte Veröffentlichung ist ein hoffnungsvoller Lichtblick am Horizont der Frauenheilkunde. Es scheint mir unbedingt notwendig, daraus ausführlicher zu zitieren, um unseren Frauen eine bessere Entscheidungsmöglichkeit zu geben, wenn sie vor die Frage gestellt sind: *Gebärmutter-Operation – ja oder nein?* Und auch vor die fast noch wichtigere Frage: *Soll ich zur Krebsmusterung gehen oder nicht?*

Zur Problematik der Gebärmutterhals-Krebsmusterung schreibt Prof. KINDERMANN: *»Zweifel sind in der letzten Zeit aber aufgekommen, ob wir so wie wir »Krebsvorsorge« praktizieren, sinnvoll und ökonomisch im Hinblick auf die Entdeckung des Zervix-Neoplasma vorgehen«.*

»Nach den Unterlagen der WHO (Weltgesundheits-Organisation) *... sind in den meisten westlichen Ländern die Sterbeziffern an Gebärmutterhals-Krebs deutlich zurückgegangen.... Aus Ländern aber, die mit der Tumorregistrierung weiter sind«*, als die Bundesrepublik – *»wissen wir, daß die Mortalität des Zervix-Karzinoms schon seit den 50er Jahren absinkt, unter anderem USA, Kanada, Neuseeland, Norwegen, Schweden. Diese Entwicklung begann also schon lange vor der Einführung von Krebsfrüherkennungsprogrammen. Sie muß andere Ursachen haben. Vor zu enthusiastischen Wertungen von »Erfolgen« unserer Vorsorgeuntersuchungen haben deshalb zahlreiche kritische Stimmen seit Jahren gewarnt: Der Anteil der Vorsorgeuntersuchung an der Senkung von Häufigkeit und Sterblichkeit des Zervix-Krebses sei nicht genau definierbar. Er sei schon gar nicht beweisbar und sollte auf keinen Fall überschätzt werden. Andere Faktoren (verbesserte Sexual-Hygiene, höheres Gesundheitsbewußtsein, frühere Beachtung von Symptomen....) dürften entscheidende Rollen spielen, daß die Frauen weniger oft erkranken und/oder früher mit ihrer Krankheit zum Arzt kommen.*

MEIGS und Mitarbeiter haben 1976 in dieser Zeitschrift aufgrund epidemiologisch-statistischer Datensammlungen nachgewiesen, daß schon seit 1935 die altersstandardisierte Häu-

figkeit des infiltrierenden Zervix-Krebses im Staate Connecticut (USA) ständig bis in die Gegenwart (1970) abgesunken ist. Demgegenüber steigt die Zahl der diagnostizierten Carcinomata in situ aber seit den 50er Jahren von Jahr zu Jahr mit der Zunahme der Krebsvorsorge in diesem Staat besonders stark an. Würde man von der Annahme ausgehen, daß immer oder fast immer einem (unbehandelten) Carcinoma in situ ein invasives Zervix-Karzinom folgen würde, so müßte man Connecticut derzeit und für die nächsten Jahrzehnte aufgrund der Latenzzeit der Erkrankung von einer Zervix-Krebs-Epidemie nie gekannten Ausmaßes bedroht sehen. Die Autoren halten es für absurd und zweifeln deshalb an der obligaten Progression eines Carcinoma in situ in ein infiltrierendes Karzinom. Ihnen scheint der epidemieartige Anstieg der diagnostizierten Carcinoma in situ nur verständlich, wenn ein Großteil dieser Veränderungen die Bedeutung nicht hat, sondern auch ohne Behandlung durch spontane Regression (= Rückbildung) *verschwände«.*

»Ein wirklich heikles Problem ist die Tatsache, daß bei einem örtlich durchaus unterschiedlichen, im Durchschnitt aber um 20 % liegenden Anteil von Frauen mit Zervix-Neoplasien die Krebsvorsorge in der sogenannten Früherkennung versagt«.

Was bedeutet: Obwohl Krebs, und zwar Raubtierkrebs vorhanden war, wurde dieser nicht entdeckt.

Besonders erfreulich ist das, was Prof. KINDERMANN auch zu dem Problem der Radikal-Operationen schreibt. Man kann nur sehnlichst wünschen, daß sich diese Auffassung möglichst schnell bei allen operativ tätigen Gynäkologen durchsetzt:

»Aber auch die Auffassung von Radikalität in der Krebschirurgie hat sich grundlegend gewandelt ... Die individualisierende Operation hat den obligaten Standardeingriff früherer Jahre abgelöst. Heute haben wir uns zwischen Konisation, einfacher Hysterektomie und der WERTHEIMschen Operation als der für den Einzelfall jeweils ausreichenden Maßnahme zu entscheiden«.

»Für die Zukunft würde ich erwarten, daß neben der Strah-

lentherapie auch die WERTHEIMsche Operation – erst recht scheint mir das für die vaginale Operation nach SCHAUTA zu gelten – zahlenmäßig immer mehr an Bedeutung verlieren wird. Vermutlich wird es immer schwieriger, auch für operativ engagierte Groß-Frauenkliniken, dieses Handwerk der radikalen und auch der ultra-radikalen Eingriffe (Eviszerationen) zu pflegen, um diese Operationen als »ordentlich erlernte« Behandlungsmöglichkeiten anbieten zu können. Der Zeitpunkt, an dem diese Operationen in immer mehr Kliniken zu Raritäten werden, scheint mir erreicht. Wo aber nur noch begrenzt operative Erfahrungen erworben werden können, erwachsen den Patientinnen Gefahren«.

Prof. KINDERMANN weist auch auf die Gefahren hin, die allein dadurch gegeben sind, daß durch die Krebsmusterungen mehr Menschen in die Praxen der Ärzte kommen, insbesondere auch im Hinblick auf die Zunahme unnötiger Operationen. *»Die Gleichung liegt schon nahe: Mehr Arztbesuch – mehr gynäkologische Chirurgie!«* Warnend ergänzt KINDERMANN: *»Danach ist inzwischen für viele andere Bereiche mit griffiger Werbung zum Feldzug einer »Vorsorge« geblasen worden, der den Menschen zwangsläufig in einen immer mehr sich ausweitenden Medizinbetrieb hineinbringt mit der Prophezeiung von der Vermeidbarkeit (fast) allen Übels. Und wir wissen ja, wie das GROSS (1975) erläutert hat, daß unser Programm in dieser Beziehung fast beliebig erweiterbar scheint.*

Dieser Logik entspreche die Tatsache, daß die Zahl der Gynäkologen von Jahr zu Jahr gestiegen ist, in den letzten 11 Jahren um rund 67 %. In der gleichen Zeit wuchs übrigens die Bevölkerung unseres Landes um 4,3 %.... Sie« – die Gynäkologen – *»sind aber als Fachärzte für ein kompliziertes medizinisches Fach ausgebildet. Sie wollen nicht nur Vorsorge treiben, sondern Frauen behandeln – und wollen davon »leben«. Sollte denn für das »Produkt« Gynäkologie nicht gelten, was in unserer Lebens- und Wirtschaftsordnung als Gesetzmäßigkeit herausgestellt wird: Jedes Produkt schafft im gewissen Sinne sich seine Nachfrage selbst?«.*

Prof. KINDERMANN setzt seine Warnungen vor zu großer Gynäkologen-Aktivität zu Lasten der Patienten wie folgt fort: »In einer Zeit, in der innerhalb von 10 Jahren die Geburten eines Landes um fast die Hälfte absanken, im gleichen Zeitraum aber die geburtshilflich-gynäkologischen Betten um rund 40 %, die der Fachärzte für Frauenheilkunde und Geburtshilfe um 60 % zunahmen, die Zahlen der hinzukommenden Facharztanerkennungen pro Jahr sich fast verdreifacht haben – in einer solchen Zeit müssen sich zwangsläufig auch Inhalt und Gestaltung eines *Faches erheblich verändern... Geburtenzahlen sind nicht von Ärzten beeinflußbar, Operationszahlen schon eher!*«.

Zu dem stetig ansteigenden Trend zur Gebärmutteramputation gibt KINDERMANN folgenden Hinweis: »*Im National Center for Health Statistics ermittelte man für die Hysterektomie die höchste Rate aller Operationen pro 100 000 Frauen in den Vereinigten Staaten. Bei Fortführung dieser operativen Strategie wird erwartet, daß bei mehr als der Hälfte aller Frauen bis zum Alter von 65 Jahren der Uterus exstirpiert ist (BUNKER und Mitarbeiter 1976)*«.

Abschließen möchte ich die Zitate aus dieser für alle Patientinnen so wichtigen wissenschaftlichen Veröffentlichung mit einem Hinweis von Prof. KINDERMANN, der zeigt, wie extrem sich die Operationsfreudigkeit mancher Gynäkologen inzwischen entwickelt hat. Was hier geschildert wird und zweifellos kein Einzelfall ist, kann man nur als »operatives Raubrittertum« bezeichnen:

»*Eine sogenannte therapeutische Konisation,* (= Kegelausschneidung am Muttermund) *– manche sagen auch kosmetische Konisation, bei unauffälligem zytologischen und kolposkopischen Befund wird in Erlangen ein- bis zweimal pro Jahr indiziert und durchgeführt. In einer Nachbarstadt erhält das dortige pathologische Institut 1200–1300 solcher Koni* (= Kegel) *im Jahr zur Untersuchung eingeschickt. Wie soll man hier die Differenzen mit medizinischen Gründen erklären? Man könnte auch noch hinzufügen, daß ein anderer prominenter deutscher Pathologe pro Woche 5–6 Konisationen* *von 16- bis 19-jährigen Mädchen und Frauen aus der Klientel eines einzigen gynäkologischen Operateurs eingesendet bekommt«.*

Es ist sehr zu bedauern, daß derart wichtige wissenschaftliche Publikationen in einer Hauszeitschrift der Frauenärzte verborgen bleiben. Es wäre die Pflicht der Ärztekammern, sich für solche Veröffentlichungen mehr zu interessieren und dafür zu sorgen, daß sie nicht nur der gesamten Ärzteschaft, sondern auch den Patienten zugänglich gemacht werden. Aber wenn das geschähe, wäre es mit der Bereitschaft der Menschen, zu einer Krebsmusterung zu gehen, wahrscheinlich bald endgültig vorbei.

Ich darf hier nicht verschweigen, daß Prof. KINDERMANN trotz seiner massiven Kritik nicht wagt, seinen gynäkologischen Kollegen klar und deutlich zu sagen: Die Krebsmusterung taugt nichts, lassen wir das! Das würde ihm sicher einen kaum zu verkraftenden Ärger einbringen. Aus dieser Sicht muß man wohl seine Aussage verstehen: »*Nicht umstritten bleibt das Prinzip »Krebsvorsorge«. Umstritten ist aber die derzeitige Praxis dieser »Vorsorge«.*«

Wie großzügig gynäkologische Chirurgen Arm in Arm mit ebenso großzügigen Pathologen vorgehen, beleuchtet die folgende Krankengeschichte der Patientin HILDEGARD LOOSE.

1974, im 25. Lebensjahre, entschloß sich die Mutter von zwei Kindern, künftig regelmäßig zu »Vorsorgeuntersuchungen« zu gehen. Die ersten Untersuchungen bei ihrer Frauenärztin ergaben nichts Verdächtiges. Aber bereits im Frühjahr 1975 wurde der PAP-Abstrich als »*nicht unverdächtig*« gewertet und eine Probeausschneidung aus dem Muttermund vorgeschlagen. Die Patientin stimmte zu. Die Biopsie-Operation fand am 27. Februar 1975 statt. Das Ergebnis der Mikroskop-Untersuchung: »*Glanduläre Erosion*«, kein Krebsverdacht also.

Die Beurteilung des nächsten PAP-Testes vom 2. Dezember 1976 lautete: »*Sauberes, nicht entzündliches, weitgehend unverändertes Zellbild mit vielen, teilweise stärker veränderten Zylinderzellkomplexen, die als benigne Veränderung unklarer Genese anzusprechen sind*«.

Schon drei Monate später, am 17. Februar 1977, folgte der nächste Abstrich. Dieses Mal beschreibt der Zytologe *»an zervikales Zylinderepithel erinnernde Zellverbände mit dichtgelagerten, hyperchromen und entrundeten Kernen, wie sie als atypische Kernveränderungen beim Adeno-Ca in situ gesehen werden«*. Er empfiehlt eine histologische Klärung.
Daraufhin folgte am 23. Februar 1977 eine erneute Probeexzision. Aus dem Befundbericht des Facharztes für Pathologie ergab sich keinerlei Hinweis auf Krebs, nicht einmal auf eine Krebsvorstufe. Trotzdem ließ die Gynäkologin keine Ruhe. Sie drängte darauf, daß die Patientin in ein Krankenhaus ging, einerseits um eine Kegelausschneidung der Portio machen und gleichzeitig auch einen seit mehreren Jahren bestehenden Knoten aus der linken Brust entfernen zu lassen. Die vorgeschlagenen Operationen fanden am 30. März 1977 statt. Dieses Mal wurde das Gewebe an einen anderen Pathologen eingeschickt. Der Brustknoten war angeblich kein Krebs. Aber im Portio-Konus sollen – laut Pathologenbericht vom 4. April 1977 – Anteile eines *»Adenokarzinoms der Zervix-Schleimhaut«* gewesen sein. Der Pathologe schreibt: *»Es läßt sich nicht entscheiden, ob invasives Wachstum vorliegt, oder sich die stark atypischen Schleimhautepithelien noch auf präformierte Drüsen beschränken. Auch läßt sich bei dem multifokalen* (= vielherdigen) *Erscheinungsbild der Veränderungen nicht entscheiden, ob sie sich auf den konisierten Bereich beschränken, oder ob weitere Tumorbestandteile in der residualen* (= zurückgelassenen) *Zervix-Schleimhaut vorhanden sind«*.
Man darf davon ausgehen, daß die Probeausschneidung sechs Wochen vorher aus jener Stelle gemacht wurde, die bei der Betrachtung am ehesten krebsverdächtig aussah. Daß also der später eingeschickte Gewebskegel eher einen weniger stark veränderten Gewebsbezirk enthielt. Umso mehr wäre der zweite Pathologe verpflichtet gewesen, mit seinem Pathologen-Kollegen einen Präparate-Austausch vorzunehmen, damit jeder noch einmal seine Beurteilung überprüfen konnte. Auch um im Zweifelsfall die Dinge gemeinsam zu diskutieren. Schließlich hing ja für die erst 28jährige Patientin recht viel von der Mikroskop-Diagnose ab.
Diese für jeden gewissenhaften Arzt selbstverständliche Verpflichtung sah der zweite Pathologe nicht. Selbstherrlich fügte er seiner Beurteilung den Satz an: *»Der Befund stellt in jedem Fall sicher eine Indikation zur Uterus-Exstirpation dar«*. Dieser letzte Satz wurde von dem Pathologen unterstrichen.
Spätestens jetzt wäre der gynäkologische Chefarzt des Krankenhauses aufgerufen gewesen, auf eine zuverlässigere Klärung des Mikroskop-Befundes zu drängen. Doch auch er sah diese für einen gewissenhaften Gynäkologen selbstverständliche Pflicht

nicht. So lag dann die 28jährige bereits am nächsten Tag auf dem Operationstisch. Der Chefarzt operierte die Kassenpatientin nicht selbst, er ließ operieren. Der Operateur machte es gründlich: Nicht nur die Gebärmutter, auch beide Eierstöcke und Eileiter wurden bei der noch nicht 30jährigen Frau mit herausgenommen. Der Oberarzt konnte in seinem Operationskatalog nicht nur eine Hysterektomie, sondern eine Total-Operation verbuchen.
Das Operationspräparat wurde an den gleichen Pathologen eingeschickt, der die *Indikation zur Uterus-Exstirpation«* gestellt hatte. Er berichtet unter dem Datum vom 6. April 1977: *»Unter Berücksichtigung der jetzt vorliegenden Präparate des gesamten Uterus nehme ich an, daß es sich bei den Veränderungen des Konus um das seltene, aus der Literatur bekannte, Adeno-Carcinom in situ der Zervix gehandelt hat. Jedenfalls war sicheres invasives Wachstum im Konus nicht nachweisbar und der entfernte Uterus enthält keine eindeutigen weiteren tumorverdächtigen Drüsen«.*

Im gesamten Operationspräparat fand sich also keinerlei Hinweis mehr für Krebs, auch nicht für etwas Krebsähnliches. Die Entfernung der Gebärmutter war sinnlos, die Mitentfernung der Eierstöcke ein Skandal.

Als dem gynäkologischen Chefarzt ein knappes halbes Jahr nach der Operation von der verstümmelten Patientin und ihrem Ehemann vorgeworfen wurde, daß der Eingriff, insbesondere die Mitnahme der Eierstöcke nicht erforderlich gewesen sei, antwortete er: »Ich kann nicht verstehen, wie so etwas geschehen konnte, ich war zu dieser Zeit in Amerika«.

Tatsächlich muß er sich wohl aber verrechnet haben. Jedenfalls konnte dem Chefarzt später nachgewiesen werden, daß sogar er es war, der seinen Untergebenen anwies, Eierstöcke und Eileiter mit fortzunehmen.

Daraufhin änderte der Gynäkologe seine Verteidigungstaktik. Folgende Äußerungen sind – die Patientin hat vernünftigerweise auf Schadenersatz geklagt – in der Gerichtsakte nachzulesen: *»Bei einer Krebserkrankung könne niemals zu viel, sondern immer nur zu wenig entfernt werden«* … *»Man kann mit anderen Worten bei Krebserkrankungen nicht weit genug im Gesunden operieren, um Rezidive oder Metastasierung so weit als möglich zu verhindern«.*
… Außerdem habe die Patientin *»neben der Krebserkrankung der Gebärmutter auch Tumoren in den Mammae und jedes Kind weiß, daß die Eierstockhormone derartige Neubildungen ungünstig beeinflussen. Deshalb werden ja auch bei geschlechtsreifen Frauen die Eierstöcke operativ oder durch Röntgenkastration ausgeschaltet, wenn ein metastasierendes Mammacarcinom vorliegt«.*
Man muß es schon selbst lesen, um glauben zu können, was gynä-

kologische Chefärzte noch im Jahr 1977 Patienten aufzutischen versuchen.
Erst einmal in Rage gekommen, geht der gynäkologische Chefarzt von der Verteidigung zum Angriff über. In seiner Stellungnahme zu den Vorwürfen der Patientin schreibt er – ich zitiere aus einem der ärztlichen Gutachten: »*Frau LOOSE hätte sich in diese Sache so hineingesteigert, daß sie den Boden der Tatsachen unter ihren Füßen verloren hat. Er habe den Eindruck, ... daß es Frau LOOSE gar nicht so sehr um den Verlust der Eierstöcke ginge, sondern daß sie versuche, aus diesem Verlust Kapital zu schlagen. Denn sie habe vor der Operation die Pille geschluckt und damit ihre Eierstockfunktion ausgeschaltet und sie hätte, wäre keine Operation erfolgt, sicher auch weiter brav die Pille genommen. Außerdem ließe sich der hormonale Ausfall der Eierstocksfunktion heutzutage vollständig kompensieren*«.
Es bleiben hier nur noch zwei weitere Äußerungen des Chefarztes zu ergänzen. In der einen mahnt er, die Patientin solle »*nicht anklagen, sondern dankbar sein, daß es noch Ärzte gibt, die bei allen ihren Überlegungen nur das Wohl der Patienten im Auge haben, stets gewissenhaft überlegen, wie sie ihren Patienten am besten helfen können*«. Die markanteste Entschuldigung aber lautete: »*Er habe in seinem Leben noch nie Fehler gemacht*«.
Die Patientin leidet seit der Operation nicht nur unter dem Gefühl, einen wesentlichen Teil ihrer Fraulichkeit verloren zu haben. Sie hat auch ganz erhebliche Ausfallserscheinungen, die sich in »Wechseljahrsbeschwerden« äußern, ist dadurch immer wieder längere Zeit arbeitsunfähig. Dieses Schicksal wäre ihr erspart geblieben, wenn sie nie eine »Vorsorge« in Anspruch genommen hätte.

Im März 1980 wurden die neuen Richtlinien der *American Cancer Society* (ACS) für die Krebsmusterung in den USA bekanntgegeben. Die Experten der ACS raten – laut DER SPIEGEL vom 31. März 1980 – »*zu einer umfassenden Revision*« der gesamten bislang geübten Krebsvorsorge-Strategie: *Die empfohlene Häufigkeit von Krebsvorsorgeuntersuchungen könne (bei Menschen, die sich gesund fühlen und keine Anzeichen einer Krebserkrankung spüren) drastisch gesenkt werden*«.
Zur »*Früherkennung von Gebärmutterhalskrebs*« halten die ACS-Experten einen PAP-Test nur noch alle drei Jahre für erforderlich, vorausgesetzt, daß zwei vorausgegangene

Tests ohne Befund waren. Das ist ein geradezu revolutionärer Vorschlag, wenn man bedenkt, daß bei uns zum Teil gefordert wird, den PAP-Test nicht nur einmal jährlich, sondern noch häufiger zu machen.

Bei der Wichtigkeit, die der Musterung auf Gebärmutterhalskrebs im Vorfeld der Frage *Operation – ja oder nein?*« zukommt, möchte ich abschließend den Frauen folgende Empfehlungen und Hinweise geben:

1. Gehen Sie zu keiner Krebsmusterung, so lange Sie sich gesund fühlen.
2. Falls Sie es doch tun, betrachten Sie jeden Hinweis auf Krebsverdacht mit allergrößter Skepsis. Suchen Sie nicht nur noch einen, sondern mindestens zwei Gynäkologen auf, ohne sie über den Krebsverdacht des Kollegen zu informieren. Der PAP-Test ist höchst unzuverlässig!
3. Auch die Histo-Diagnostik, also die Feingewebsuntersuchung, hängt weitgehend in der Luft, wenn es für Sie um die entscheidende Frage geht, ob ein Haustierkrebs oder ein Raubtierkrebs vorliegt. Die weit häufigeren Haustierkrebse sollte man in Ruhe lassen. Durch Operationen können sie wild gemacht werden.
4. Die wichtigste Vorsorge-Möglichkeit eines Gebärmutterhalskrebses besteht in einer guten Vaginal- bzw. Scheiden-Hygiene. Jede Frau muß unbedingt dafür sorgen, daß die Absonderungen aus ihrer Scheide »gut riechen«, das heißt mit einem Anklang an den Geruch von saurer Milch. Ein reichlicher Gehalt an Milchsäurebakterien ist für eine gesunde Vagina von größter Wichtigkeit. Dies ist der wichtigste Schutz gegen eine Besiedlung mit krankmachenden Bakterien und Pilzen. Deshalb ist es für jede Frau nützlich, insbesondere während der Menstruationsblutung oder zumindestens mehrmals im Jahr eine »Aufforstung ihrer Milchsäurebakterien-Flora der Scheide« zu betreiben. Es gibt einerseits sehr nützliche Präparate, wie beispielsweise das Vagiflor. Andererseits ist es aber eine hervorragende Ersatzlösung, einen Tampon in saure Milch oder auch in Joghurt-Milch zu tauchen und über

Merksätze für Gebärmutter-Operationen

1. Die Gebärmutter ist nicht nur zum Kinderkriegen da, sondern ein für die volle Gesundheit einer Frau unentbehrliches Organ, und zwar bis ins hohe Alter. Jede gänzliche oder teilweise Amputation kostet ein Stück Gesundheit. Dies kann trotzdem zweckmäßig, insgesamt gesehen »das kleinere Übel« sein. Aber nur schwerwiegende, sorgfältig abgewogene Gründe rechtfertigen die verstümmelnde Operation.
2. Auf keinen Fall darf eine gesunde Gebärmutter ganz oder teilweise »vorsorglich« entfernt werden, also um angeblich einer späteren Erkrankung, insbesondere Krebs, vorzubeugen. Dieser Eingriff ist im Menstruationsalter, also vor dem Ende der Wechseljahre, besonders gesundheitsschädlich, weil die Gebärmutter eine wichtige Aufgabe als Ausscheidungsorgan von Schlacken- und Giftstoffen hat.
3. Vor der Zustimmung zur Gebärmutter-Amputation sollte mindestens ein zweiter Gynäkologe zu Rate gezogen werden, aber ohne ihn vorher auf den Kollegen-Vorschlag hinzuweisen.
4. Beim Entschluß zur Einwilligung in eine Gebärmutter-Entfernung unbedingt mit dem Operateur selbst sprechen und ihn auf die Art des Eingriffes festlegen. Keine Generalvollmacht zur Erweiterung des Eingriffs geben.
5. Operationseinwilligung nur unterschreiben, wenn die Art des Eingriffs wie vorbesprochen in das Formular eingetragen ist, daneben aber keine Ermächtigung zur Erweiterung des Eingriffs.
6. Vor dem Eingriff den Operateur darauf festlegen, daß eine Abschrift des Operationsberichtes ausgehändigt wird.
7. Die Operation sollte möglichst in örtlicher Betäubung durchgeführt werden. Die Komplikationsgefahr ist dann wesentlich geringer als nach Operationen in Narkose.

Nacht in die Scheide einzuführen. Die in saurer Milch oder Joghurt enthaltenen Bakterien sind eher noch vitaler als die in einem Fertigpräparat. Man beachte: Nicht nur Milchsäure, sondern Milchsäure-Bakterien müssen zugeführt werden! Bei starker Verunreinigung der Scheide sind auch örtlich angewendete Antibiotika oder milde Desinfektionsmittel nicht zu vermeiden bzw. öfters notwendig. Spülungen können ebenfalls zweckmäßig sein. Eine derartige Vaginal-Hygiene ist wichtiger als jede sogenannte Vorsorgeuntersuchung!

5. Außer der örtlichen, darf die allgemeine Krebsvorsorge nicht vernachlässigt werden. Hier gilt der Grundsatz: Die Natur bestraft die Genußgeizlinge genauso hart mit Krebs wie die hemmungslosen Genießer!

Mögliche Komplikationen bei Gebärmutter-Amputation

1. Verletzung der Nachbarorgane, insbesondere von Blase, Mastdarm und Harnleiter
2. Nachblutung ins Operationsfeld mit Verblutungsgefahr
3. Infektion der Operationswunde mit (manchmal tödlicher) Bauchfellentzündung und (späterem) Bauchnarbenbruch
4. Zurücklassen von Fremdkörpern
5. Venenthrombose und Lungenembolie
6. Chronische Blasenentzündung (durch Katheterinfektion)
7. Störungen der Koitus- und Orgasmus-Fähigkeit (durch Scheidenverkürzung, Narbenschmerz, Nervenverletzungen)
8. Allgemeine Gesundheitsstörungen körperlicher und seelischer Art

3. Prostatakrebs

Mitte Juli 1977 empfahl der Chefurologe einer südwestdeutschen Universitätsklinik seinem 66 Jahre alten Privatpatienten WALTER HOFER eine Radikal-Operation der Prostata. Prof. T. machte es sehr dringend und ließ keinen Zweifel, daß der Patient bei einer Weigerung in kurzer Zeit einen grausamen Krebstod sterben werde.
Der prominente Urologe hatte mit dem Finger eine harte Stelle in der Prostata getastet. Nicht nur einen kleinen Knoten, sondern eine Verhärtung des ganzen linken Seitenlappens. Danach war eine Stanz-Biopsie-Operation gemacht worden. Der Mikroskop-Mediziner diagnostizierte ein »*kleindrüsig differenziertes hellzelliges Adenokarzinom der Prostata*«, also einen eindeutigen Prostatakrebs. Es folgte eine gründliche allgemeine Durchuntersuchung, einschließlich Knochenszintigramm. Dieses »Atom-Glühwürmchen-Flimmerbild« ergab sogar den Verdacht auf eine Krebsmetastase in der 10. Rippe rechts. Es wurden Zielaufnahmen geschossen. Der Verdacht bestätigte sich nicht, die Angst war umsonst gewesen.
Der schockierte Inhaber mehrerer Modegeschäfte wollte wissen, welche Folgen die Operation habe. Der Professor machte behutsam klar, daß die sexuelle Potenz der Preis für die Lebensrettung sei. Das wollte der Mittsechziger auf gar keinen Fall. Er erklärte kurz und knapp »als Kastrierter bzw. als Wallach« möchte er nicht herumlaufen. Da nehme er lieber dann das Krebsrisiko auf sich.
Der Privatpatient konnte es sich leisten, er fuhr zu einem anderen Universitätsurologen, nach Österreich. Dieser schrieb am 24. November 1977 an seinen Kollegen in Deutschland: »*Ich habe Herrn HOFER mehr oder weniger die gleichen Vorschläge gemacht wie Sie, mich aber nicht festgelegt, da ich Ihre Meinung nicht kannte*«.
Tatsächlich hatte der österreichische Professor nicht so sehr auf die Radikal-Operation gedrängt, sondern mehr auf eine Spickung der Prostata mit radioaktiven Nadeln sowie zusätzlicher Großer Lymphbahnausräumung des Beckens und entlang der Wirbelsäu-

le. Als Operateur hatte er den Chefurologen der weltberühmten Krebsklinik in New York, des SLOAN-KETTERING-CANCER-CENTER WILLET F. WHITMORE jr. vorgeschlagen.
Der Patient reiste Anfang 1978 nach New York. WHITMORE diagnostizierte einen Krebs im Stadium B/C, nach der internationalen Klassifikation, also ein fortgeschritteneres Krebsstadium. Er empfahl, die von seinem österreichischen Kollegen vorgeschlagene Operation durchführen zu lassen.
Dazu kam es nicht. Der Patient war inzwischen bei mir gewesen. Ich hatte ihn zwar auch zur Untersuchung durch WHITMORE geraten und mich angeboten, mir eine derartige Operation in New York bei WHITMORE anzusehen. Das tat ich dann auch. Über die Riesen-Operation erschrak ich sehr, konnte mich auch im übrigen nicht von ihrer Nützlichkeit überzeugen. Deshalb riet ich dem Patienten ab.
Ich verordnete regelmäßige heiße Sitzbäder, dazu anderes zur Mobilisation der körpereigenen Abwehrkräfte. Vor allem riet ich sehr zu einer Aktivierung des Liebeslebens.
Mein Patient befolgte die Ratschläge gewissenhaft. Seine charmante, zwei Dutzend Jahre jüngere Lebensgefährtin half ihm dabei sehr.
Selbstverständlich untersuchte ich meinen Patienten in regelmäßigen Abständen. Und es trat ein, was ich selbst nicht erwartet hatte: Die krebsartige Verhärtung kam nicht nur zum Stillstand, sondern bildete sich langsam zurück.
Bei der letzten Kontrolluntersuchung Ende Dezember 1979 fühlte sich der Hinterlappen der Vorsteherdrüse normal an. Vielleicht bestand noch eine kleine Restverhärtung nahe dem unteren Pol. Sicher war ich da aber nicht. Ohne Kenntnis der Vorgeschichte hätte ich gar nichts Verdächtiges getastet.
Bleibt noch zu ergänzen, daß der inzwischen knapp 69jährige Kaufmann in bester körperlicher Verfassung ist. Er fühlt sich rundum wohl und betrachtet mich als seinen Liebes- und Lebensretter.

Nicht immer widerstehen die Patienten, wenn ein Urologe zur Radikal-Operation rät. Jedenfalls war das noch bis vor etwa 1 1/2 Jahren so, bevor die öffentliche Prostatakrebs-Debatte in Gang kam. Ein anderer Patient von mir, dem ich eine Hüftgelenks-Ersatzplastik gemacht hatte, ließ sich zu diesem unsinnigen Eingriff überreden. Warum ich ihn für schlecht halte, habe ich in meinem Buch KEINE ANGST VOR KREBS begründet.

Der Patient war 69 Jahre, in sehr gutem Allgemeinzustand. Er hatte mit seiner Vorsteherdrüse keinerlei Beschwerden gehabt. Bei einer vorsorglichen Krebsmusterung hatte man das Haustier entdeckt.
Die »*Totale Prostatektomie mit Lymphadenektomie*« (= Prostata- und Lymphdrüsenentfernung) hatte frühmorgens begonnen. Sie dauerte insgesamt 12 Stunden, bestand aus einer Haupt-Operation und zwei Nachoperationen mit Zwischenpausen. Noch am gleichen Abend um halb 10 blieb das Herz ausgeblutet stehen.
Die Verblutung ist das Hauptrisiko bei der Großen Lymphbahnausräumung. Dieser Eingriff dauert für sich allein, also ohne die Operationen der Prostata, auch bei Geübten fast drei Stunden. Er gleicht einer Gratwanderung. Die Lymphbahnen ziehen in unmittelbarer Nachbarschaft der unteren Hohlvene und ihrer Äste, der Hüftvenen. Aus ihnen gehen viele Seitenäste ab, auch zu den Lymphbahnen hin. Sie müssen durchtrennt werden. Auch bei sorgfältiger Blutstillung blutet es immer reichlich.
Darüberhinaus ist die Gefahr einer Verletzung der dünnen, zerreißlichen Venenwand relativ groß. Wenn die großen Blutadern aber einreißen, ist die Blutstillung schwierig. Selten gelingt eine Gefäßnaht ohne nachträgliche Verstopfung. Diese wiederum macht meistens erhebliche Blutrückflußstörungen in Beinen und Becken-Organen.
Der Patient verstarb an einer Blutgerinnungsstörung, verursacht durch ein Übermaß an Blutübertragungen. Die Blutkonserven hatten einen gerinnungshemmenden Zusatz. Und wenn zuviel davon einfließt, gerinnt auch das übrige Blut nicht mehr. 32 Konserven, also insgesamt etwa 16 Liter Fremdblut hatte man dem Patienten übertragen. Sogar die Bundeswehr war zu Hilfe geholt worden. 22 Soldaten spendeten je 500 ml Frischblut. Alles war umsonst.
Leider hat der urologische Operateur aus diesem Erlebnis nichts gelernt. Jedenfalls schrieb er kurz nach dem Tode an mich: »*Ich würde bei gleicher Konstellation wieder zur Radikal-Operation der Prostata raten ...*«. Ich aber rate ganz dringend von dieser Operation ab. Es gibt überhaupt keinen vernünftigen Grund für diesen heroischen Eingriff, bei keinem Patienten.

Der Vergleich mit einer Kastanie trifft dreifach zu: Die Prostata oder Vorsteherdrüse, etwa 16 Gramm schwer, ist so groß wie eine Kastanie. Sie hat die Form einer Kastanie. Und sie verleiht der Samenflüssigkeit den charakteristischen Geruch frischer Kastanien.

Die Prostata ist ein männliches Geschlechtsorgan – Frauen haben keine Vorsteherdrüse. Sie liegt im Beckenboden, zwischen Harnblase und Enddarm, und ist vom After aus zu tasten. Die Prostata wird von einer derben Bindegewebskapsel umgeben. Sie besteht aus einem größeren Hinterlappen und einem kleineren Vorderlappen. An der Grenzstelle liegt die Harnröhre. Der Hinterlappen ist in eine linke und eine rechte Hälfte getrennt, die Trennfurche kann man bei der rektalen Untersuchung mit dem Finger tasten.

Wichtig ist noch die Unterscheidung der Prostata in eine Innendrüse und eine Außendrüse. Die Innendrüse umgibt das Mittelstück der Prostata-Harnröhre, deshalb auch »periurethrale Drüsen« genannt.

Der Hauptteil der Prostata ist die Außendrüse, sie umgibt die Innendrüse. Die Ausführungsgänge ihrer Drüsenbeeren ziehen durch das Gewebe der Innendrüse und münden neben deren Doldengängen. Die obere Hälfte der Prostata wird rechts und links von den Ejakulat-Gängen durchbohrt. Die Rückfläche der Prostata kann man mit der Spitze des Zeigefingers fühlen, unter Umständen sogar bei sich selbst. Die etwa 3–5 cm oberhalb vom After gelegenen unteren Pole bzw. Quadranten sind leicht mit der Fingerkuppe zu erreichen. Normalerweise fühlt sich die Rückfläche der Prostata mitsamt der Mastdarmwand wie ein festangespannter Muskel an. Die Mastdarmwand ist 2–3 mm dick und läßt sich gut gegenüber der Kapsel der Prostata verschieben. Rechter und linker Lappen, durch eine Furche getrennt, sind gleich groß. Die Oberfläche der Prostata ist normalerweise glatt, ohne Knoten, nicht druckempfindlich, die betastbare Rückfläche gut fünfmarkstückgroß.

Die Prostata ist wichtig für die Fortpflanzung, und sie ist wichtig beim Geschlechtsakt: Ihre Muskeln umschließen beim Orgasmus, also während des Samenergusses, die Harnröhre. Dadurch wird verhindert, daß gleichzeitig mit dem Samen auch Harn ausgestoßen wird.

In jungen Jahren und im mittleren Alter denkt kaum ein Mann an seine Prostata. Man spürt sie nicht, und das Organ

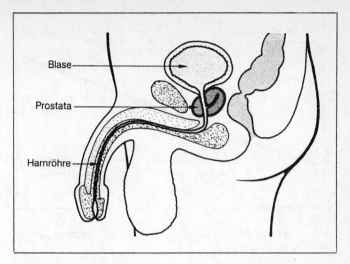

Abb. 10: Der schematische Querschnitt zeigt die Lage der Prostata zwischen Enddarm und Blase.

erkrankt in dieser Zeit auch nur verhältnismäßig selten. Mit einer Ausnahme: Ein Beschwerdebild, das keine eigentliche Krankheit ist, sucht vor allem Männer um das dritte Lebensjahrzehnt heim – wenn sie zu lange sexuell enthaltsam waren. Der Name dieses Leidens: Prostatismus. Erst in höherem Lebensalter bereitet die Prostata sehr oft Probleme. Aber: Das Risiko, an Prostatakrebs zu sterben ist relativ klein. Zu besonderer Krebsfurcht besteht hier für Männer kein Anlaß. Und erst recht nicht für eine Panikmache, wie sie heute oftmals üblich ist.

1978 – im letzten vom Statistischen Bundesamt erfaßten Jahr – starben bei uns 7505 Männer an Prostatakrebs. Das sind knapp 5% aller Todesfälle durch Krebs, knapp 10% der Krebstodesfälle bei Männern.

Letzteres hört sich etwas gefährlich an. Bezogen auf alle im Jahr 1978 verstorbenen Männer sind es aber nur rund 2%. Da ist die Gefahr für Männer, an Unfällen und Vergiftungen

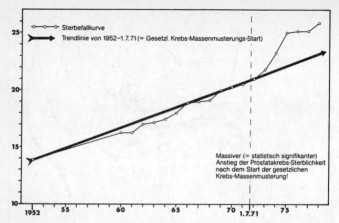

Abb. 11: Sterbefälle an Prostatakrebs auf 100 000 Einwohner (Quelle: Statistisches Bundesamt)

zu sterben, etwa zweieinhalbmal so groß. Sogar durch Selbstmord sterben mehr Männer.

Besonders beruhigend ist, daß bis zum Alter von 65 Jahren nur 550 Männer an diesem Krebs verstarben. Das sind, bezogen auf alle männlichen Verstorbenen von 1978, zirka 0,15%.

Die Prostatakrebs-Sterblichkeit ist streng altersabhängig. Das zeigt sich, wenn man die Zahl der Krebstoten auf 100.000 männliche Einwohner der gleichen Altersgruppe bezieht. Das Risiko an Prostatakrebs zu sterben betrug 1978 für die Altersgruppe 70–75 1,6%, 75–80 3,1%, 80–85 4,9%, 85–90 6,4% und über 90 Jahre 7,1%.

In diesen Prozentsätzen sind alle Todesfälle enthalten, für die der Prostatakrebs überwiegend mitverantwortlich war. Im Einzelfall sind fast immer noch andere Krankheiten daran beteiligt, je älter der Mensch geworden ist, umso mehr.

Vor allem auch wird die Zahl der Prostatakrebs-Todesfälle wesentlich mitbestimmt von der Qualität der Krebs-Heilstrategie, also der Diagnostik einerseits und der Therapie andererseits. Diese Heilstrategie wird von den Medizinschulen gesteuert, letztlich von denen, die die Lehrbücher schreiben und die für die ärztliche Weiterbildung und Fortbildung verantwortlich sind. Man darf davon ausgehen, daß die Zahl der unbehandelten Prostatakrebs-Todesfälle sehr klein ist. Wenn sicher auch einige Patienten erst relativ spät ärztliche Hilfe in Anspruch nehmen.

Natürlich ist jeder durch Prostatakrebs Verstorbene einer zuviel. Selbstverständlich wäre es wünschenswert, diese Todesursache aus der Welt zu schaffen oder doch so weit wie nur möglich zu reduzieren. Das wird jedoch ebenso wenig gelingen, wie den Tod überhaupt abzuschaffen. Für viele andere Todesarten wäre das viel eher vorstellbar, z.B. für die durch Unfälle, Infektionskrankheiten etc. Denn Krebs ist eine typische Alterungskrankheit, eine sogenannte Absterbeerkrankung. Mit zunehmendem Alter sterben immer mehr Menschen durch Krebs, bezogen auf alle Krebsarten insgesamt und auch bezogen auf den Prostatakrebs.

Krebs ist eine zwangsläufige Begleiterscheinung des zunehmenden Lebensalters ebenso wie Verschleiß der Gefäße, Gelenke etc., ebenso wie die Verminderung der Abwehrkräfte, der Widerstandsfähigkeit gegen Schädigungsfaktoren, gegen Schädlinge aller Art.

Der Krebs wird umso weniger ausrottbar sein, je größer die Lebenserwartung einer Bevölkerung ist. Das gilt ganz besonders auch für den Prostatakrebs. Alterungsveränderungen im weitesten Sinne des Wortes spielen mit Sicherheit als Ursache des Prostatakrebses eine entscheidende Rolle. Aber es ist nicht richtig, die Alterung als den einzig wesentlichen Faktor für die Prostatakrebs-Sterblichkeit anzuschuldigen.

Sowohl in der Altersgruppe »35–64 Jahre« stieg die Sterblichkeit von 1955–1975 um 26% an, in der Altersgruppe »Älter als 64 Jahre« sogar um 53%. Es gibt also mindestens seit 1955 – vor dieser Zeit fehlen verwertbare statistische Angaben – zusätzliche Ursachen für den Prostatakrebstod, zusätzliche todbringende Schädlinge.

Leider muß man befürchten, daß eine dieser Ursachen die

seit ca. 30 Jahren von Jahrfünft zu Jahrfünft gesteigerte Aggressivität der Heilstrategie ist. Diagnostik und Therapie sind auch bei Prostatakrebs immer eingreifender, immer rabiater geworden.

Besonders deprimierend ist der Verlauf der Krebssterblichkeits-Kurve seit Einführung der Krebs-Massenmusterung als Pflichtleistung der gesetzlichen Krankenkassen, seit dem *»Krebs-Massenmusterung-Gesetz«,* erlassen am 1. Juli 1971. Die plausibelste Erklärung für die rapide Häufung der Prostatakrebstoten ist nach meiner Überzeugung die mit der Krebs-Massenmusterung gekoppelte Zunahme der Rabiat-Diagnostik und Rabiat-Therapie.

Dabei dürften von den Waffen der Schulmedizin – Radikal-Operation, Atomsprühfeuer-Kanonade und chemischer Giftkrieg – die Operationen die meisten Opfer gefordert haben, nicht nur die Radikal-Operationen, sondern auch die übrigen therapeutischen und diagnostischen Eingriffe.

Die Gefahren der Prostatakrebs-Musterung ergeben sich aus Tabelle 6.

Eine Übersicht über die gebräuchlichsten Prostatakrebs-

Tabelle 6:

Gefahren der Prostata-Krebsmusterung

1. Krebszell-Aussaat durch zu gewaltsame Fingeruntersuchung (schmerzhafte Massage)
2. Falscher Krebsverdacht
   mit unnötiger Verängstigung und unnötiger Folge-Diagnostik (Biopsie-Operation, Atomsprühfeuer-Feldbeschuß (Röntgen-Aufnahmen), Atomsprühfeuer-Blutverbrennung (Szintigrafie)
3. Bei berechtigtem (Raubtier-) Krebsverdacht:
   Gefährdung durch Biopsie-Operation

Merke: Seit dem Start der gesetzlichen Krebs-Massenmusterung massive Zunahme der Prostata-Krebstodesfälle

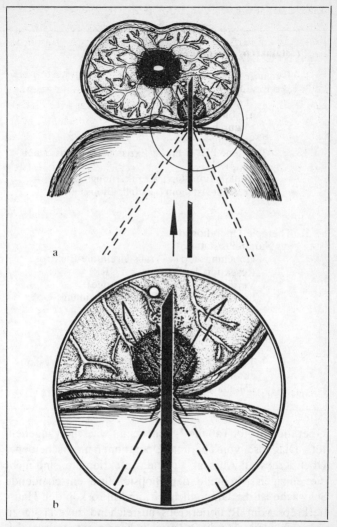

Abb. 12 »Feinnadel«-Biopsie-Operation der Prostata durch den Mastdarm hindurch. Massive Krebszellenaussaat durch das (relativ) grobe Geschütz »Feinnadel« (s. S. 134).
Abb. a) Querschnitt   Abb. b) vergrößerter Ausschnitt aus a)

Tabelle 7:

Prostatakrebs-Operationen

I Diagnose-Operation
   Biopsie-Op:
   1. »Feinnadel«-Punktion
      a) vom Damm
      b) durch den Mastdarm hindurch
   2. Stanzung
   3. Offene PE (= Probe-Exzision = Teilausschneidung)
   4. Enukleations-Op (= Entkernungs-Op) bei Prostata-Adenom (»Zufalls-Biopsie«).

II Therapie-Operationen
   A. Nur an Prostata:
      5. Hobelungs-Op (= Trans-Urethrale-Elektro-Resektion der Prostata = TURP)
      6. Vereisungs-Op (= Kryochirurgie)
      7. Prostatektomie (= Totalausschneidungs-Op)
         a) vom Bauch
         b) vom Damm
      8. Radioaktiv-Spickungs-Op
   B. An Prostata und Bläschendrüsen:
      9. Totale PV-Ektomie (= Totale Prostata-Vesikulektomie)
         Fälschlich Radikal-Op genannt

Operationen gibt Tabelle 7. Man kann – wie schon angedeutet – Diagnose- von Therapie-Operationen unterscheiden. Doch Krebszell-Aussaat, Prostata-Infektion etc. sind nicht die einzigen Nachteile der Biopsie. Ihre entscheidende Schwäche ist die Unmöglichkeit, im Mikroskop den Haustierkrebs vom Raubtierkrebs ausreichend zuverlässig zu unterscheiden. Auf diese Tatsache kann nicht eindrücklich genug hingewiesen werden. Damit aber bricht ein entscheidender Pfeiler der verstümmelnden Krebsstrategie in sich zusammen.

> C. Ergänzende Lymphbahn-Operation:
>   10. Große Lymphbahn-Ausräumung hinter der Bauchhöhle
>   (= Totale Lymphadenektomie)
> D. Zur Ausschaltung von Hormondrüsen:
>   11. Kastration
>   a) Hoden/Nebenhoden-Totalentfernung
>   b) Hoden-Entkernung
>   (= plastische Orchiektomie)
>   12. Nebennierenentfernung
>   (= Adrenalektomie)
>   13. Hirnanhangsdrüsen-Ausschaltung durch Radioaktiv-Spickung
>   (= Radio-Aktiv-Verödung der Hypophyse)
> E. Zur Vorbeugung einer Hoden/Nebenhoden-Infektion:
>   14. Samenstrang-Unterbrechung (= Vasektomie)
> F. Bei Fernmetastasen im Skelett:
>   a) Vor Knochenbruch
>   15. Herdausräumung mit Plombierung
>   b) Nach Knochenbruch
>   16. wie 14 mit Knochenverbund-Op (Osteosynthese)
>   17. Nur Osteosynthese (durch Nagelung, Platten-Verschraubung etc.)

Noch heute behaupten Urologen und Pathologen, aus dem mikroskopischen Bild sei ein »Grading« des Bösartigkeitsgrades möglich. Als schwerwiegenster Beweis gegen diese Auffassung muß der Umstand gewertet werden, daß hochdifferenzierte, also den normalen Beeren-Zellen der Prostata sehr ähnliche Krebszellen häufig in Knochenmetastasen gefunden werden. Gerade diese aber sind angeblich eher gutartig.

Bei einer Prostatakrebs-Musterung im Mai 1978 fühlte der Hausarzt bei FRANZ MEIER eine Verhärtung des linken Prostatadrü-

Biopsie

= Entnahme, Präparation (= Aufbereitung), Mikroskop-Betrachtung und Beurteilung einer »Probe« entweder eines Gewebsschnittes (= Histologie) oder von aus dem Gewebsverband gelösten Zellen (= Zytologie) beim Lebenden.

Biopsie-Operation

= Entnahme der »Probe« durch
  1. Schnitt (Messer)
  2. Stanzung (Stanze)
  3. Kanülen-Punktion plus Saugung

»Feinnadel«-Biopsie der Prostata durch den Mastdarm hindurch

Gefahren:
1. Massive Übertragung von Kotkeimen (immer)
2. Verletzung vieler Prostata-Dolden (immer), des Bläschendrüsen-Hauptganges (häufig), der Harnröhre (selten) und der Blase (selten).
3. GroßerBlutungsherd

Mögliche Folgen:
1. Akute und chronische Prostataentzündung, eventuell Abszeßbildung
2. Dauerhafte Potenzstörung
   Vor allem:
3. Massive Krebszellaussaat
4. Nötigung zu Rabiat-Diagnostik und -Therapie (durch Fehlbeurteilung des Mikroskopbildes).

Merke:
1. Bei 1 (Kanülen-) Volltreffer in einen erbsgroßen Krebsherd werden ca. 20 Millionen Krebszellen »mobilgemacht«, außerdem viele Tausend Mastdarmkeime eingeschleppt!
2. Die Zell-Mikroskopie (Zytologie) ist noch unsicherer als die Gewebs-Mikroskopie (Histologie).

senlappens. Beschwerden hatte der Patient keine. Es war eine
»reine Vorsorge«.
Der Hausarzt überwies den 72jährigen zum Urologen. Dieser bestätigte den Befund des Hausarztes. »Die Fingeruntersuchung war furchtbar. Beim Urologen noch schlimmer als beim Hausarzt«.
Der Urologe machte Röntgenaufnahmen der Nieren und schlug eine Biopsie-Operation vor. Diese wurde am 27. Juli gemacht, und zwar sehr gründlich. Aus dem rechten Drüsenlappen stanzte der Operateur 3 bis zu 2,6 cm lange Gewebszylinder heraus, aus dem linken nochmals 3 »bis knapp 3 cm lang«. Dabei behaupten namhafte Urologen, heutzutage genüge zur Diagnose eines Prostatakarzinoms eine Feinnadel-Biopsie!
An den Folgen der rabiaten 6-fach-Stanzung seiner Prostata leidet der Patient noch heute. Er hat häufig stechende Schmerzen im Prostatabereich. Beim Orgasmus sind sie so stark, daß er es vorzog, keinen Geschlechtsverkehr mehr auszuüben. Vorher war er sexuell nocht recht aktiv.
Der Pathologe fand »*in zwei Stanzen im Polbereich winzige atypische Drüsennester mit einreihigem Epithel, das etwas vergrößerte Kerne aufweist. Die Drüsen sind hier etwas dichter gelagert und zeigen unregelmäßige Konturen. Innerhalb der Kerne findet man hier und da ebenfalls vergrößerte Makronukleolen*« (= große Kernkörperchen). Für den Pathologen »*ergibt sich wegen der herdförmig nachweisbaren sehr winzigen atypischen Drüsenkomplexe der dringende Verdacht auf ein hochdifferenziertes Adenokarzinom der Prostata*«.
Eigentlich war die Ausbeute unerwartet gering. Wenn man bei Männern im Alter von 71−75 Jahren 6 Riesenzylinder aus der Prostata herausstanzt, findet man bei zwei Drittel Krebszellen. Bei zwei Drittel der Gesunden wohlbemerkt!
Nachdem das Ergebnis der Feingewebs-Untersuchung eingetroffen war, bestellte der Urologe Patienten und Ehefrau in seine Praxis. Er sagte, daß es Krebs sei und schlug dringend nicht nur die Radikaloperation der Prostata, sondern auch eine Kastrations-Operation (= »Aushöhlung der Hoden«) und eine Durchtrennung der Samenstränge vor. »*Bei dieser Besprechung beschrieb mir der Urologe im Beisein meiner Ehefrau die mir bevorstehenden Krebsgefahren bei Ablehnung einer Operation in schlimmster Weise, so daß ich unter diesem seelischen Druck der Operation zustimmte*«.
»Die Operation konnte aber nicht sofort vorgenommen werden, weil im Krankenhaus kein Zimmer zur Verfügung stand. Im Verlauf der Wartezeit auf ein freies Zimmer traten bei mir Bedenken ob der Notwendigkeit einer Operation auf, die mich veranlaßten,

mit meinem ältesten Sohn, der zu seinem engeren Bekanntenkreis einige Mediziner zählt, Rücksprache zu nehmen und die ihm befreundeten Ärzte um Rat zu fragen. Diese Ärzte rieten mir jedoch einstimmig, von einer Operation zunächst Abstand zu nehmen und zuvor das Urteil eines 2. Urologen einzuholen, dabei jedoch die Untersuchung durch den 1. Urologen nicht zur Sprache zu bringen. So suchte ich nunmehr die Praxis des Urologen Dr. F. auf, um seine Meinung zu hören.«
»Herr Dr. F. nahm sofort einige Gewebeproben und gab diese zur Begutachtung an das Pathologische Institut«.
Der Mikroskop-Bericht vom 25.8.1978 liegt mir vor: »*Man sieht mikroskopisch die Zeichen einer Adenomyomatose* (= gutartige Drüsen-Muskel-Wucherung), *die Drüsen sind unauffällig mit zylindrischem Epithel* (= Zellgewebe) *ausgekleidet, die Basalmembran* (= Grundschicht) *ist intakt. Dysplasien* (= Fehlbildungen) *finden sich nicht«*. Die Diagnose lautet: »*Zeichen einer Adenomyomatose mit geringfügiger Entzündung, kein Krebsnachweis«*.
Am 2. Oktober 1979 untersuchte ich den Patienten in meiner Praxis. Er klagte über die bereits erwähnten stechenden Schmerzen im Prostatabereich und über einen inzwischen eingetretenen völligen Potenzverlust. Sonst hatte der 73 Jahre alte Mann in gutem Ernährungs- und Kräftezustand keine Beschwerden.

Es kommt hier nicht darauf an, daß sich hochdifferenzierte Krebszellen öfters gutartiger verhalten als niedrigdifferenzierte. Das ist anscheinend so. Aber es gibt zu viele Ausnahmen. Dies ist so häufig, daß im Einzelfall keine ausreichend zuverlässige Vorhersage getroffen werden kann.

Bei der rektalen Tastuntersuchung fand ich eine kastaniengroße, mehr weich- als derbelastische Prostata. Der linke Lappen war etwas größer als der rechte, weder eine allgemeine Verhärtung noch ein Knoten waren tastbar. Kein Druckschmerz. Der Befund war völlig normal.
Ich sagte dies dem Patienten und dazu, daß ich keine Behandlung für erforderlich hielte. Seine Antwort: »Wenn ein Zimmer damals frei gewesem wäre, wäre ich operiert. So hatte man mich und meine Frau in Panik versetzt«.

Die einzig diskutable Möglichkeit einer Biopsie-Diagnostik des Prostatakrebses ist die Mikroskopuntersuchung des Ejakulats. Wenn ein in der Prostata vorhandener Krebsherd

Anschluß an einen Ausführungskanal gefunden hat, muß dies als Verdachtszeichen eines zumindest beginnenden Raubtierkrebses gewertet werden. Dies sagt sehr viel mehr aus, als das mikroskopische Bild einer Probe, die durch Gewebsverletzung gewonnen wurde. Denn daraus kann man eine wichtige Frage nicht beurteilen: Ob der Krebsherd abgekapselt ist oder nicht.

Der Nachweis von Krebszellen im Ejakulat beweist dagegen den Durchbruch durch eine eventuell vorher vorhandene Kapsel. Das gibt noch keine ausreichende Sicherheit für die Einstufung als Raubtierkrebs. Aber es ist ein Grund zu verstärkter Aufmerksamkeit und auch zur Einleitung ungefährlicher krebswidriger Maßnahmen.

Während der Niederschrift des Manuskriptes zu diesem Buch rief mich ein 63jähriger Kapitän aus Bremen an. Er hatte vor etwa sechs Wochen erstmals im Ejakulat eine blutige Verfärbung bemerkt. Damals war er gerade im Urlaub auf den Bahamas. Vor wenigen Tagen passierte dasselbe. Er hat keinerlei Beschwerden.

Das Wasserlassen ist schon seit ein paar Jahren, wie bei fast allen gleichaltrigen Männern – etwas gestört. Nachts muß er meistens einmal, selten zweimal aufstehen. Beim Wasserlassen tröpfelt es etwas länger nach.

Blut im Ejakulat kann der erste Hinweis für einen Raubtierkrebs der Prostata sein. Es ist aber nicht typisch dafür. Häufiger kommt es dazu bei gutartigen Wucherungen in einem Doldengang, durch ein Papillomen zum Beispiel. Auch ein entzündlicher Prozeß kann verantwortlich sein, verursacht durch eine Infektion, ganz selten einmal auch durch eine tuberkulöse Infektion.

Ich habe dem Patienten zunächst seine Krebsangst genommen. Durch den Hinweis, daß ein Raubtierkrebs eher eine seltene Ursache für Blut im Ejakulat ist.

Zur weiteren Abklärung empfahl ich dem Telefon-Patienten, in ein Institut für Laboratoriumsmedizin zu gehen und dort das durch Onanie produzierte Ejakulat in ein steriles Gefäß zu entleeren und untersuchen zu lassen. Die Untersuchung sollte sowohl auf Bakterien mit Testung der Keimempfindlichkeit auf Antibiotika wie auch auf krebsverdächtige Zellen stattfinden. Diese Untersuchung ist vor allem deshalb notwendig, um eine Partnerinfektion durch Bakterien zu vermeiden. Die Gefahr einer Krebsübertragung selbst besteht ja nicht. Und Krebserreger nach Art von Infektionserregern, die übertragen werden könnten, gibt es ja auch nicht. Zwar ist bekannt, daß bestimmte Viren, also Kleinst-Mikroben, Kleinst-Keime, bestimmte Lymphkrebsarten hervorrufen können. Doch nur unter ungewöhnlichen Bedingungen.

Jedenfalls darf man sagen: Wenn die »Krebsansteckung« eine wesentliche Rolle spielen würde, wäre das längst bekannt geworden. Dann müßten z.B. Männer von Frauen mit Gebärmutterhals- bzw. Muttermund-Krebs sehr viel häufiger Penis-Krebs bekommen. Und so weiter.

Außer der vorgeschlagenen Laboruntersuchung halte ich im Moment alles andere für zu riskant, auch die Fingeruntersuchung der Prostata. Zwar ist von einer wirklich behutsam ausgeführten Fingeruntersuchung kein Schaden zu erwarten. Leider aber ist die Regel, daß zu grob untersucht wird, von den Urologen eher noch häufiger als durch andere an der Krebsmusterung Beteiligte.

Darüberhinaus bestünde die Gefahr, daß der Untersucher den Patienten zu einer Biopsieoperation drängt. Und das kann der Anfang vom Ende sein.

Wichtig ist, daß schon jetzt etwas geschieht. Daß eine Behandlung eingeleitet wird, die sicher nicht schaden kann, aber vielleicht sehr nützlich ist.

Fast immer nützlich sind heiße Sitzbäder. Weil sie die Durchblutung der Prostata stark anregen. Wichtig ist, daß nur Gesäß und Genitalien ins heiße Wasser eintauchen, damit die Mehrdurchblutung im Beckenbereich so stark wie möglich wird. Mehr Durchblutung ist ja immer eine Blutverteilungsfrage. Im Körper kreisen ständig zirka 7 Liter Blut, ungleichmäßig auf die einzelnen Organe verteilt. Stark arbeitende Organe sind mehr durchblutet, andere weniger.

Durch Erhitzung erreicht man eine Gefäßerweiterung. Je kleiner der erhitzte Bereich ist, um so stärker die Blutfülle. Würde man sich zum Beispiel bis zum Nabel ins heiße Wasser setzen, so würde die gesamte untere Körperhälfte stärker durchblutet, die Blutfülle von Einzelteilen der unteren Körperhälfte also nicht so groß werden können, als wenn die Hitze mehr konzentriert wird. Von Badezusätzen kann man sich nicht sehr viel versprechen. Das wichtigste ist das heiße Wasser. Nach dem Sitzbad sollte man eine warme kurze Unterhose anziehen. Am besten trägt man über einer üblichen Baumwollunterhose zusätzlich eine aus Angorawolle. Dann braucht man die empfindlichere Angorunterhose nicht so oft zu waschen.

Überhaupt ist Angorakleidung durch die Warmhaltung und wahrscheinlich auch wegen anderer physikalischer (elektromagnetischer?) Wirkungen immer nützlich, wenn man in einem bestimmten Körperbereich eine dauerhafte Mehrdurchblutung erreichen will. Wichtig ist aber immer, das Kleidungsstück nicht zu groß zu wählen. Auch hier gilt der Grundsatz: Je umschriebener, desto wirksamer.

Darüberhinaus habe ich dem Patienten zunächst einmal geraten, »Gesundheitsluxus« zu betreiben und zusätzlich eine Diät einzuhalten, die wahrscheinlich das Krebswachstum hemmt, ohne den eventuell Krebsgefährdeten zu sehr zu kasteien. Da gibt es ja zum Teil sehr rigorose Krebs-Diätkuren. Für sie gilt ähnliches wie für rigorose Therapiemaßnahmen: So lange ihr Wert nicht wirklich überzeugend bewiesen ist, sollte man darauf verzichten.

Sicher ist es immer ein wenig problematisch, ärztliche Ratschläge aufgrund einer nur telefonischen Information zu geben. Doch in diesem Fall bin ich mir meiner Sache besonders sicher. Denn leider wäre ja selbst dann nichts versäumt, wenn es sich um einen Raubtierkrebs der Prostata handelte. Meines Erachtens dürfte man weder operieren, noch bestrahlen, noch Zellkiller-Medikamente geben. Das einzige, was eines Tages vielleicht in Frage kommt, sind gegengeschlechtliche Sexualhormone. Doch das muß man sich sehr lange aufheben, weil die Wirkung sich nach einigen Jahren erschöpft. Im übrigen käme bei einer Verstopfung der Harnröhre durch die Krebswucherung – was übrigens, im Gegensatz zu gutartigen Wucherungen, sehr selten ist – nur eine Hobelungsoperation in Frage.

Ein besonderes Wort ist zur »Zufalls-Biopsie« erforderlich. Hier geht die Enukleationsoperation (= Entkernungsoperation) der gutartigen Wucherung der Prostata, des sogenannten Prostataadenoms voraus. Dabei erleben Operateur und Patient öfters eine Überraschung. Obwohl das Adenom einen gutartigen Eindruck machte, entdeckt der Pathologe darin Krebsherde. Wie ist so etwas zu beurteilen?

Auf keinen Fall kann daraus m.E. die Begründung für eine weitere Operation abgeleitet werden, die das Ziel hat, krebsiges Gewebe möglichst radikal herauszuschneiden. Dies ist aus anatomischen Gründen nicht möglich, wie ich schon in meinem Buch KEINE ANGST VOR KREBS begründet habe.

Nachdem bekannt ist, daß ein Drittel aller Männer ab 45 einen Krebsherd in der Vorsteherdrüse hat, ohne daß daraus ein Raubtierkrebs wird, bleibt der zufällige Nachweis von Krebsherden in einem herausoperierten Prostataadenom ohne wesentliche praktische Bedeutung. Ich rate dringend davon ab, sich aufgrund dessen zu einer verstümmelnden Therapie überreden zu lassen. Es ist weder eine zustäzliche Operation, noch eine Atomsprühfeuer-Kanonade, noch eine Chemotherapie zweckmäßig, auch keine Behandlung mit gegengeschlechtlichen Hormonen.

Nun zu den wichtigsten »*Therapie-Operationen*«. Grundsätzlich abzulehnen sind die in Tab. 7 unter A6–9 aufgeführten Eingriffe.

Weder die *Prostatektomie,* noch die *Totale PV-Ektomie* sind diskutabel. Auch wenn es gelingt, die Frühdiagnose eines Raubtierkrebses zu stellen, ist eine Radikaloperation im chirurgischen Sinne nicht möglich. Man müßte mehrere Zentimeter um die Vorsteherdrüse herum alles wegschneiden. Dies aber wäre eine sicher tödliche Operation.

Unter *Biopsie* versteht man die Entnahme, Präparation (= Aufbereitung), Mikroskop-Betrachtung und Beurteilung einer »Probe«, entweder von Zellen im Gewebszusammenhang (= Histologie) oder von aus dem Gewebeverband gelösten Zellen (= Zytologie).
Jede Entnahme von Biopsie-Material durch eine Verletzung, also durch Schnitt, Stanzung oder Stich ist eine Biopsie-*Operation*. Davon zu unterscheiden ist die Gewinnung einer »Probe« ohne Operation, also durch Abstrich oder aus Körpersäften. Für den Prostatakrebs interessiert hier besonders die Zelluntersuchung des Ejakulates (= Samenergusses). Leider wird diese völlig ungefährliche Möglichkeit der Biopsie sehr wenig benutzt.
Jede Biopsie-Operation bei Krebs ist gefährlich. Wer das bestreitet, ignoriert eine der wichtigsten Gesetzmäßigkeiten bei Krebs: Die Verbundlockerung der Krebszellen untereinander, insbesondere an der Oberfläche eines Krebsherdes. Diese Verbundlockerung ist zwar bei verschiedenen Krebsarten unterschiedlich stark, aber immer gegeben.
In meinem Buch »*Nachoperation*« (MOLDEN-Verlag 1977) habe ich meinen Standpunkt zum Wert der Prostatakrebs-Musterung wie folgt zusammengefaßt: »*Es gibt zur Zeit keinen vernünftigen Grund für Vorsorge-Untersuchungen wegen der Gefahr eines Vorsteherdrüsenkrebses, weil es keine vernünftige Therapie gibt*«. An anderer Stelle steht: »*Eine Frühentdeckung des Vorsteherdrüsenkrebses bringt zur Zeit nichts. Die derzeitigen Behandlungsmöglichkeiten sind meines Erachtens ausnahmslos unzureichend. Nebenwirkungen, Komplikationsgefahren, Verlust an Lebensqualität stehen in keinem vernünftigen Verhältnis zum Gewinn durch die derzeitigen Therapiemethoden*«.
Auf die Gefahren der Biopsie-Operationen hat in letzter Zeit vor allem Prof. Dr. E. KROKOWSKI hingewiesen. Anhand von 3.000 Verlaufsbeobachtungen nach Operationen bei Krebs, insbesondere auch Biopsie-Operationen, konnte nachgewiesen werden, daß dies sehr oft der Anfang vom Ende war, der Beginn raschen Fortschreitens einer

Krebskrankheit. Prof. KROKOWSKI folgert aus seinen Beobachtungen, *daß es in einigen Jahren als ärztlicher Kunstfehler gelten werde, Biopsie-Operationen zu machen.* Warum erst in einigen Jahren?
Der amerikanische Chirurg Prof. RUPERT TURNBULL ist ein besonders wichtiger Zeuge für die Gefährlichkeit einer Biopsie-Operation. Er ist ein Spezialist für Dickdarmkrebs-Operationen.
Hier konnte er durch eine *No-touch-isolation-technic« –* mit keinerlei Berührung der Krebsgeschwulst – die Heilungserfolge ganz erheblich verbessern. Seine Forderung lautet: *»Berühren Sie nie eine Krebsgeschwulst – weder bei der Diagnose, noch bei der Operation«*. Bereits das einfache Drücken eines Krebsherdes hält er für gefährlich. Weit gefährlicher ist natürlich das Hineinschneiden oder Hineinstechen. Schon heute muß jede Biopsie-Operation bei Prostatakrebs-Verdacht m.E. als ärztlicher Kunstfehler gelten. Hier ist auch die sogenannte Feinnadel-Punktion eingeschlossen. Bei ihr kommt deshalb ein besonderes Gefahrenmoment hinzu, weil durch den immer mit Kotkeimen besiedelten Mastdarm hindurchgestochen wird. (s. Abb. 12). Zahlreiche Fälle von hochakuter infektiöser Prostataentzündung durch Keimverschleppung sind inzwischen bekannt geworden.
Zumindest ist jeder Biopsie-Operateur verpflichtet, seinen Patienten vorher darüber aufzuklären, daß es inzwischen viele namhafte Wissenschaftler gibt, die jegliche Biopsie-Operation für sehr gefährlich halten. Nach einer derartigen Aufklärung dürfte es wohl nur noch wenige Patienten geben, die diesem Eingriff zustimmen.
Die *Radioaktiv-Spickungs-Operation* wurde vor allem von dem international renommierten Krebs-Urologen am Sloan-Kettering-Cancer-Center in New York entwickelt. Dazu wird die Vorsteherdrüse von einem Bauchschnitt aus freigelegt. Dann werden Titanium-Hohlnadeln von 4,5 mm Länge, die radioaktives Jod enthalten, saatartig in der Prostata verteilt. Der Vorgang ähnelt dem der Spickung eines Reh-

rückens mit kleinen Speckstreifen. Insgesamt werden etwa 20 derartige Spikes eingelegt.

Die Freilegung der Prostata ist verhältnismäßig einfach, die richtige Lokalisation der Spikes hingegen technisch sehr schwierig. Die Nadeln müssen so über das Organ verteilt werden, daß die Strahlung möglichst gleichmäßig alle Gewebsbezirke der Prostata erreicht. Dies ist nur mit Hilfe einer raffinierten technischen Apparatur möglich.

Eine weitere Schwierigkeit besteht in der Vorbereitung der radioaktiven Spikes. Die technische Kompliziertheit hat die Verbreitung der Methodik erschwert. Immerhin ist dies wohl der letzte Grund dafür, daß sich die Methode nicht einmal an unseren Universitäten einbürgern konnte. Allerdings will man dies jetzt anscheinend nachholen.

Die Radio-Jod-Spikes haben eine begrenzte Strahlungsdauer, so daß sie nicht wieder entfernt werden müssen. Sicher wird dadurch eine gleichmäßigere Bestrahlung des Prostatagewebes erreicht als bei der Megavolt-Therapie mit einer Strahlenkanone. Dennoch stehen Nutzen und Gefahren auch hier in keinem vernünftigen Verhältnis zueinander.

Man bedenke allein die Strahlungsgefahr, die von einem Patienten mit Radioaktiv-Spickungsoperation ausgeht. Ein Großvater darf nie wieder seinen Enkel auf den Schoß nehmen. Zwar klingt die starke Anfangsstrahlung nach einem halben bis einem Jahr ab. Doch bleibt eine Reststrahlung für viele Jahre. Aus Sicherheitsgründen würde es kein verantwortungsbewußter Opa riskieren, seinen Enkel zu gefährden. Daß sich auch im übrigen erhebliche Störungen im familiären Zusammenleben ergeben müssen, ist klar.

Eine der schlimmsten Operationen, die je zur Behandlung eines Prostatakrebses empfohlen wurde, ist die *Vereisungsoperation,* auch *Kryochirurgie* der Prostata genannt. In meinem Buch KEINE ANGST VOR KREBS habe ich davor nachdrücklich gewarnt und dies sehr eingehend begründet. Da gibt es ein Kapitel *»Tödliche Menschenversuche mit Prostata-Vereisungsoperation, unterstützt von Deutscher*

Forschungsgemeinschaft«. Bemerkenswerterweise hat sich bis heute kein Staatsanwalt dafür interessiert.
Diese Ablehnung der Kryochirurgie gilt wohlbemerkt nur für die Prostata. Es scheint sehr nützliche Indikationen dafür in anderen Organbereichen zu geben. Genau weiß ich das nicht, weil ich mich damit nicht näher beschäftigt habe. Zur Behandlung des Prostatakrebses jedenfalls ist die Vereisungsoperation abzulehnen. Sie führt immer zu eitrigen Infektionen, weil das sich durch Gefrierung abgestorbene Gewebe zwangsläufig infiziert und keine genügende Ableitung nach außen finden kann. Das Operationsfeld liegt zu sehr in der Tiefe und hat einen zu kleinen Ableitungskanal. Ich warne die Patienten dringend davor, sich zu derartigen Versuchsoperationen herzugeben.
Eine besonders makabre Errungenschaft moderner urologischer Chirurgie ist die *Große Lymphbahn-Ausräumung hinter der Bauchhöhle* (= Totale Lymphadenektomie). Sie wird mit der Begründung gemacht, daß es wichtig sei, bei einer Krebsoperation immer auch die zugehörigen Lymphstationen mit auszuräumen. Für jemanden, der ein Anhänger der ganzheitlichen Krebstheorie ist, kann es für eine Lymphbahnausräumung keine vernünftige Begründung geben. Abgesehen davon hat dieser Eingriff ganz besondere Gefahren.
Es wurde schon darauf hingewiesen, daß eine gegengeschlechtliche Sexualhormonbehandlung Prostatakrebsherde zum Einschmelzen bringen kann. Diese Beobachtung hat dazu geführt, daß die Urologen eine operative Kastrationstherapie empfehlen. Dabei gibt es zwei Möglichkeiten: Entweder den Hoden mit Nebenhoden total herauszunehmen oder lediglich den Hoden zu entkernen. Letzteres nennt man auch *plastische Orchiektomie*. Man schneidet die Hodenkapsel auf und kratzt das weiche Hodengewebe mit einem scharfen Löffel heraus. Die Kapsel bleibt zurück und fühlt sich noch wie ein verkleinerter Hoden an. Zweifellos ist das kosmetisch die bessere Lösung.
Dennoch sind die Begründungen der operationsfreudigen

Anästhesie bei Prostatakrebs-Operationen

A. Örtliche Betäubung
   1. Umspritzungs-Anästhesie (Schlecht!)
   2. Sakral-Anästhesie (Einspritzung in Kreuzbeinkanal) (Meist optimal)
   3. Lumbal-Anästhesie (Meist gut)
   4. Peridural-Anästhesie (Meist gut)

B. Narkose
   Notfalls zur großen Lymphbahn-Ausräumung gerechtfertigt, meist A 3 oder 4 besser. Diese heroische Op ist aber abzulehnen.

Merke:
Die Sakral-Anästhesie ist die optimale Betäubungs-Methode bei fast allen Operationen an den Genitalorganen, insbesondere auch bei Blasenspiegelungen (Elegant, schmerzlos und ungefährlich!).

Urologen für diesen Eingriff nicht stichhaltig. Zwar wird behauptet, daß diese Therapie wirksamer sei als die alleinige Medikament-Therapie. Doch einen überzeugenden Beweis gibt es dafür nicht. Man muß fürchten, daß die Hauptmotivation die Lust am Operieren oder anderes ist. Der Urologe Prof. ROTHAUGE schreibt dazu in Med. Welt Nr. 46, 1979: *»Unseres Erachtens ist die Orchiektomie, abgesehen von ihren negativen psychologischen Auswirkungen, unnötig und widerspricht dem Grundsatz, daß man ein therapeutisches Ziel, das man auch auf konservativem Wege erreichen kann, nicht durch eine Operation herbeiführen sollte.«*
Die operative *Nebennierenentfernung* oder auch die *Hirnanhangsdrüsen-Ausschaltung* sind so heroische Eingriffe, daß man sie nicht scharf genug ablehnen kann. Sie liegen sehr nahe jenen ultraradikalen Eingriffen vom Typ der Becken-Bein-Amputation bei Hüftkrebs. Irgendwo muß mit der operativen Verstümmelung von Menschen Schluß sein. Und die Grenze liegt sicher weit vorher.

> **Häufigkeit von Haustier-Krebsid und tödlichem Raubtier-Krebs der Prostata in der Bundesrepublik 1978**
>
> Haustier-Krebs (Krebsid) ca. 3 000 000
> (33 % aller Männer ab 45 Jahren)
>
> Prostatakrebs-Tote
> (bei Rabiatstrategie) 7 505   25,7 : 100 000
>
> Risiko des tödlichen Prostatakrebses für
> Männer ab 45 Jahren im Mittel pro Jahr: 50 : 100 000
>
> *Merke:*
> Prostata-Krebsmusterung ist viel gefährlicher als Abwarten, Massenmusterung unangemessene Verschwendung von Krankenkassen-Mitgliedsbeiträgen und Steuergeldern.

Durchaus sinnvoll, manchmal zwingend sind Operationen bei Fernmetastasen des Prostatakrebses im Skelett. Derartige Fernmetastasen gibt es ja häufig, vor allem in Wirbelkörpern, oft auch im Schenkelhals. Dann bricht eines Tages der Knochen.
Besonders bei Schenkelhalsbrüchen durch Prostatakrebsmetastasen hat sich die *Knochenverbund-Operation* (= Osteosynthese) bewährt. Ohne Operation würden ja die Patienten für den Rest ihres Lebens gehunfähig bleiben. Legt man einen derartigen Bruch operativ frei, räumt den Krebsherd, so gut es geht, aus, verplombt das Ganze mit »Knochenzement« – einem gut körperverträglichen Kunststoff – und macht eine Nagelungs- bzw. Verplattungsoperation, dann kann der Patient das Bein schon nach wenigen Tagen belasten. Dies ist eine sehr segensreiche Operation, auch wenn die Tage des davon betroffenen Patienten gezählt sind. Jedenfalls ist in der Regel die Überlebenszeit kurz. Es gibt allerdings eine ganze Menge Ausnahmen, so daß Hoffnungslosigkeit nicht am Platze ist.

4. Dickdarmkrebs

Am Dreikönigstag 1966 gab es für mich bei der Bauchoperation von Walter Lehret eine Überraschung. Zwar hatte ich die Geschwulst in seinem rechten Mittelbauch auf gut Mannsfaustgröße geschätzt und deshalb den Bauchschnitt schon 15 cm lang gemacht. Doch es reichte nicht, um an den Tumor heranzukommen. Ich mußte den Längsschnitt auf über 20 cm erweitern. Denn das Gewächs war groß wie das Köpfchen eines etwa 5jährigen Kindes. Das riesige Geschwulstpaket saß an der rechten Bauchwand und auf der Unterlage fest. Teile der großen Netzschürze und des Dünndarmes waren einbezogen.
Unter dem Verdacht auf einen Krebs im Anfangsteil des Dickdarmes, im aufsteigenden Ast, war dem Patienten die Operation vorgeschlagen worden. Ich hatte bei ihm schon Anfang November 1965 eine Kontrast-Einlaufuntersuchung des Dickdarmes gemacht und dabei im rechten Dickdarmteil am Übergang zum Zökum einen krebsverdächtigen Bezirk entdeckt. Schon damals war dem Patienten dringend zur Operation geraten worden. Er wollte aber nicht, aus wichtigen familiären Gründen, wie er sagte. Inzwischen hatte der 48jährige Kaufmann, fast 1,90 m groß, früher knapp 2 Zentner schwer, einige Kilo verloren. Er wog noch 160 Pfund. Die Schmerzen im rechten Mittelbauch hatten zugenommen, waren öfters kolikartig. Auch die Verhärtung, die man schon im November gefühlt hatte, war wesentlich größer geworden.
Es wurde eine schwierige Operation. Denn es war ein bereits über die Dickdarmwand hinaus fortgeschrittener Krebs, der vor allem auch weit in die Gekrösewurzel hinreichte. Auch das seitliche und hintere Bauchfell war von Krebs durchwachsen. Der Tumor ging bis zur rechten Niere und den Harnleiter.
Bei diesem Befund war völlig klar, daß der Krebs niemals vollständig entfernt werden konnte. Ich beschränkte mich darauf, die Hauptgeschwulst auszulösen. Den Dünndarm durchtrennte ich etwa 10 cm vom Dickdarm entfernt, den Dickdarm in der Mitte des querverlaufenden Teils. Zusammen mit diesen Darmstümp-

fen wurde die Geschwulst, so gut es ging, herausgenommen. Danach machte ich eine neue Verbindung zwischen den Dünn- und Dickdarmenden, eine End-zu-End-Ileo-Transversostomie.
Die Operation dauerte 2 1/2 Stunden. Es blutete ziemlich stark. Der Anästhesist hatte seine liebe Not mit dem Kreislauf. Unsere Hauptsorge war, den Patienten lebend vom Operationstisch zu bekommen.
Das gelang. Aber bei den großen Krebsmassen, die zurückgelassen werden mußten, waren die Überlebenschancen des noch nicht 50jährigen Mannes schlecht, sehr schlecht. Im herausgeschnittenen Operationspräparat fand sich ein riesiger schüsselförmiger Krebs vom Typ des Adeno-Karzinoms.
Der Patient erholte sich prächtig, eigentlich zu prächtig. Er nahm 20 Kilogramm an Gewicht zu. Allerdings hatte er immer einmal wieder ein Spannungsgefühl im rechten Unterbauch, oft auch leichte Schmerzen. Insgesamt waren es die Zeichen eines rückfälligen »Subileus«, also von Passagestörungen des Darmes, wie sie sich bei teilweisen Darmverlegungen finden.
Anfang Januar wurde es besonders schlimm. Und auf den Tag genau, am Dreikönigstag, ein Jahr nach der Mammutoperation, war der Patient wieder in meinem Krankenhaus. Die Ursache des rückfälligen Subileus konnte nur durch eine Operation geklärt werden. Vor allem mußte man befürchten, daß eine Wucherung der zurückgelassenen Krebsreste die Ursache war.
Am 10. Januar 1967 lag Walter Lehret erneut auf dem Operationstisch. Voller Spannung öffnete ich den Leib in der alten Narbe. Es bestanden starke Verwachsungen. Diese wurden schrittweise gelöst. Durch die Verwachsungen wurde der Dünndarm stellenweise stark verzogen. Dann kam die große Überraschung: Der Krebs war völlig verschwunden. Nichts mehr davon zu sehen und zu tasten.
Ursache des Subileus waren die Verwachsungen. Sie wurden soweit als möglich gelöst und danach der Bauch wieder verschlossen. Die Subileuserscheinungen wiederholten sich später gelegentlich, verloren sich aber schließlich ganz. Im Januar 1980, 14 Jahre nach der unvollständigen Krebsoperation habe ich den Patienten auf einer Krebstagung in Wiesbaden vorgestellt. Er ist gesund, von seinem Krebs vollständig geheilt.

Was beweist diese Fallgeschichte? Daß der Körper in der Lage ist, mit großen, bei einer Operation zurückgelassenen, Krebsmengen fertig zu werden, sie selbst abzubauen. Das wird ja von Schulmedizinern vielfach bestritten, behauptet, daß es nur durch Operation, Bestrahlung oder Chemothera-

pie gelänge, Krebsgeschwülste zu entfernen oder verkleinern.
Es ist also nicht richtig, daß nur die Radikal – Operation eine Krebsheilung bewirken kann!

Am 5. Januar 1973 untersuchte ich Frau Renate Bense in der Ambulanz des von mir geleiteten Chirurgischen Krankenhauses. Sie hatte seit Mai 1972 öfters Blut am Stuhl bemerkt. In letzter Zeit war das mehr geworden. Im übrigen klagte sie über häufigere Leibschmerzen. Deshalb hatte der Hausarzt einen Verdacht auf chronische Blinddarmentzündung geäußert.
Bei der After-Austastung fühlte ich auf der linken Seite des Mastdarmes einen kastaniengroßen blumenkohlartigen Knoten mit relativ weicher Oberfläche. Sein Unterrand lag etwa 2 cm oberhalb der Haut-Schleimhaut-Grenze des Afters. Druckschmerzhaftigkeit bestand nicht. Danach machte ich eine Mastdarmspiegelung. Sie bestätigte den Tastbefund. Damals war ich mir der Gefahren einer Biopsie-Operation noch nicht bewußt. Ich entnahm ein Stück mit der Probeexzisions-Zange.
Die mikroskopische Untersuchung ergab: »*Es handelt sich um ein polypös wachsendes Adeno-Carcinom des Rektums*«(= Mastdarmkrebs).

Nach den schulmedizinischen Regeln chirurgischer Kunst war nun die Amputation des gesamten Mastdarmes mit angrenzendem S-Darm und die Anlegung eines künstlichen Afters (= Anus praeter) am Bauch erforderlich. Man nennt das Abdomino-Sakrale Rektumamputation, wenn der Eingriff von oben und unten durchgeführt wird. Dabei wird als erstes der Mastdarm von einem großen Bauchnitt aus freigelegt. Vom S-Darm her muß das Dickdarmende bis nahe an den After heran soweit als möglich von der äußeren Darmwand entfernt ausgelöst und beweglich gemacht werden. Dann folgen die Quer-Durchtrennung des S-Darmes, nachdem der Mastdarmstumpf vorher abgebunden wurde, und seine Versenkung ins kleine Becken. Das Ende des S-Darmes wird durch ein im Mittelbauch links angelegtes Loch nach außen gezogen und zum Anus praeter eingenäht. Das alles geschieht in Rückenlage des Patienten. Nach Umlagerung folgt dann der »*Sakrale Akt*«, vom Kreuzbein her. Nach

Entfernung des Steißbeines zieht der Operateur den im kleinen Becken versenkten Dickdarmstumpf nach hinten heraus, nachdem der After breit umschnitten wurde. Dann wird unten alles zugenäht.

Wenn der Krebs nahe am After sitzt, mit seinem Unterrand nicht weiter als 10–15 cm von der Haut-Schleimhaut-Grenze entfernt, gilt der Grundsatz, zu amputieren. Oberhalb von 10–15 cm, manche schaffen es sogar ab 7,5 cm, besteht die Möglichkeit einer Resektion, also des manschettenartigen Herausschneidens des Darmes mit einer End-zu-End-Vereinigung der Dickdarmstümpfe. Je höher der Mastdarmkrebs sitzt, umso leichter wird diese Resektion. Man hat früher versucht, das untere Mastdarmstück im Ganzen herauszuschneiden und den S-Darm nach unten durchzuziehen, um dadurch den Mastdarm zu ersetzen. Das führt aber fast immer zur Stuhlinkontinenz, weil der »Schließmuskel-Apparat« zerstört wird. Man nennt das Schließmuskel-Apparat, weil nicht nur ein einzelner Muskel, sondern mehrere Muskelgruppen das Dickdarmende kooperativ schließen und bei Bedarf öffnen.

Die Mastdarm-Amputation mit Anus praeter ist ein stark verstümmelnder Eingriff. Umso mehr, je jünger der Patient ist. Frauen leiden darunter im allgemeinen mehr als Männer. Manchmal gibt es keine andere Möglichkeit, zweifellos. Und sicher kann man auch mit einem Anus praeter ein durchaus lebenswertes Leben führen. Dafür gibt es unzählige Beweise. Hier leisten vor allem die Selbsthilfegruppen, zu denen sich Menschen mit Anus praeter zusammengeschlossen haben, eine sehr wertvolle und wichtige Arbeit.

Unsere Patientin war 57 Jahre alt. Als ich vorsichtig andeutete, daß eine Mastdramputation notwendig sein könnte, erschrak sie heftig. Das wollte sie nicht. Ich übrigens auch nicht. Schon lange war ich unsicher, ob wirklich der einerseits große Eingriff von 2–3 Stunden Dauer, andererseits die erhebliche Verstümmelung wirklich notwendig waren. Man freut sich zwar als Chirurg, wenn bei der Operation und hinterher alles gut geht. Aber ein ganz reines Gewissen habe ich eigentlich nie gehabt. Bei jeder Nachunter-

suchung des Patienten fragte ich mich meistens neu: War es wirklich notwendig?
Ich sagte meiner Patientin, daß ich versuchen wolle, die Krebsgeschwulst vom After her zu entfernen. Vorsorglich wies ich darauf hin, daß eine zumindestens teilweise Beschädigung des Schließmuskel-Apparates nicht sicher vermeidbar sei. Die Schließmuskulatur muß ja stark aufgedehnt und durch einen Wundspreizer während der ganzen Operation breit offen gehalten werden. Manchmal ist es zusätzlich notwendig, Teile des Schließmuskel-Apparates einzuschneiden, um richtig heranzukommen.
Die Operation war am 16. Januar 1973. Sie wurde in örtlicher Betäubung, in Sakral-Anästhesie, durchgeführt. Nach Spreizung der After-Schließmuskulatur stellte ich den kastaniengroßen blumenkohlartigen Krebs dar und umschnitt ihn mit einem elektrischen Messer elipsenartig, etwa 1 cm vom Tumor entfernt. Der Wundgrund wurde elektrisch verschorft. Dann nähte ich die Schnittränder aneinander.
Das Operationspräparat wurde erneut zur mikroskopischen Untersuchung eingeschickt. Nach dem Pathologenbericht war es ein *»kastaniengroßer Geschwulstknoten mit feinzottiger Oberfläche«*. Die Biopsie-Diagnose *»polypös wachsendes Adeno-Carcinom«* wurde bestätigt. *»Der Tumor ist randlich und nach der Tiefe zu im Gesunden entfernt«*, schrieb der Pathologe. Eigentlich hätte er schreiben sollen: *»An den Schnitträndern sehe ich keine krebsigen Wucherungen.«* Natürlich hat ein kastaniengroßer Krebsknoten immer in die nähere und weitere Umgebung gestreut. Er braucht ja viele Monate bis Jahre, um so groß zu werden.
Die Patientin stand vom ersten Tage nach der Operation an auf, machte ab Mitte der 2. Woche täglich Sitzbäder. Die Schließmuskulatur funktionierte wie vor der Operation. Am 31. Januar 1973 wurde RENATE BENSE aus dem Krankenhaus entlassen. Sie war überglücklich.
Ich behielt die Patientin in ambulanter Kontrolle. Bei der ersten Nachuntersuchung am 7. Februar tastete ich um die Narbe herum noch eine stärkere Verhärtung, die leicht druckschmerzhaft war. Die Patientin machte weiter heiße Sitzbäder. 14 Tage später hatte sich die Verhärtung etwas verkleinert, war noch etwa markstückgroß.
Am 30. März tastete ich eine zehnpfennigstückgroße Verhärtung. Ein Druckschmerz bestand nicht mehr.
Bei der Kontrolluntersuchung am 16. Mai fühlte ich eine Verdikkung im Narbenbereich. Ich fürchtete, daß es ein Krebsknoten war und schlug eine Nachoperation vor. Diese machte ich nach entsprechender Vorbereitung am 22. Mai ambulant, wieder in Sakral-Anästhesie. Schon bei der Operation sah es nicht krebsig aus.

Aber ganz sicher kann man da nicht sein. Ein paar Tage später kam der Feingewebsbefund zurück: »*Es handelt sich um vernarbte Darmwandmuskulatur und um Granulationsgewebe* (= Entzündungsgewebe). *Kein Tumorrezidiv.*« Gott sei Dank.
Die Patientin blieb weiterhin in meiner Kontrolle. Ich verordnete zur intensiven Durchblutungsförderung weiterhin Sitzbäder. Außerdem anderes zur Stärkung der Abwehrkräfte.
Anfang Oktober 1973 tastete ich wieder einen kleinen Knoten im Narbenbereich. Wieder schnitt ich ihn behutsam heraus. Ich wollte es genau wissen, die Patientin auch. Mikroskopisches Ergebnis: »*Chronische Perianale* (= um den After herum) *Entzündung. Für Malignität ergibt sich aus dem vorliegenden Material kein Hinweis.*« Es war wieder ein bohnengroßes Stück ausgeschnitten worden.
Es fand weder eine Röntgenbestrahlung, noch eine zytostatische Behandlung statt.
Es blieb alles gut. Anfang Januar 1980 konnte ich auch diese, inzwischen knapp 65 Jahre alte Patientin, in bestem Allgemeinzustand auf der Krebstagung in Wiesbaden vorstellen. Zwar sind seit der Operation gegen die Regeln der ärztlichen Kunst erst 7 Jahre vergangen. Eine 10-Jahresheilung ist es noch nicht, also im streng wissenschaftlichen Sinne noch keine sichere Krebsheilung. Aber immerhin waren es 7 besonders glückliche Jahre für die Patientin – gemessen an dem, was ihr erspart geblieben ist.

Zu meiner großen Freude las ich vor wenigen Tagen in der Zeitschrift *ONKOLOGIE 3,* 1980, S. 36 ff, einen Aufsatz aus der Chirurgischen Universitätsklinik für Chirurgie Innsbruck mit der Überschrift »*Transanale lokale Tumorektomie*« (= Örtliche Tumorausschneidung mit Zugang vom After). Durch eine besondere Technik ist es demnach sogar möglich, Mastdarmkrebse bis zu einer Höhe von 12 cm oberhalb vom After örtlich auszuschneiden, unter Erhaltung der Schließmuskelfunktion. Das geht bis zu einer Tumorgröße von 3–5 cm Durchmesser. Man schneidet 1–2 cm vom Tumorrand entfernt, kann die innere Wunde sofort vernähen. Besonders große Erfahrungen scheint der schweizerische Chirurg F. DEUCHER am Kantonsspital Aarau mit dieser Methode zu haben. Ich halte es für unbedingt wichtig, daß das die Patienten wissen.

Der Dickdarmkrebs wurde in den letzten Monaten mit großem Propagandaaufwand als ein neues, besonders bedrohliches Krebsgespenst aufgebaut, um die Krebsmusterungs-Muffel aufzuschrecken: Der Dickdarmkrebs. Dies sei inzwischen der gefährlichste von den 4 »Großen Killerkrebsen«, die vom Musterungsprogramm erfaßt werden.
Die Ausbeute der Vorsorgestrategen war bislang sehr mager. Die jährliche Sterblichkeit ist bei 3 Musterungskrebsen angestiegen: Riesig beim Prostatakrebs, stark beim Brustdrüsen- und Dickdarmkrebs. Nur beim Gebärmutter*hals*krebs gibt es etwa gleichbleibende Zahlen, keine eindeutig rückläufigen etwa. Lediglich die Sterblichkeitsrate beim Krebs des Gebärmutter*körpers* ist zurückgegangen. Dieser aber wird von der Krebsmusterung nicht erfaßt!
Nun soll der Dickdarmkrebs das Alibi liefern, den ausstehenden Tauglichkeitsnachweis für das Mammutprogramm der Vorsorgestrategen. Zumindest kann mit diesem Ablenkungsmanöver Zeit gewonnen werden, um weitere zig Millionen DM für die nationale Edelkampagne »Krebsvorsorge« zu mobilisieren.
Im Grunde ist es mir unangenehm, etwas zu kritisieren, bei dem man zumindest für mehrere Hauptbeteiligte beste Absichten unterstellen muß: Für die Spender und Organisatoren der DEUTSCHEN KREBSHILFE und für die Gesetzgebenden Körperschaften, die am 1. Juli 1971 das Krebsmusterungsgesetz verabschiedet haben. Deren beste Absichten sollen hier auf keinen Fall in Frage gestellt werden. Aber es ist nicht das erste Mal in der Geschichte, daß in guter Absicht ein falscher Weg beschritten wird. Leider gilt das hier. Aber dann muß man die Kraft und die Größe haben, rechtzeitig umzukehren.
Nicht allen am Vorsorgeprogramm Beteiligten kann man Uneigennützigkeit bescheinigen. Im Gegenteil: Für zu viele ist inzwischen die Krebsvorsorge zu einem üppig blühenden Geschäft geworden. Und von dieser Seite kommen verständlicherweise die heftigsten Angriffe gegen alle, die die Nützlichkeit der Krebsmusterungen in Frage stellen.

Nah- bzw. Erstziel der Dickdarmkrebs-Musterung ist, Krebsverdächtige zu finden, Zweitziel, aus diesen die Höchstverdächtigen auszusortieren und *Endziel, diese auf den Operationstisch zu bringen.* Denn als Kriegswaffe Nr. 1 im schulmedizinischen Krebsstrategieplan gilt die Radikaloperation, die Ausschneidung eines Dickdarmkrebsherdes »weit im Gesunden« und zwar auf Verdacht. Nicht nur das, was krebsverdächtig aussieht, aber häufig kein Krebs ist, sondern große Bezirke gesunden Gewebes werden absichtlich mit entfernt. Dazu gehören immer auch die angrenzenden Lymphknoten-Stationen, die Vorposten zur Abwehr und Abriegelung.

Ein Schlaglicht auf das, was Chirurgen von den Operationen halten, die sie selbst bei Krebskranken am häufigsten ausführen, wirft ein 1978 im angesehenen englischen Ärzteblatt BRITISH MEDICAL JOURNAL (Nr. 1/1978) veröffentlichtes Interview. Die häufigste Dickdarmkrebs-Operation ist die Mastdarm-Amputation mit Anlegung eines Kunstafters. Dazu wurde der Direktor für Chirurgie am ST. MARY's Hospital London, einer der bekanntesten Dickdarmkrebs-Chirurgen der Welt gefragt. Er antwortete: *»Ich bin absolut sicher – und das wird mir gewiß den Zorn der meisten Darmchirurgen einbringen, aber das macht nichts – : Ich würde keine perineale Resektion mit einer Kolotomie (=* Mastdarmamputation mit Kunstafter) *vornehmen lassen. Wie sehr wir uns auch zusammennehmen, wie sehr wir uns selbst auch täuschen, ein potentiell dauerhaft inkontinenter After ist eine schwer zu ertragende Schmach, so daß ich darüber staune, daß wir und unsere Patienten das so lange geduldet haben. Das sagt eine Menge über die soziale Gleichgültigkeit der einen und den sozialen Mut der anderen aus.«*

In der Bundesrepublik starben 1978 am Dickdarmkrebs 23 236 Menschen, bezogen auf 100 000 Einwohner 38. Dabei entfielen auf den Mastdarmkrebs 7 940 und auf den Kolonkrebs 15 296 Verstorbene. Bezogen auf 100 000 starben am Mastdarmkrebs 13 und am Kolonkrebs 25.

Die Häufigkeit des Krebsbefalles der einzelnen Dickdarm-

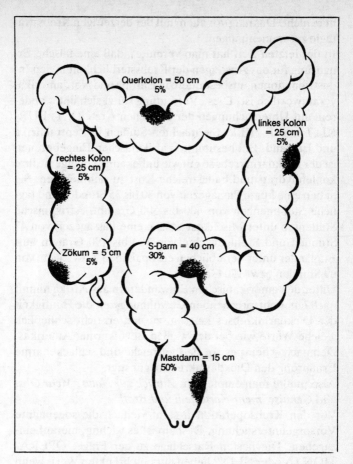

Abb. 13: Häufigkeit von Dickdarmkrebs in den einzelnen Darmabschnitten

abschnitte wird in der Literatur unterschiedlich angegeben. Sie entspricht etwa der, wie sie in Abb. 13 eingetragen ist. Rund 50% des Dickdarmkrebses betreffen den Mastdarm und rund 50% das Kolon. Es sterben aber fast doppelt so viele am Kolonkrebs wie am Mastdarmkrebs. Warum, weiß man nicht. Das mag vor allem mit der derzeitigen Krebsstrategie zusammenhängen.

In der letzten Zeit hat man vermutet, daß eine falsche Ernährung für das Ansteigen der Krebssterblichkeit in den Industrienationen, insbesondere in Europa und Nordamerika, verantwortlich ist. Diese Vermutung stützt sich unter anderem auf Untersuchungen der britischen Ärzte D. T. BURKITT und J. HILL. Sie machten Studien in Zentralafrika und England. Bei bestimmten afrikanischen Eingeborenen ist der Dickdarmkrebs so gut wie unbekannt, solange sie ihre kohlenhydrat- und ballastreiche Kost zu sich nehmen. Sie haben eine kurze Passagezeit von 30 bis 35 Stunden und tägliche Stuhlmengen von 400 bis 500 Gramm. Afrikanische Studenten unter Mischkost weisen eine Passagezeit von 47 Stunden und Stuhlgewichte von 180 bis 190 Gramm auf, Engländer unter der üblichen europäischen Kost solche von 69 Stunden bzw. 170 Gramm.

Unter den amerikanischen Einwanderern aus Afrika nimmt nach einer entsprechenden Gewöhnungszeit die Häufigkeit des Dickdarmkrebses langsam zu und erreicht schließlich gleiche Werte wie bei der weißen Bevölkerung Amerikas. Demnach scheint es so, daß fettreiche und schlackenarme Ernährung den Dickdarmkrebs begünstigt.

Also müßte man empfehlen: *Zurück zur Natur. Mehr Obst und Gemüse, mehr Kartoffeln und Brot!*

Vor den Krebsoperationen steht vielfach die sogenannte Vorsorgeuntersuchung. Deshalb ist es wichtig, hierauf einzugehen. Die besten Ratschläge zu der Frage: OPERATION JA oder NEIN? haben nur beschränkten Wert, wenn im Vorfeld der Operation zu viel Unheil angerichtet wird. Und das ist leider so.

Bei der Dickdarmkrebs-Musterung kommen folgende Untersuchungsmethoden zum Einsatz:

1. Die Blutspur-Probe, medizinisch *Hämoccult-Test* genannt.
2. Die After-Austastung, medizinisch als *rektale Untersuchung* bezeichnet.

Zunächst hatte es nur die *After-Austastung* als objektiven Verdächtigungsgrund gegeben. Objektiv bedeutet in der ärztlichen Fachsprache: Nicht nur vom »Patienten« behauptet, sondern vom Arzt festgestellt. Das Objektive gilt als weit wichtiger als das Subjektive. Für die gründliche Erforschung dessen, was der Musterungs-Freiwillige gemerkt oder nicht gemerkt hat, nimmt sich fast niemand Zeit.

Zur After-Austastung steckt der untersuchende Arzt seinen Zeigefinger in das Dickdarmende. Zum Schutz vor Kotbeschmutzung zieht er vorher einen einzelnen Fingerling aus Gummi oder Kunststoff, manchmal einen Handschuh an. Praktische Ärzte und Internisten bevorzugen die preiswerteren Fingerlinge.

Mit dem Zeigefinger kann man den After ringsum etwa 6 cm tief austasten, gemessen von der Haut-Schleimhaut-Grenze. Ärzte mit langem Zeigefinger schaffen es, bei geeigneter Stellung oder Lagerung des Untersuchten und mit einiger Mühe 2 cm tiefer. Bis 10 cm, so tief wie es in der Musterungs-Vorschrift steht, gelingt es fast niemandem, jedenfalls ringsum nicht. Wer einen kurzen Zeigefinger und es eilig hat, erreicht nicht einmal 6 cm. Und mit einem preiswerten Fingerling erst recht nicht, wenn man sich auf keinen Fall die Hand schmutzig machen will.

Der Dickdarm ist bei Erwachsenen im Durchschnitt 160 cm lang. Die After-Austastung erfaßt also nur knapp 1/25stel davon.

Eine krebsige Veränderung der Afterschleimhaut im Anfangsstadium zu tasten, ist nicht zuverlässig möglich. Kleine Krebsknoten und Krebsgeschwüre fühlt man schlecht oder gar nicht. Kotauflagerungen können täuschen. Bei Untersuchung am Stehenden oder am Knieenden kommt der Linkstaster schlecht nach links, der Rechtstaster nicht gut nach rechts. Am liegenden Musterungsfreiwilligen entstehen die Probleme seitenvertauscht. In beiden Positionen untersucht niemand.

Auch ein sehr geübter, sehr sorgfältiger After-Austaster fühlt krebsige Verhärtungen erst ab Linsengröße. Ein lin-

sengroßer Krebsknoten hat zur Entwicklung viele Monate bis mehrere Jahre gebraucht und enthält rund 20 Millionen Krebszellen. Von »Früherkennung« kann also selbst im allergünstigsten Fall keine Rede sein.
Zusammengefaßt: Die After-Austastung ist zur Früherkennung eines Dickdarmkrebses untauglich. Die Gefahr, einen kleinvolumigen Raubtierkrebs zu übersehen und den davon Betroffenen in falscher Sicherheit zu wiegen, ist weit größer als ein eventueller Nutzen.
Die *Blutspur-Probe* wird in den letzten Jahren mit großem Propagandaaufwand als Dickdarmkrebs-Früherkennungstest hoch gelobt.
Dies ist der große Vorsorge-Schlager, weil nicht mehr zu verheimlichen ist, daß der Zeigefinger des Musterungsarztes zu oft nicht fündig wurde. Die Pharmaindustrie ließ sich etwas einfallen. Sie entwickelte einen Schnelltest. Es beteiligten sich mehrere Firmen an der großen Aufgabe. Es gab gute und schlechte Schnelltests. Alle wurden in den ersten Jahren nach Verkündigung des Krebsmusterungs-Gesetzes durchprobiert. Inzwischen ist die Spreu vom Weizen getrennt, wie es scheint. Wie groß die Zahl auf Grund schlechter Schnelltests, vielleicht die Unzahl falsch Verdächtigter und unnötig mit der aggressiven Methodik der »Weiterführenden Diagnostik« Belästigter, Verstümmelter und Toter ist, wurde nicht erforscht.
Ende Dezember 1979 wurden die neuesten *»Krebsfrüherkennungs-Richtlinien«* im DEUTSCHEN ÄRZTEBLATT bekanntgegeben: *»Mit der Veröffentlichung im Bundesanzeiger Nr. 195 vom 16. Oktober 1979 ist die Änderung der Krebsfrüherkennungs-Richtlinien bezüglich der Untersuchung auf okkultes Blut* (= mit bloßem Auge nicht erkennbare Blutspuren) *im Stuhl in Kraft getreten. Dort wird festgelegt, daß im Rahmen der Früherkennungsuntersuchung auf Krebs nur solche Testprodukte verwendet werden dürfen, die nach einer in vitro* (= im Reagenzglas) *und unter Feldbedingungen festgestellten Empfindlichkeit einheitlich und untereinander vergleichbare Untersuchungsergebnisse gewährlei-*

sten. Die dafür nach dem jeweiligen Stand der medizinischen Wissenschaft maßgeblichen Kriterien stellt die Kassenärztliche Bundesvereinigung nach Anhörung von Sachverständigen fest.«

Die »Feldbedingungen« haben hier nichts mit dem Feld der Ehre, also mit dem Krebskrieg, zu tun. Es geht um Untersuchungs-Felder.

Vom Bundesausschuß der Ärzte und Krankenkassen wurde bestimmt: *»Der ... genannte Schnelltest auf okkultes Blut im Stuhl mittels Testbriefen (modifizierter Guajac-Test nach GREEGOR) darf nur mit solchen Testprodukten durchgeführt werden, die nach ihrer in vitro und unter Feldbedingungen festgestellten Empfindlichkeit einheitliche und untereinander vergleichbare Untersuchungsergebnisse gewährleisten.«*

Packungen mit Testbriefen werden von den Krankenkassen nur bezahlt, wenn bei durchschnittlich 2500 von 100 000 Erwachsenen über 45 Jahre Blutspuren nachgewiesen werden, genauer gesagt, der Verdacht auf Blutspuren entsteht. Denn da gibt es einige Fehlerquellen.

1978 starben, bezogen auf 100 000 Einwohner, in der Bundesrepublik 38 Menschen an Dickdarmkrebs. Mit Hilfe des modernsten Krebsspurenfahnders werden also 2500 verdächtigt, um 38 zu finden und ihren Dickdarmkrebstod zu verhindern oder hinauszuzögern. Wobei völlig unbewiesen ist, daß dies durch die offiziellen Krebskrieg-Methoden selbst dann gelingt, wenn alle Beteiligten erstklassige Ärzte sind, denen erstklassiges Personal, erstklassiges Gerät und auch sonst nur Erstklassiges zur Verfügung steht.

Welches Risiko die gesunden Musterungsfreiwilligen eingehen, machen Äußerungen von Prominenten deutlich. W. KRAUSS sagte 1968, daß die *»Diagnose eine der verbreitetsten Krankheiten«* ist. MARCEL PROUST beklagte 1968, daß *»Ärzte eine Krankheit heilen und dafür bei gesunden Leuten ein Dutzend anderer erzeugen«*.

Eine Packung mit 3 Testbriefen kostet rund 1,– DM. Alle Erwachsenen ab 45 sollen die Blutspurprobe einmal im Jahr

machen. Es gibt bei uns ca. 22,5 Millionen Frauen und Männer ab 45. Wenn alle ihre Packung nur einmal im Jahr verbrauchen würden, kostete das 22,5 Millionen DM.
Tatsächlich ist natürlich einmal im Jahr viel zu wenig. Selbst bei blumenkohlartigen kirschgroßen Schleimhautauswüchsen findet sich nicht täglich nachweisbares Blut im Stuhl. Abgesehen davon gibt es nicht selten Dickdarmkrebsformen, die überhaupt nicht bluten, weil sie unter der Schleimhautoberfläche sitzen. Der Test müßte also, um möglichst viele Verdächtige zu finden, mindestens jedes Vierteljahr stattfinden. Oder jeden Monat? Vielleicht jede Woche? Am besten jeden Tag??
Man muß sich schon im einzelnen klarmachen, was auf unser Volk zukäme, wenn die Politik der Krebsmusterungs-Strategen aufginge. Wenn es ihnen gelänge, das ganze Volk ab 45 nur für die Dickdarm-Krebsmusterung zu mobilisieren und nicht einmal auch noch für die 3 anderen Krebsmusterungs-Zielgruppen.
Nach den Regeln der Krebswissenschaft gelten 10 Jahre Nachbeobachtung als Beweis für die Zuverlässigkeit einer praktizierten Krebsstrategie, also auch ihrer Tests. Sicher wird man schon bald merken, daß man mit der jetzigen Form des Krebskrieges nicht weiter kommt und nach Schuldigen suchen. Ein Schuldiger läßt sich immer finden: Der Krebskranke. Man wird ihm immer nachweisen können, daß er irgendetwas versäumt hat.
Nah- bzw. Erstziel der Dickdarmkrebs-Musterung ist – wie erwähnt – Krebsverdächtige zu suchen, Zweitziel, die Höchstverdächtigen herauszufinden. Dazu müssen sie gefährliche Untersuchungsprozeduren über sich ergehen lassen, die sogenannte »Erweiterte Diagnostik«, letztlich eine »Rabiat-Diagnostik« mit großen Risiken.
Ende 1979 stand es in fast allen Zeitungen. Es gab großes Lob für die Eulenspiegelstadt Mölln im Herzogtum Lauenburg. Wörtlich konnte man unter der Überschrift »*Schach dem Darmkrebs – Erfolgsaussicht besonders groß*« lesen:
»*Eine bisher in der Bundesrepublik Deutschland einmalige*

Aktion zur Früherkennung von Dickdarmkrebs unter dem Motto »Schach dem Darmkrebs – Mölln macht den ersten Zug« ist jetzt in der schleswig-holsteinischen Kleinstadt abgeschlossen worden. Aufgerufen waren alle Bürger über 40 Jahre, da gerade von diesem Alter an die Gefahr, an Dickdarmkrebs zu erkranken, besonders stark zunimmt. Zur Erleichterung der Teilnahme wurde das von Stadtverwaltung, Städtischem Krankenhaus, Gesundheitsamt und der niedergelassenen Ärzteschaft in Zusammenarbeit mit einem Mannheimer Pharmaunternehmen bearbeitete Testmaterial mit einem Fragebogen den rund 9000 Betroffenen per Post direkt ins Haus geschickt. Aber auch jüngere Einwohner, Urlauber und Kurgäste konnten mitmachen. Das Testmaterial, dem eine leicht verständliche Gebrauchsanleitung beilag, war an das Städtische Krankenhaus Mölln zurückzugeben. Bis Abschluß der Aktion waren insgesamt 13 000 Tests ausgegeben, von denen rund 40% zurückgeschickt wurden.«

Und im Bericht geht es weiter: »*Die Aktion wurde ins Leben gerufen, weil die Krebsvorsorge-Untersuchungen immer noch viel zu wenig Zulauf haben. Schon seit einigen Jahren können alle Frauen ab dem 30. und alle Männer ab dem 45. Lebensjahr kostenlos daran teilnehmen. Der Darmkrebs ist nicht mehr unheilbar. Je früher die Diagnose gestellt wird, desto größer sind die Chancen ihn »schachmatt« zu setzen. Dies gilt vor allem für den Dickdarmkrebs. Hier sind die Erfolgsaussichten bei einer frühen Erkennung und Behandlung groß. Der in Mölln verteilte sogenannte Hemofec-Test deckt mikroskopisch geringe Blutspuren im Stuhl auf. Eine Gewebsneubildung, ob gutartig oder bösartig, kann – sofern sie kleinste Blutspuren absondert, und das tun selbst gutartige Adenome zu 50% – erkannt werden.*«

Es geht weiter: »*In Deutschland sterben jährlich etwa 22 000 Menschen an Dickdarmkrebs – mehr als im Straßenverkehr. Heute steht das Dickdarm-Karzinom bei ansteigender Tendenz bereits an 2. Stelle aller bösartigen Erkrankungen. Auf 1000 Einwohner kann mit rund 3 Krebserkrankungen gerechnet werden. Der Darmkrebs kann sich durch Stuhlunre-*

gelmäßigkeit mit Wechsel von Verstopfung und Durchfall, Blutbeimengung zum Stuhl, Gewichtsverlust sowie allgemeine, uncharakteristische Schmerzen im Bauchraum ankündigen. Bei bösartigen Tumoren des Dickdarms und Polypen als Vorstufen bösartiger Erkrankungen kommt es im allgemeinen zu Blutabgängen mit dem Stuhl, die oftmals mit dem bloßen Auge nicht zu erkennen sind.«

Am Schluß des Artikels heißt es: »*Aber auch Entzündungen und andere Leiden können mit dem Hemofec-Test entlarvt werden. Jeder positive Test, dessen Trefferquote bei korrekter Durchführung etwa 80 bis 90% liegt, bedarf der anschließenden Abklärung durch einen Arzt. Nach der Auswertung der Test-Proben werden die krankheitsverdächtigen Möllner Einwohner – nach Aussagen der an der Aktion beteiligten Ärzte betrifft dies bisher 150 Menschen – deshalb auch aufgefordert, sich unverzüglich in ärztliche Behandlung zu begeben. 7 Möllner sind bereits operiert worden.«*

Viel ist zu diesem Artikel nicht mehr zu sagen, nachdem vorweg bereits die wichtigsten Erläuterungen gegeben wurden. Daß hier wiederum mit grober Irreführung und Panikmache Krebsgeschäfte angebahnt wurden, dürfte fast allen klar geworden sein.

Was aus den 150 Rabiat-Diagnostizierten geworden ist, muß offenbleiben. Ich wollte es wissen, habe deshalb mehrere Telefongespräche geführt. Keiner wollte verbindliche Auskunft geben. Auch was aus den 7 Operierten geworden ist, war nicht herauszubekommen. Wieviele leben noch? Wieviele wurden verstümmelt? Wieviele sind glücklicher als vorher?

Kurz nach Beginn der Aktion erreichte mich der Brief eines Kollegen. Sein Schwiegervater ist Insasse eines Altersheimes in Mölln. Der Internist kritisierte die Verängstigung der alten Menschen. Sein Schwiegervater sei in eine regelrechte Panik versetzt worden, mit ihm viele andere.

Nach N. WIENBECK (MED. WELT 1979, S. 1108 ff) liegt die kritische Grenze für den Nachweis von verstecktem Blut im Stuhl bei einer Konzentration von etwa 10 mg Hämoglo-

bin/g Stuhl. Das heißt »*ab einem täglichen Blutverlust von etwa 15 ml kann eine überwiegend positive Testreaktion erwartet werden*«. 15 ml sind eine ganze Menge. Im Gegensatz zu gutartigen Polypen, dürften selbst blumenkohlartige Krebse bis Kirschgröße an sehr vielen Tagen der Woche weniger als 15 ml Blut abgeben. Nach WIENBECK »*entgehen etwa 20% Krebspatienten einem frühzeitigen Nachweis durch diesen Test*«. S. SCHEWE aus der Klinik Großhadern in München bemängelte 1979 (Dtsch. Med. Wschr. 104, S. 153), *daß der Blutspurtest bei 30 von 84 Patienten mit Dickdarmkrebs immer negativ war, also bei mehr als 35%!*. Er schlägt vor, die Aussagekraft des Testes zu erhöhen, in dem man »*vor dem Test eine Provokationskost gibt, die eine schwache Blutung unter Umständen verstärkt, an mindestens 3 aufeinanderfolgenden Tagen jeweils 1 Stuhlgang pro Tag testet*«. Der einzig vernünftige Vorschlag fällt ihm nicht ein: Den Hämoccult-Test aus der Liste der Krebsmusterungsmittel zu streichen.
Die üblichen Methoden der »Rabiat-Diagnostik« sind:
1. Die Kontrasteinlauf-Röntgenuntersuchung und
2. die Endoskopie.
Beide Verfahren sind mit einer relativ hohen Komplikationsquote verbunden. Bei der Röntgenuntersuchung kann es zu Dickdarmdurchbohrungen kommen, mit Einfließen des Kontrastbreis in die Bauchhöhle und tödlichen Bauchfellentzündungen. Die Röntgenstrahlen-Belastung ist bei gründlicher Durchleuchtung groß. Trotzdem werden bis zu 40% der Dickdarmkrebse nicht entdeckt.
Nicht weniger gefährlich ist die *Endoskopie,* also die Besichtigung des Dickdarminneren mit Darmspiegelungsgeräten. Da gibt es einmal die 30 cm langen Spiegelungsrohre, mit denen man den Mastdarm und den Anfangsteil des S-Darmes besichtigen kann. 50% der Dickdarmkrebse sind damit nicht zu entdecken, weil sie höher liegen.
Weit zuverlässiger ist die Endoskopie mit einem *Koloskop,* einer fingerdicken Untersuchungsschlange, mit der man vom After bis zum Zökum (= Blinddarm) alles besichtigen kann. Der Patient muß aber gut vorbereitet sein, der Unter-

sucher sich viel Zeit nehmen. Sonst werden mehr als 10%
der Dickdarmkrebse trotzdem nicht entdeckt. Auch die Koloskopie hat erhebliche Gefahren, etwa kann man dabei den
Darm durchstoßen oder anderweitig verletzen.

Das Hauptrisiko ist auch bei Rabiat-Diagnostik des Dickdarmkrebses die *Biopsie-Operation*. Hier gilt im Prinzip
Gleiches wie für die Biopsie-Operation beim Brustdrüsenkrebs: Eine rein diagnostische Biopsie ist immer ein Kunstfehler. Allein akzeptabel ist der Versuch, mit einer Glühschlinge einen krebsverdächtigen Auswuchs an der Wurzel
abzubrennen. Bei einer Teil-Ausschneidung sind die Folgen
der Krebszellaussaat mehr zu fürchten, als an diagnostischer
Sicherheit gewonnen werden kann.

Der amerikanische Chirurg RUPERT TURNBULL ist
einer der bekanntesten Dickdarmkrebs-Operateure der
Welt. Aufgrund seiner Erfahrungen hat er die Forderung
aufgestellt: *»Berühren Sie nie eine Krebsgeschwulst – weder
bei der Diagnose, noch bei der Operation.« Wie ein rohes Ei
soll man jeden Krebstumor behandeln.* R. TURNBULL erreichte bei 317 von ihm nach diesem Grundsatz behandelten
Patienten eine 5-Jahres-Überlebenszeit von 75 bis 95%! Die
allgemeine 5-Jahres-Überlebensrate bei Dickdarmkrebs
liegt dagegen bei etwa 35%.

Wenn ein Patient mit Verdacht auf Dickdarmkrebs zu
TURNBULL kommt, betastet er den Leib mit größter Behutsamkeit, vermeidet jeden stärkeren Druck auf eine
krebsverdächtige Geschwulst. Anschließend sorgt er dafür,
daß auch der Röntgenologe behutsam vorgeht, damit diese
Untersuchung nicht entfernt zu jener schmerzhaften
Quetschprozedur wird, die bei Mammografien üblich ist.

Der Schwerpunkt der *»No-Touch-Isolation-Technic«* liegt
in der schonlichen Behandlung der Krebsgeschwulst während der Operation. Im allgemeinen packen die Chirurgen
derartige Tumore ziemlich herzhaft an. Oft werden die Geschwülste wie eine Zitrone ausgepreßt. TURNBULL vermeidet anfangs jegliche Berührung des Krebsbereiches. Er

berührt die Geschwulst erst, nachdem alle Abflußbahnen unterbunden worden sind.

Darüber hinaus darf man annehmen, daß TURNBULL auch sonst größten Wert auf eine schonende und pflegliche Behandlung des Patienten legt. Und sicher ist er ein sehr geübter, vieltrainierter Operateur, der den Eingriff in kurzer Zeit durchführen kann. Wahrscheinlich dauert es in der Regel weniger als eine Stunde.

Anders sind jedenfalls derartig hohe Prozentsätze für 5-Jahres-Heilungen nicht denkbar. Denn der fortschreitende Dickdarmkrebs ist – wie alle Raubtierkrebse – eine Krankheit des gesamten Organismus. Und dieser kann die Krebskrankheit nur überwinden, wenn seine Abwehrkräfte durch die Operation nicht überstrapaziert werden. Dann nämlich nützt der technisch perfekteste Eingriff nichts, weil die immer bereits an anderen Stellen vorhandenen Krebszellabsiedlungen aufsprießen und den Patienten schließlich umbringen. Bei den meisten Krebstodesfällen, die innerhalb von drei Jahren nach einer Radikal-Operation passieren, ist das zu große Operationstrauma der Hauptschuldige.

Es ist höchste Zeit, daß der TURNBULLsche »No-touch-Appell« zum eisernen Gesetz der gesamten Krebsstrategie wird. Dann würden endlich auch die Biopsie-Operationen der Vergangenheit angehören.

WIENBECK schreibt: »*Die einzig zuverlässige Behandlungsmethode des Colon-Karzinoms besteht in der Operation, wobei die Resektion weit im Gesunden erfolgen muß. Chemotherapeutische und strahlentherapeutische Verfahren befinden sich noch im experimentellen Stadium, so daß sie sicherlich nicht als Routine-Behandlungsmethode bei inoperablen Patienten in Frage kommen.*«

Eine besonders traurige Geschichte im Zusammenhang mit Dickdarmkrebs erlebte ich im Oktober 1979. Eltern brachten ihr 8 Jahre altes Kind PETRA in meine Praxis. Angeblich war ein Mastdarmkrebs festgestellt worden. Man hatte eine Biopsie-Operation (= Entnahme einer Gewebsprobe) gemacht und danach einen »*unreifen malignen Tumor*« diagnostiziert. Histologisch konnte

der Tumor nicht eingeordnet werden. Aber an der Bösartigkeit hatte man aufgrund des mikroskopischen Bildes keinen Zweifel.
Der Tumor sollte etwa kastaniengroß sein und dicht über dem Schließmuskel sitzen. Während der stationären Durchuntersuchung in der Universitäts-Kinderklinik wurde das Kind so gequält, daß es bei der Vorstellung in meiner Praxis total verängstigt war. Ich durfte es überhaupt nicht anfassen.
Das Mädchen hatte keine Schmerzen, auch beim Stuhlgang nicht. Der Stuhl war in den letzten Tagen dünnflüssig. Es waren immer wieder Abführmittel gegeben worden.
Man hatte eine Mastdarmamputation mit Anlegung eines Kunstafters vorgeschlagen. Das sei die einzige Rettung, wurde behauptet.
Ich telefonierte mit dem zuständigen Arzt der Universitäts-Kinderklinik. Es wurde ein langes Telefongespräch. Ich äußerte meine Bedenken zu dem geplanten Eingriff, drängte darauf, sich zunächst mit einer örtlichen Ausschneidung zu begnügen. Man wollte sich nicht festlegen.
Ich empfahl den Eltern, auf keinen Fall einer Mastdarmamputation mit Anlegung eines Kunstafters zuzustimmen. Auf jeden Fall darauf zu bestehen, daß die Geschwulst nur örtlich ausgeschnitten wurde und unter Schonung des Schließmuskel-Apparates. Auf keinen Fall solle auch einer Röntgen-Nachbestrahlung oder einer zytostatischen Behandlung zugestimmt werden.
Mit aller Behutsamkeit versuchte ich, den Eltern klarzumachen, daß bei starkem Bösartigkeitsgrad auch die radikalste Operation die Situation nur verschlechtern könne, bei weniger starkem aber eine örtliche Ausschneidung genüge.
Ende Oktober gaben die verzweifelten Eltern trotzdem ihre Einwilligung zu der riesigen Operation. Sie wollten sich nicht den Vorwurf machen lassen, nicht alles versucht zu haben. Wem sollten sie auch in dieser Situation glauben?! Sie entschieden sich, den Universitätsärzten mehr zu vertrauen.
Wenige Tage nach der Operation las ich die Todesanzeige: *Unsere kleine Tochter, Schwester und Enkelin ist nach schwerer Krankheit für immer von uns gegangen«.*

Im November 1978 trat bei dem praktischen Arzt Dr. LAMPE Wechselstuhl auf. Mal hatte er Durchfall, mal wieder mehrere Tage lang Verstopfung. Blut im Stuhl bemerkte er nicht. Er ging zu einem Proktologen, also einem Enddarmspezialisten. Dieser machte eine Mastdarmspiegelung. Es wurde nichts entdeckt. Später fand man dann doch eine verdächtige Stelle. Daraus wurden 5 Probeausschneidungen gemacht! In 3 davon fand sich Krebs.
Der praktische Arzt ging in eine für Dickdarmkrebsoperationen

besonders renommierte Großstadtklinik. Der Chirurg arbeitete eng mit der Universität zusammen. Dort machte man gerade eine Versuchsstudie. Vor der Radikaloperation wurden die Patienten mit einer Kobaltbombe vorbestrahlt. Hinterher sollte noch eine Nachbestrahlungsserie folgen. Dies wurde dem Kollegen gesagt. Er stellte sich als Versuchskaninchen zur Verfügung.
Noch im November 1978 war die Atomsprühfeuer-Kanonade, kurz später die Radikaloperation. Das vom Krebs befallene Dickdarmstück wurde herausgeschnitten, vorübergehend ein Anus praeter angelegt, um die Nahtstelle zu entlasten. Nach Angaben des Operateurs konnte der Krebs vollständig entfernt werden. Der Heilungsverlauf war zunächst komplikationslos.
Bereits 2 Wochen nach der großen Operation wurde der Anus praeter »zurückverlegt«.
In allerbestem Allgemeinzustand war der 57jährige zur Operation gekommen, als guttrainierter Hobbysportler, der regelmäßig seit Jahren seine Langläufe gemacht hatte. Nach der Bestrahlung und den beiden Operationen verschlechterte sich sein Zustand rapide. In kurzer Zeit war der ganze Bauch voller Metastasen. Es kam zu *»fürchterlichen Durchfällen«.* Einmal wurde noch nachoperiert, um Darmverlegungen zu beseitigen. Im Mai 1979 starb der Arzt, 1/2 Jahr nachdem er seine Zustimmung zu dem Experiment gegeben hatte. So rasch geht es eigentlich nur, wenn die Abwehrkräfte des Krebskranken derart maximal strapaziert werden, wie es hier geschah.
Einen Monat vor seinem Tod, im April 1979 hatte der praktische Arzt einen Brief an seinen Operateur diktiert. Der Praktiker war einer, der die Kollegialität besonders hoch einschätzte, sich mit Kritik immer sehr zurückhielt. Um so bemerkenswerter ist manches, was der Kollege dem Kollegen schrieb, wenige Tage vor seinem Tod aufs Band diktierte. Bei aller Behutsamkeit und Liebenswürdigkeit ist die heftige Anklage unüberhörbar. Hier die wichtigsten Auszüge:
»Lieber Herr Kollege!«
Es wird höchste Zeit, daß ich Ihnen einen Lagebericht sende, weil Sie sonst glauben möchten, ich wäre ganz aus Ihren Augen verschwunden. Das ist nicht der Fall. Darf ich der Reihe nach erzählen, wie es mir seit der Entlassung aus Ihrem Krankenhaus am 12. Dezember ergangen ist.
Zunächst erholte ich mich zu Hause in der üblichen Weise ganz gut, nahm jede Woche ein Pfund an Gewicht zu und ging, wie wir schon zusammen besprochen hatten, Anfang Januar dann zu Prof. H., um die Nachbestrahlungsfrage zu erörtern. Dabei war für Herrn Prof. H. klar, daß eine sofortige Nachbestrahlung wegen der noch bestehenden starken durchfallsähnlichen Beschwer-

den mit erheblichen Schleimabsonderungen nicht in Frage kommen könne. Er riet mir, noch 14 Tage zu warten und verordnete mir Phosphalugel-Einläufe, die mit Cortison versetzt waren. Letztere waren aber auf den Zustand des Stuhls und mein Befinden ohne Wirkung.

Ich meldete mich wieder nach 14 Tagen und er riet mir dann, wegen der Frage der Nachbestrahlung, den Endoskopiker und Gastroentorologen Herrn Dr. R. zu konsultieren, was ich auch tat. Herr R. hat mich dann ungefähr um den 20. Januar herum untersucht und mir nach einer Koloskopie, die er durchführte, bestätigt, daß am Colon selbst alles in Ordnung war, einschließlich der Anastomose (= Nahtstelle). Und daß die Durchfälle und der schleimige Stuhl mit größter Wahrscheinlichkeit durch eine Reizung oder eine Entzündung des terminalen Ileums (= Endstück des Dünndarms) hervorgerufen werden würden.

Wir haben dann gemeinsam beratschlagt, wie man die bei mir damals zunehmenden dyspeptischen Beschwerden (= Verdauungsstörungen) bessern könne, die darin bestanden, daß ich sehr starke Blähungsneigungen hatte und unter sehr starker Fülle litt. Der Appetit wurde weniger und ich bekam attackenhaft starke Oberbauchschmerzen.

Dann hat mich Dr. R. Anfang Februar wieder einbestellt in seine Klinik, um prüfen zu lassen, an welcher Stelle des Ileums bzw. des Duodenums (= des End- bzw. des Anfangsteiles des Dünndarms) möglicherweise eine Fermententgleisung sitzen könne. Er hat mit mir verschiedene Tests gemacht. ... und er riet mir zu hochdosierten Fermentkombinationen. Ich habe mich dann ungefähr 3 Wochen hier zu Hause strikt danach verhalten, habe eine ganz bestimmte Margarine mir bestellt mit mittelkettigen Triglyzeriden. Es nützte aber alles nichts: Meine Leibschmerzen, mein Völlegefühl, meine Blähungen, meine Durchfälle, tagsüber 2–4 mal und nachts über 2–4 mal, hielten an. Und ich hatte hier zu Hause so heftige Attacken, daß ich meinen Freund Dr. P. anrief mit der Frage, was zu machen wäre.

So ist es dann gekommen, daß ich die von Ihnen geplante Kontrolluntersuchung nicht habe durchführen können. Sondern ich mußte am 21. Februar in die G-Klinik, wo man gleich nach der ersten Untersuchung durch einen Chirurgen an einen Ileus (= Darmverschluß) dachte. Dr. R. hat gedrängt, nicht sofort einzugreifen. Man hat gewartet. Und schließlich 3–4 Tage später, ausgerechnet an einem Samstag, fand dann die Notoperation statt. Sie wurde durchgeführt vom Oberarzt. Und es stellte sich heraus, daß ich neben zahlreichen Briden (= Verwachsungssträngen) auch zahlreiche Verschwielungen und Verwachsungen im Bau-

chraum aufwies, die für den Ileus verantwortlich zu machen waren.
Der Oberarzt hat dann eine Ileo-Transversostomie (= Kurzschlußverbindung zwischen unterem Dünndarm und Querkolon) anlegen müssen und er hat die Verwachsungen und Verschwielungen gelöst, so gut und so viel er konnte. Wie er mir aber erzählte, war vor allem im kleinen Becken der Grad der Verwachsungen so groß, daß er nicht alles hat beseitigen können.
Die Histologie dieser sogenannten Verschwielungen gab das gleiche Zellbild wie der Ursprungstumor, ein Zellbild, das Ihnen ja bekannt ist.
Nach sehr schwierigen Tagen und Nächten auf der Intensivstation bin ich dann 14 Tage später ins Krankenhaus, wo ich einen Freund habe, der mich in ruhigere Krankenhausgefilde entführte und wo ich mich einer kleinen Nachrekonvaleszenz unterziehen konnte.
Nach diesen Ereignissen werden Sie, lieber Herr Kollege, verstehen, daß ich zu der von Ihnen anberaumten Kontrolluntersuchung nicht habe kommen können. Ich meine, das ist auch nicht so schlimm gewesen, weil Herr Dr. R. bei seiner Koloskopie ja im ganzen Dickdarm einwandfreie Verhältnisse festgestellt hatte und mir sagte, bis auf einen stecknadelkopfwinzigen Polypen im Rektalbereich sei alles in Ordnung. Den könne er aber bei einer im Vierteljahr später stattfindenden Untersuchung entfernen.
Inzwischen ist es aber mit mir schnell und weiter bergabwärts gegangen.
Ganz allgemein gesagt, weiß ich natürlich, daß wenig Hoffnung bestanden hat, von vorne herein, und Ihre Bemerkung bei unserem Abschied »Hoffentlich geht alles gut« ist mir in diesen ganzen letzten Wochen natürlich oft laut in den Ohren geklungen.
Über den mich hier während der ganzen Zeit vertretenden Kollegen kam es dann zu einem von mir nicht bestellten und auch nicht gewünschten Besuch von Herrn Prof. M. der mein Nachbar ist, vor 3 Wochen. Und Herr Prof. M. meinte, nach Lage der Dinge eingreifen zu müssen, indem er mir eine zytostatische Behandlung anriet. Obwohl ich innerlich meinen Frieden mit mir selbst und meiner Umwelt geschlossen hatte, habe ich natürlich auf diese Freundlichkeit hin zugesagt und bin in der vorigen Woche, Mittwoch nach Ostern für einen Tag in seine Klinik, wo er mich noch einmal untersuchte und wo auch ein Blutstatus, ein ausführlicher Blutstatus durchgeführt worden ist.
Danach am Abend kam er mit dem Bescheid, den ich eigentlich anders gar nicht erwartet hatte von vorne herein: Daß eine solche zytostatische Behandlung bei mir ohne Aussicht auf Erfolg bleiben würde, weil ich bei einer Lungenaufnahme nicht nur schon einen erheblichen linksseitigen Pleuraerguß (= Rippenfellerguß)

Merksätze für Dickdarmkrebs-Operationen

1. Zu unterscheiden sind: Mastdarmkrebs (bis ca. 15 cm. oberhalb von After) und Kolonkrebs (darüber). Eine Amputations-Chirurgie mit Kunstafter (= Anus praeter) wird beim Mastdarmkrebs häufig vorgeschlagen, ist aber meistens unzweckmäßig.
2. Dickdarmkrebs-Musterungen (sogenannte »Vorsorge«) machen nur Angst, taugen aber nichts. Denn die After-Austastung erfaßt nur 1/25stel des Dickdarmes und die Blutspur-Probe (Hämoccult-Test) ist zu 95% falsch-positiv (= Krebsverdacht, obwohl kein Krebs) und zu 20% falsch-negativ (= Trotz Krebs kein Blutspur-Nachweis).
   Krebsmusterungen sind keine Vorsorge, sondern gefährliches Spiel!
3. Selbstaufpassen ist auch bei Dickdarmkrebs das beste. Engpaß-Zeichen wie Wechsel-Stuhl, wiederholte Darmkrämpfe, nur noch schlanke Kotwürste so wie Blutabgänge sind die wichtigsten Verdachtszeichen.
4. Hämorrhoiden, die immer wieder bluten, müssen behandelt werden. Zuwenig Bewegung, Leberschaden und falsche Ernährung sind die häufigsten Ursachen. Manchmal ist eine Verödungsbehandlung zweckmäßig, fast nie eine Operation. Hämorrhoiden-Bluter müssen etwas mehr selbst aufpassen als andere.
5. Die Koloskopie (nur) durch einen Spezialisten ist die schonendste und zuverlässigste Diagnostik-Methode bei Dickdarmkrebs-Verdacht.
6. Niemals einer Biopsie-Operation zustimmen. Bei Krebsverdacht muß entweder der Tumor ganz herausgeschnitten, eventuell endoskopisch mit der Glühschlinge, oder in Ruhe gelassen werden.
7. Niemals einer Radikal-Operation mit Lymphbahnausräumung zustimmen. Immer auf einen nichtverstümmelnden Eingriff drängen. Je spezialisierter der Operateur auf Dickdarm-Operationen, um so schonender wird der Eingriff sein. Lieber etwas länger nach einem geeigneten Chirurgen suchen. Auf ein paar Wochen kommt es bei der jahrelangen Entwicklungszeit der Krebskrankheit nie an. Einzige Ausnahme: Völlige Darmverlegung (= Ileus) oder Krebsgeschwür-Durchbruch. Beides macht unerträgliche Schmerzen.

8. Niemals einer Vor- oder Nach-Bestrahlung zustimmen, auch nicht einem Chemischen Giftkrieg (= zytostatische Therapie).
9. Nicht immer wieder röntgen lassen! Jede Röntgenaufnahme verstärkt die Krebs- und die Krebsrückfall-Gefahr. Szintigrafien (= Untersuchung mit radioaktiven Substanzen), Kontrastaufnahmen und auch Computer-Tomogramme (= besondere Aufnahmetechnik für Röntgen-Schichtaufnahmen) machen besonders starke Strahlenbelastungen.
10. Niemals einer Blinddarmoperation bei angeblich chronischer oder subakuter Appendizitis zustimmen. Da danach erhöhte Dickdarmkrebsgefahr. Nur bei Zeichen einer akut fortschreitenden Entzündung ist eine Appendektomie kein Kunstfehler.
11. Dickdarmpolypen nur entfernen lassen, wenn sie stark krebsverdächtig sind oder zu Blutarmut führen. Für Polypentfernungen zur »Krebsvorsorge« gibt es keinen überzeugenden Grund.
12. Es besteht kein Anlaß für eine allgemeine Dickdarmkrebs-Angst, auch für Blinddarmoperierte nicht. Vernünftig leben schützt auch am besten vor Dickdarmkrebs. Die Natur bestraft die Genußgeizlinge genauso hart mit Krebs wie die hemmungslosen Genießer!

habe, sondern – wie er meine – doch auch schon Ascites (= Wasseransammlung) im Bauchraum sich befindet neben tastbaren harten, wahrscheinlich vom Bauchnetz und vom Peritoneum (= Bauchfell) ausgehende Metastasen.
Ich war nach der Unterredung, die in aller Offenheit stattfinden konnte, sehr froh, anschließend wieder nach Hause zu kommen und werde nun meine letzten Tage oder Wochen mit Hilfe mir sehr zugetaner Kollegen versuchen, mein Leben möglichst schmerzfrei noch hinzubringen, was mir mehr oder weniger gut gelingt. Die Schwierigkeiten sind am größten in bezug auf das Essen, die Auswahl des Essens. Dann habe ich immer wieder anscheinend so Ileuszustände, die ich mit großer Geduld und mit entsprechenden parenteral (= durch Injektion) zu gebenden Mitteln zu beseitigen versuche.
Sehr geehrter, lieber Herr Kollege!
Nach dieser Odyssee bleibt für uns beide nicht mehr viel zu sagen übrig. Ich hielt es aber doch für angebracht, Ihnen etwas ausführ-

licher über die Dinge zu berichten. Und Sie werden es mir nicht übelnehmen, wenn ich auf eine weitere Kontrolluntersuchung bei Ihnen verzichte, da sie ... ohne Sinn und Zweck ist. Man muß sich mit dem auferlegten Schicksal befreunden. Es bleibt kein anderer Weg. Ich habe es Ihnen in meinem ersten Brief an Sie ja schon angekündigt, und ich hoffe, in dieser Haltung bis zum Ende bleiben zu können ...«
Wenige Tage später starb er, mit einer bewundernswerten Haltung bis zur letzten Minute.

Die Versuchsreihe läuft, wie ich weiß, weiter. Ob der Chirurg auch so denkt, wie sein Kollege am ST. MARY's Hospital?

5. Lungenkrebs

Die beiden Lungenflügel sind zwei Bäume mit Stamm, Ästen und Zweigen, genannt Bronchien. An den Zweigen hängen die Blätter, die Lungenbläschen. Hier findet der Gasaustauch statt. Über den Bronchialbaum wird die Luft ein- und ausgeatmet.

Eine deutsche Bezeichnung für *Bronchus* gibt es nicht. Wörtlich bedeutet Bronchus = Luftröhre. Doch darunter versteht man im allgemeinen Sprachgebrauch nur die Gurgel, also den Luftröhrenabschnitt im Halsbereich.

Krebs kann sich am Baum und an den Blättern entwickeln. Der Krebs an den Blättern kommt von außen. Es ist der Streukrebs, der aus dem übrigen Körper herangetragen wird durch die Blutgefäße, von denen die Blätter umsponnen werden. Medizinisch nennt man das *Lungenmetastasen«*.

Der Baumkrebs heißt »*Bronchuskrebs*« oder »*Bronchialkarzinom*«. Normalerweise meint man diesen, wenn von Lungenkrebs die Rede ist. Von ihm soll auch hier in erster Linie geschrieben werden.

Aus dem Stamm des Bronchialbaumes entspringen rechts drei, links zwei Hauptäste. An jedem Hauptast hängt ein Lungenlappen. Rechts gibt es einen Ober-, einen Mittel- und einen Unterlappen. Links fehlt der Mittellappen, weil für das Herz Platz gebraucht wird.

Jeder Lungenlappen ist nochmals unterteilt. Von dem Hauptast gehen jeweils mehrere Nebenäste ab, die Segmentäste. Insgesamt gibt es 10 Lungensegmente rechts und 10 Lungensegmente links. Das Segment ist die kleinste Einheit der Lunge, die man für sich allein herausoperieren kann. Deshalb ist dies hier wichtig.

Entsprechend dieser anatomischen Einteilung gibt es folgende Möglichkeiten für Lungenkrebs-Operationen:

1. Die Entfernung eines ganzen Lungenflügels rechts oder links *(= Pneumonektomie)*. Wenn der Bronchialkrebs am Stamm oder dicht daneben an den Hauptästen sitzt, kommt als Operation nur die Pneumonektomie in Frage. Anders könnte man ja nicht einmal den Hauptkrebsherd herauskriegen. Die Pneumonektomie ist ein gewaltiger Eingriff. Danach bleibt ein Hohlraum von mehreren Litern Größe. Zwar rückt das Herz mit großen Gefäßen mehr zu der Seite herüber, wo der Lungenflügel fehlt, was übrigens nachteilige Auswirkungen auf Herz und Kreislauf hat. Aber ein großer Resthohlraum bleibt, der mit Blutwasser vollläuft und schließlich durch narbiges Bindegewebe ersetzt wird. Das gibt zusätzliche Behinderungen. Ein Mensch mit halber Lunge bleibt auch im günstigsten Fall hochgradig behindert.

2. Die *Lobektomie,* die Entfernung des Unter-, Mittel- oder Oberlappens. Auch diese Operation ist relativ groß. Sie wird aber weit besser verkraftet. Der entstehende Hohlraum wird vor allem durch Ausdehnung des benachbarten Lungenlappens ausgefüllt. Der allerdings muß sich dazu unnormal ausdehnen. Die Atemleistung bleibt auch nach einer komplikationslosen Lobektomie wesentlich eingeschränkt.

3. Die *Segment-Resektion,* die Entfernung von nur einem Lungensegment, ist grundsätzlich die beste operative Möglichkeit. Bei komplikationslosem Verlauf ist danach die Lungenfunktion nicht wesentlich gemindert. Auch die Entfernung von zwei benachbarten Segmenten kann folgenlos ausheilen. Die Segment-Resektion ist vor allem zur Bekämpfung der Lungentuberkulose eingesetzt worden. Sie hat hier große Fortschritte gebracht.

Der Vollständigkeit halber muß noch eine 4. Operationsmöglichkeit bei Lungenkrebs genannt werden. Dies ist die

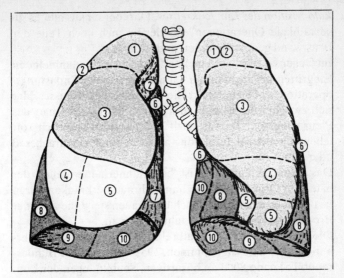

Abb. 14: Luftröhre, Stammbronchien sowie linke und rechte Lunge von vorne. Die Ziffern bezeichnen die Zonen der verschiedenen kleinen Lungenlappen. Die rechte Lunge wird durch zwei tiefeinschneidende Furchen (Fissuren) in drei große Lappen (= Lobi) unterteilt: den Ober-, den Mittel- und den Unterlappen. Die linke Lunge hat nur eine Fissur und deshalb nur zwei große Lappen – hier sind die Regionen von Mittel- und Oberlappen miteinander verschmolzen. Die Fissuren oder Interlobärspalten ermöglichen die gleitende Verschiebung der Lobi gegeneinander

sogenannte *Keil-Resektion*. Dabei schneidet man ohne Rücksicht auf den Segment- oder Lappenaufbau einen größeren Keil dort heraus, wo ein Krebsherd sitzt. Diesen Eingriff macht man vor allem bei Lungenmetastasen. Auch bei günstigstem Verlauf ist die Lungenleistungs-Einbuße hinterher meist größer als bei der Segment-Resektion.

Diese 4 Operationsmöglichkeiten sind die wichtigsten zur Entfernung von Lungenkrebs-Herden. Sie werden meist kombiniert mit der Ausräumung von Lymphknoten im Bereich der Lungenwurzel. Die Pneumonektomie mit einer vollständigen Lymphknotenausräumung nennt man *Radi-*

kaloperation des Lungenkrebses. Darüber hinaus gibt es superradikale Operationen, bei denen auch noch Teile der Brustwand geopfert werden und anderes.

Im Gegensatz zu diesen mehr oder weniger verstümmelnden Eingriffen macht man bei Lungenkrebs auch Entlastungsoperationen. Dazu gehört die Drainage des Ergusses, der sich zwischen Lungenfell und Rippenfell gebildet hat, des Pleuraergusses. Der Eingriff ist besonders nützlich, oft lebensrettend bei Infektion, also bei einem Pleuraabszeß oder -empyem.

Das Bronchialkarzinom ist bei Männern inzwischen der häufigste Organkrebs überhaupt. Frauen erkranken daran fast *7mal* seltener. Aber auch bei Frauen steigt die Zahl der Bronchialkrebs-Toten von Jahr zu Jahr an.

Die Todesrate an Bronchialkrebs hat im letzten Vierteljahrhundert gewaltig zugenommen. 1952 starben in der Bundesrepublik knapp 8000 an bösartigen Neubildungen der Lunge. 1978 waren es rund 25 000.

Wenn man die Todesfälle durch Lungenkrebs-Metastasen noch hinzurechnet, übertrifft der Lungenkrebs alle anderen Organkrebse mit Abstand. Lungenstreukrebs ist nämlich noch häufiger als der Erstkrebs, das Bronchialkarzinom.

Es spricht vieles dafür, daß jeder Krebs in einem anderen Organ immer auch von einem Lungen-Streukrebs begleitet wird. Denn die Lungen sind ein Haupt-Blutfilter. In den Verästelungen der Lungengefäße sammeln sich auch die Krebszellen, die ständig von jedem Herd in irgendeinem Organ abgehen. Es sind sowohl einzelne Krebszellen, wie winzige Zellhäufchen, die im Lungenfilter landen.

Nicht alle diese Mikro-Metastasen – die man auch mit der raffiniertesten Röntgen-Untersuchung nicht entdecken kann – können am Landeplatz unschädlich gemacht werden. Viele von ihnen bleiben wochen-, monate- und jahrelang liegen. Es stellt sich ein Gleichgewicht ein zwischen Abwehrkräften und Krebszellen. Der Mikrokrebs bleibt am Leben, vergrößert sich aber nicht.

Im günstigsten Fall wird er eines Tages bei besonders guter

Abwehrlage abgetötet. Im ungünstigen Fall sprießen die Mikro-Metastasen jedoch plötzlich an vielen Stellen auf, weil die Abwehrlage entsprechend schlecht geworden ist. Trotzdem sieht man den Krebs im Röntgenbild noch lange nicht. Im Röntgenbild kann man einen Lungen-Krebsknoten erst dann entdecken, wenn er etwa gut haselnußkerngroß ist, einen Druchmesser von ca. 1 cm hat. Meist erkennt man ihn aber auch dann noch nicht. Ein Krebsherd mit einem Durchmesser von 10 mm enthält bereits ca. 500 Millionen Krebszellen.

Man kann aufgrund der sogenannten *Tumorverdoppelungszeiten* umrechnen, wann das Krebswachstum begonnen hat. Diese Methode geht auf den Amerikaner COLLINS zurück. Tumorverdoppelungszeit ist der Zeitraum, den ein Krebsherd braucht, um sein Volumen zu verdoppeln. Für Lungenkrebs hat man ausgerechnet, daß er bei langsamem Krebswachstum 220 Tage, bei rascher Krebszell-Teilung 120 Tage beträgt. Bis zur Größe von 1 mm Durchmesser braucht es 20 Tumorverdoppelungszeiten, bis 1 cm 10 mehr.

Das bedeutet: Von der Krebsgeburt, also von der ersten Krebszellteilung, bis zur frühesten röntgenologischen Diagnostizierbarkeit eines Lungenkrebsknotens dauert es 10 bis 18 Jahre.

Hier steckt die Gesamtproblematik von Lungenkrebs-Operationen. Es dauert 10 Jahre und mehr, bis man den Bronchialkrebs entdecken kann. Und wenn man ihn entdeckt, enthält er mindestens eine halbe Milliarde Krebszellen. Er hat also lange vorher gestreut. In die nähere Umgebung, in die weitere Umgebung und auch in andere Organe. Die Tatsache, daß die Streuherde nicht diagnostizierbar sind, beweist nichts gegen sie. Auch die verschleppten Krebszellen brauchen lange, bis sie so gewuchert sind, um entdeckt werden zu können. Es scheint allerdings so, daß Metastasen wesentlich rascher wachsen können, als Erst-Krebsherde.

In dieser Situation muß jede Krebsherd-Entfernung in den Lungen Stückwerk bleiben, so radikal sie auch durchgeführt werden mag. Das gilt um so mehr, als Krebs immer eine

Krankheit des gesamten Organismus ist. Ein Bronchialkrebs entsteht erst dann, wenn »*das Krebsfaß im Gesamtkörper überläuft*«. Die Überschwemmung findet in den Bronchien statt, wenn hier der schwächste Punkt ist, oft gebahnt durch übermäßiges Rauchen. Aber der Krebsherd in einem Bronchus macht die Krebskrankheit allein nicht aus.

Die Frage »*Operation JA oder NEIN*« wurde beim Lungenkrebs erst kurz vor dem 2. Weltkrieg diskutabel. Erst um 1930 herum war die Anästhesie- und Operations-Technik weit genug entwickelt, jedenfalls in den USA. In der Bundesrepublik dauerte es 20 Jahre länger.
Die Chirurgen begannen damit, beim Bronchialkarzinom immer einen ganzen Lungenflügel zu entfernen und die Lymphknoten der Lungenwurzel auszuräumen. Die Ergebnisse dieser Bronchialkrebs-Radikal-Operation waren miserabel. Die Patienten wurden durch den gewaltigen Eingriff und die Intensiv-Nachbehandlung nicht nur schwerstens gequält, sondern oft auch todbringend geschädigt. Die Restlunge schaffte es meistens nicht allein, all jene Aufgaben zu erfüllen, die lebensnotwendig sind.
Das ist ja nicht nur die Sauerstoffbeladung des Blutes und die Ausscheidung der Kohlensäure. Da kommen sehr viele weitere lebenswichtige Funktionen dazu: Die Blutkreislauf-Mitsteuerung, die Abwehrstoffbildung, die Entgiftung und vieles andere.
Doch Chirurgen haben oft mehr Mut, als für ihre Patienten gut ist. So dauerte es lange, bis die radikale Pneumonektomie von ungefährlicheren Methoden abgelöst wurde.
Es war der Lungenchirurg RICHARD OVERHOLT, der vor allem dafür eintrat, nicht einen ganzen Lungenflügel, sondern nur einen Lappen zu entfernen. Oder noch besser, nur eine Segment-Resektion vorzunehmen.
OVERHOLT wies nach, daß die Überlebenschancen nach der Nichtradikal-Operation eindeutig besser waren als nach der radikalen Pneumonektomie. Nach 5 Jahren lebten wesentlich mehr Bronchialkarzinom-Patienten noch.

Die Beobachtungen von OVERHOLT und seinen Mitarbeitern sind nicht nur für die Lungenkrebs-Chirurgie, sondern allgemein von großer Bedeutung. Noch immer dominieren unter den Krebschirurgen die Falken, die Radikal-Operateure. Demgegenüber sind die chirurgischen Tauben weit in der Minderzahl, also jene, die sich darauf beschränken, nur den Haupthered des Krebses auszuschneiden, aber kein gesundes Gewebe zu opfern.

Wenn der Krebsherd im Stammbronchus eines Lungenflügels sitzt oder in der nächsten Nachbarschaft, bleibt grundsätzlich nur die Entfernung des ganzen Lungenflügels, falls man sich überhaupt zur Operation entschließt. Das gilt auch heute noch. Früher jedoch, vor OVERHOLT, wurde auch dann diese Radikal-Operation gemacht, wenn der Krebsherd weiter davon entfernt saß, also in den Ästen der Segmente.

Insgesamt gesehen sind die Ergebnisse der Lungenkrebs-Chirurgie schlecht. Wie schlecht, kann man unter anderem im Lehrbuch »*Chirurgie*« von MARTIN ALGÖWER (SPRINGER-Verlag Heidelberg 1976) entnehmen. »*Über 50% gelten zum Zeitpunkt der Diagnose bereits als inoperabel. Die Operationssterblichkeit beträgt 10 bis 15%. Die 5-Jahres-Heilung der Operierten liegt bei 20%.*«

Daraus errechnet sich eine durchschnittliche 5-Jahres-Überlebenszeit von etwa 7%. Wenn man die Quote der Inoperablen mit 60% und die Operationssterblichkeit mit 10%, also dem angegebenen niedrigsten Wert ansetzt.

Die Schuld für die schlechten Behandlungsergebnisse wird vor allem den Patienten und den Allgemeinärzten zugeschoben. Man hat errechnet, daß es im Schnitt 8 Monate dauert, bis ein Krebskranker mit entsprechenden Verdachtssymptomen zur gründlichen Diagnostik überwiesen wird. Durch Verkürzung dieses Zeitraums um mehrere Monate, so glaubt man, ließen sich die Ergebnisse wesentlich verbessern. Weil dann die Patienten früher operiert werden könnten.

Daß diese Rechnung auch nur einigermaßen aufgehen kann,

wird nicht nur von Skeptikern der Lungenkrebs-Chirurgie bezweifelt. Prof. Dr. H. SEIDEL ist Chefarzt einer der größten Fachkliniken für Lungen- und Bronchialerkrankungen der Bundesrepublik. Er hat in dem Buch »*ERKRANKUNGEN DES LUNGENPARENCHYMS*« (THIEME-Verlag Stuttgart 1978) ein Kapitel über das Bronchialkarzinom geschrieben. Seine Schlußfolgerung: »*Suchen wir nach den Ursachen der so schlechten Prognose des Bronchialkarzinoms, dann liegen sie hauptsächlich in der Natur dieses Krebses. ... Wenn man den Beginn der Röntgensichtbarkeit bei etwa 1 cm ansetzt, dann geht schon aus dieser Überlegung hervor, daß 3/4 der Bestehenszeit des Tumors noch vor der Sichtbarkeitsgrenze liegt ... Eine in der Unsichtbarkeitsphase entstandene Metastasierung, insbesondere bei den sogenannten kleinzelligen Karzinomen, ist die Ursache für die unbefriedigende Überlebensrate der Bronchialkarzinome, selbst derer, die noch symptomlos durch Röntgenreihen-Untersuchungen entdeckt worden sind. So kann man also selbst bei Entdeckung eines Karzinoms zum Augenblick des Entstehens der Sichtbarkeitsgrenze keinesfalls von Frühdiagnose sprechen.*«

Als wichtigstes Lungenkrebs-Verdachtszeichen gilt der chronische Reizhusten, insbesondere auch mit Blutspuren am Auswurf. Gerade das aber gibt es recht häufig bei Bronchitis der verschiedensten Art, die mit Krebs nichts zu tun hat. Vor allem bei Rauchern, nach Erkältungskrankheiten, bei dem sehr verbreiteten Asthmaleiden usw. Mit zunehmendem Alter haben sehr viele Menschen öfters einen länger dauernden Reizhusten, auch mit Auswurf und gelegentlich Blutspuren.

Wollte man bei all diesen einen Lungenkrebs als Ursache ausschließen, müßte eine gewaltige Diagnostik-Maschinerie in Gang gesetzt werden. Dann würde die Lungen-Röntgen-Aufnahme im 3-Monats-Abstand bei sehr vielen zur Routine, bei fast allen ab 60. Man kann leicht ausrechnen, wie rasch es gehen würde, bis der Strahlenkrebs der Lungen häufiger würde als der Raucherkrebs.

Doch mit einer einfachen Lungendurchleuchtung und -aufnahme ist es ja in der Regel nicht getan, wenn ein Bronchialkarzinom ausgeschlossen werden soll. Das bedarf der sogenannten Standard-Thorax-Diagnostik. Dazu gehören außer der klinischen Untersuchung mit dem Höhrrohr und durch Abklopfen etc. nicht weniger als 10 Maßnahmen: Durchleuchtung und Röntgen-Aufnahmen in 2 Ebenen, Tomographie (= Schichtaufnahmen, also viele Röntgenbilder in verschiedenen Schichten), Bronchographie (= Röntgen-Kontrast-Untersuchungen des Bronchialraumes), Szintigraphie (= Einspritzen von radioaktiven Substanzen ins Blut mit Ortung durch ein entsprechendes Gerät), Angiographie (= Röntgen-Kontrast-Untersuchung der Lungengefäße), Bronchoskopie (= Einführung eines Fernrohres in den Stammbronchus mit Besichtigung), Bronchoskopische Biopsie-Operation (= Entnahme einer Gewebsprobe aus einer verdächtigen Stelle), Tumorpunktion (= Hineinstechen von außen durch die Zwischenrippenräume hindurch in einen krebsverdächtigen Herd und Ansaugen von Zellmaterial), Mediastino-Skopie (= Einführen eines Fernrohres in den Mittelfellraum neben der Luftröhre) und schließlich Probethorakotomie (= Aufschneiden des Brustkorbes mit Freilegung eines krebsverdächtigen Herdes, um daraus eine Probe zu entnehmen).

Jeder dieser Eingriffe ist riskant, zum Teil höchst gefährlich. Je älter der Patient, um so leichter und rascher kann er durch eine solche Diagnostik-Maßnahme geschädigt werden, manchmal sogar sterben.

Bei einer entsprechenden Ausweitung der Lungenkrebs-Diagnostik würden unzählige Menschen belästigt, gequält, verstümmelt, sehr viele auch getötet, die gar keinen Bronchialkrebs haben. Bei einer großen Anzahl wurden Fehldiagnosen gestellt aufgrund falscher Beurteilung des mikroskopischen Bildes, indem infolge ungenügender Erfahrung des Pathologen, technischen Mängeln, Zeitmangel usw. etwas als Krebs eingestuft wird, das tatsächlich kein Krebs ist.

Es geht weiter: Auch in den Lungen gibt es den »Haustier-

krebs«, stumme Krebsherde also, die nicht zerstörerisch wachsen. Sie läßt man am besten in Ruhe, denn sie werden durch Hineinstechen oder Hineinschneiden leicht wildgemacht.
Bei einer Ausweitung der Bronchoskopie würden sicher auch solche Haustierkrebse entdeckt und durch Biopsie-Operation erst richtig bös gemacht. Abgesehen davon, daß jede Bronchoskopie, auch ohne Probeausschneidung, bei einem alten Menschen recht gefährlich ist.
Auch für den Lungenkrebs gilt, daß man im Mikroskop den Haustierkrebs von dem zerstörerisch wachsenden, allein bösartigen Krebs – dem »Raubtierkrebs« – nicht zuverlässig genug unterscheiden kann. Auf die Biopsie-Operation folgt dann zwangsläufig, oft völlig unnötigerweise, die große Lungenoperation.
Bezugnehmend auf die Mikroskop-Diagnose der Pathologen bei Lungenkrebs hat SALZER – zitiert nach H. SEIDEL – vom *»Fiasko der Klassifizierung«* gesprochen. SALZER schickte 100 gleiche Schnitte aus von ihm operativ entfernten Bronchialkrebsen an 15 verschiedene Pathologen in Europa. Dabei unterschieden sich die Beurteilungen von 30 bis 81%!
Jegliche Intensivierung der sogenannten Frühdiagnostik hat erhebliche Risiken. Beim jetzigen Stand unserer Möglichkeiten sind sie größer als ein eventueller Nutzen. Daß Röntgen-Reihen-Untersuchungen, also Massenmusterungen auf Lungenkrebs mit Röntgenstrahlen, nichts bringen können, wird inzwischen auch von denen zugegeben, die sie früher propagiert haben.
Wird ein Bronchialkarzinom zu einem Zeitpunkt entdeckt, zu dem noch eine Segmentresektion oder auch eine Lobektomie möglich ist, scheint die Operation die beste aller Möglichkeiten. Das gilt jedenfalls bis zu einem Alter unter 70. Ab 70 Jahre scheint auch hier das Risiko in aller Regel zu hoch.
Eine Radikal-Operation mit Entfernung eines ganzen Lungenflügels und ausgiebiger Lymphknoten-Ausräumung oh-

ne Rücksicht darauf, ob sie krebsbefallen sind oder nicht, scheint mir nie zweckmäßig. Die Tatsache, daß Patienten mit im Mikroskop nachgewiesenen Krebs danach länger als 5 Jahre leben können, beweist nichts für die Qualität dieses Gewalteingriffes. Es ist zu fürchten, daß nur die Patienten den Maximal-Eingriff längere Zeit überleben, die gar keinen Raubtierkrebs hatten.

Von der Operation der Bronchialkarzinome ist die von Lungenmetastasen zu unterscheiden. In der medizinischen Literatur gibt es Berichte über erfolgreiche Operationen bei derartigen Metastasen, insbesondere durch Lobektomie. Es scheint in geeigneten Fällen möglich, dadurch die Überlebenschancen zu verbessern.

Da man das Wachstum von Metastasen durch Röntgen-Aufnahme oft gut verfolgen kann, ist aber unbedingt zu empfehlen, durch wiederholte einfache Röntgenaufnahmen in nur einer Ebene – mit der kleinstmöglichen Strahlenbelastung also – die Wachstumsneigung zu kontrollieren. So lange eine Metastase unter gefahrloser Therapie nicht eindeutig wächst, sollte man auf die Operation verzichten.

Die »*Atomsprühfeuer-Kanonade*«, wie man die Großfeld-Massiv-Bestrahlung mit Röntgenstrahlen nennen sollte, hat keinen Platz in der Lungenkrebs-Therapie. Sie wird deshalb auch von den meisten Ärzten, die mit Lungenkrebs befaßt sind, abgelehnt.

H.-P. HEILMANN, Röntgen-Professor am Allgemeinen Krankenhaus St. Georg Hamburg berichtet – in »*Erkrankung des Lungenparenchyms*« (THIEME-Verlag Stuttgart 1978) – »*Die Ergebnisse der Strahlenbehandlung in Relation zum Gesamtkrankengut sind außerordentlich schlecht. In der deutschen Gemeinschaftsstudie konnte eine 5-Jahres-Überlebensrate von nur 2% für das Gesamtkrankengut festgestellt werden.*« Er schreibt an anderer Stelle weiter: »*Die Verbesserung der Ergebnisse operativer Behandlung durch adjuvante Chemotherapie*« – also ergänzende Behandlung mit Zellgiftmedikamenten – »*ist umstritten.*« Sie wird von mehreren Untersuchern, die der Autor im einzelnen nennt,

»*eher skeptisch oder sogar negativ*« beurteilt. Man muß fürchten, daß allein schon eine sehr intensive Röntgen-Diagnostik das zerstörerische Wachstum eines Lungenkrebses erheblich beschleunigen kann. Das vermute ich zum Beispiel bei einem Patienten, der Mitte 1979 in meiner Praxis war:

Bei dem 67jährigen Kaufmann war kurz vorher ein Bronchialkrebs links diagnostiziert worden. Die mitgebrachten Röntgenbilder zeigten einen walnußgroßen Knoten an der Lungenwurzel links. Dieser hatte den Hauptast des Oberlappens so stark beengt, daß der zugehörige Lungenbereich teilweise zusammengefallen, teilweise gestaut war. Diese Krebsfolgen waren relativ frisch.
Ihnen war eine sehr intensive Röntgendiagnostik kurz vorausgegangen. Außerdem willigte der Patient ein paar Wochen später in eine Röntgenbestrahlungsbehandlung ein. Wenige Wochen danach war er tot. Obwohl ihm der behandelnde Röntgenologe vorausgesagt hatte: In seinem Falle seien die Bedingungen so günstig, daß der Krebs durch die Bestrahlung rasch geheilt werden könne.
Vielleicht hätte der Patient mit keiner heute möglichen Therapie gerettet werden können. Immerhin drängt sich der Verdacht auf, daß die massive Röntgenbestrahlung entscheidend an dem dann rapid tödlichen Verlauf beteiligt war.
Dafür spricht insbesondere Folgendes: Bereits Mitte Juli 1975 bestand der Krebsknoten in etwa gleicher Größe. Das zeigte sich auf einer Röntgen-Aufnahme, die damals im Rahmen einer Routine-Untersuchung gemacht worden war. Der Arzt, der die Röntgen-Aufnahme machte, hatte den knapp walnußgroßen Tumor gar nicht entdeckt.
Nachträglich möchte man sagen: Gott sei Dank. Denn immerhin hat der Patient danach noch vier Jahre lang ohne wesentliche Beschwerden gelebt. Und er hatte ihn vorher sicher mindestens schon 10 Jahre.

Solche Beobachtungen sind aus zwei Gründen vor allem lehrreich: Erstens weil sie zeigen, daß man auch mit einem unbehandelten Bronchialkarzinom viele Jahre bis Jahrzehnte ungestört leben kann. Und zweitens, auf wie schwachem Boden die 5-Jahres-Heilung als Beweis für den Erfolg einer operativen Behandlungsmaßnahme steht.
Im Gegensatz zu der Großfeld-Röntgen-Kanonade kann eine ganz gezielte Röntgenbestrahlung eines Lungenkarzi-

noms gelegentlich nützlich sein. Dafür müssen aber besondere Bedingungen vorliegen, wie sie nur sehr selten gegeben sind.
In letzter Zeit hat man recht makabre Strahlenexperimente gemacht. Wie weit das geht, wird an dem Schicksal einer Patientin deutlich, das in der Schweiz Schlagzeilen machte, hier bei uns aber fast nicht bekannt wurde. Nur durch einen geradezu verrückten Zufall kam es überhaupt heraus.

Eine 99-jährige Patientin war mit starker Atemnot in einer Universitätsklinik eingeliefert worden. Man stellte einen krebsverdächtigen Tumor am rechten Lungenflügel fest, mit Wasser zwischen Lunge und Rippen.
Zunächst erholte sich die fast 100-jährige gut. Die Atemnot ließ unter der Behandlung mit Sauerstoffbeatmung und anderen Maßnahmen nach. Die Angehörigen stellten erfreut fest, daß sich die Patientin auf dem Wege der Besserung befand.
Da wurden sie eines Tages benachrichtigt, daß ihre Mutter bzw. Großmutter plötzlich verstorben sei. Man wunderte sich zwar, daß der Tod nicht unter allmählich zunehmender Verschlimmerung, sondern plötzlich eingetreten war. Aber Mißtrauen kam nicht auf. Bei fast 100 muß man auf alles gefaßt sein.
Ihrem Wunsch entsprechend, sollte die Verstorbene eingeäschert, ihre Urne nach der Kremation mit in das Grab ihres verstorbenen Mannes gegeben werden. Die Angehörigen beauftragten ein Bestattungsinstitut mit der Einäscherung.
Bereits am Tage nach dem Tode kam die große Überraschung. Das Bestattungsinstitut rief an: Die Kremation sei verboten, weil die Leiche radioaktiv verseucht wäre. Unter diesen Umständen bedeute die Verbrennung eine zu große Gefahr für das Krematoriums-Personal und die Umgebung.
Die Angehörigen fielen aus allen Wolken. Sie wußten nichts von der Radioaktiv-Behandlung. Auch die Patientin war nicht gefragt worden. Anderenfalls hätte sie es bei den Besuchen ihrer Kinder und Enkel erzählt.
Was war geschehen?
Am Vorabend des Todestages hatte man eine radioaktive Flüssigkeit in die Lunge gespritzt. Sofort war es zu einem lebensbedrohenden Zustand gekommen. Dieser hatte sich in der Nacht immer mehr verschlechtert. Mitpatienten erzählten, daß die Kranke in den letzten Stunden immer wieder nach ihren Kindern gerufen habe. Niemand wurde benachrichtigt. Sie starb allein.

Das böse Menschenexperiment an der Hundertjährigen wäre nie herausgekommen, hätte man ein normales Begräbnis geplant. Jedenfalls spricht nichts dafür, daß die verantwortlichen Ärzte vor möglichen Strahlenschäden gewarnt hätten. Die Gefahr war für alle Beteiligten eher größer als im Krematorium. Insbesondere für diejenigen, die den Sarg zu Grabe tragen sollten.

Für wie gefährlich der radioaktiv verseuchte Leichnam gehalten wurde, wird an den Sicherheitsmaßnahmen deutlich, die man ergriff. Die Gemeinde wollte zunächst überhaupt keine Einwilligung zur Beerdigung geben. Ein Friedhof sei schließlich »kein Lager für radioaktive Rückstände«. Man gestattete nicht einmal, daß der Sarg in der Leichenhalle aufgebahrt wurde.

Schließlich wurde entschieden: Der Leichnam mußte bis eine halbe Stunde vor der angesetzten kirchlichen Beerdigungsfeier hinter den Zementmauern des Klinikkellers verbleiben. Danach senkte man den Sarg im beschleunigten Verfahren ins offene Grab und schüttete ihn rasch mit Erde zu.

Und so war diese böse Geschichte herausgekommen:

Als ein Pfleger des Spitals durch die Kontrollschleuse der Nuklearmedizinischen Abteilung der Klinik ging, tickte das Geigerzählrohr. Man ging der Sache nach und entdeckte zwei radioaktiv verseuchte Eheringe – der Pfleger hatte sie der Verstorbenen abgenommen.

Man kann sich ausrechnen, wie stark die Strahlung war, die von dem radioaktiven Lungendepot ausging, wenn bereits die Eheringe die Alarmsysteme der Strahlenabteilung schrillen ließen.

Allgemein ist auch in der Lungenkrebs-Strategie zu beklagen, daß die Verhältnismäßigkeit der Mittel weithin nicht gewahrt wird. Das beginnt bei der Diagnostik und endet bei der Therapie. Je älter der Patient, bei dem ein Bronchialkrebs entdeckt wird, um so zurückhaltender muß mit jeglicher Diagnostik und Therapie vorgegangen werden.

Erfahrungsgemäß wächst der Krebs mit zunehmendem Alter langsamer. Bei Patienten, die 70 Jahre und älter sind, ist im allgemeinen eine gezielte Lungenkrebs-Diagnostik und -Therapie überhaupt unzweckmäßig, weil beides erhebliche Gefahren birgt. Das war der Grund, warum ich zum Beispiel bei meiner 79 Jahre alten Mutter nichts Eingreifenderes machen ließ noch selbst tat, als ich bei ihr einen Bronchialkrebs entdeckte:

Das Röntgenbild zeigte einen etwa eigroßen Tumor an der rechten Lungenwurzel. Es war zu einer Wasseransammlung zwischen Lungenflügel und Rippenfell, zu einem krebsigen Pleuraerguß von mehr als einem Liter gekommen.
Der Befund entsprach etwa dem, wie er bei der 100-jährigen Schweizer Patientin festgestellt worden ist, als sie in die Klinik eingeliefert wurde.
Auch bei meiner Mutter führte ein Anfall starker Atemnot zur Entdeckung des Bronchialkarzinoms. Ich nahm sie auf die von mir geleitete Krankenhausstation auf. Die Röntgenkontrolle entlarvte die Ursache der Atemnot.
Da das Rippenfellwasser die Lunge zusammendrückte und für die Atemnot mit verantwortlich war, ließ ich zunächst einen halben Liter des Ergusses durch Punktion ab. Es blieb etwa ein halber Liter zurück. Man soll einen derart großen Erguß nicht mit einem Mal ablassen, unter anderem da es sonst zu einer ungünstigen Kreislaufreaktion kommen kann.
Bereits durch diesen harmlosen, in örtlicher Betäubung ausgeführten Eingriff ließ sich die akute Atemnot bessern. Mit Hilfe von Sauerstoffbeatmungen und viel frischer Luft kam es zu zusätzlicher Linderung. Im übrigen wurden Kamilledampfbäder und heiße Brustwickel gemacht. Dies geschah mit dem Ziel, die durch Schwellung und Verschleimung beengten Atemwege freier zu machen.
Auch sonst geschah noch einiges, was auf keinen Fall schaden, aber doch nützlich sein konnte. Auf jede eingreifende Diagnostik wurde verzichtet. Die schon aus dem einfachen Röntgenbild zu stellende Diagnose wurde durch den Nachweis von Tumorzellen im Pleurapunktat bestätigt.
Der Zustand meiner lungenkrebskranken Mutter besserte sich innerhalb von etwa 2 Wochen so, daß sie nach Haus entlassen werden konnte. Später wiederholte sich die Krisensituation noch zweimal, war aber immer wieder in den Griff zu bekommen. Die größten Probleme bereitete ein Herzmuskel-Schaden mit starker Pulsunregelmäßigkeit. Hier half der Hausarzt ganz entscheidend mit, daß daraus keine tödliche Komplikation entstand.
Anfang Mai 1980 habe ich meine Mutter zuletzt untersucht. Der krebsige Rippenfellerguß hat sich von selbst vollständig zurückgebildet. Die inzwischen 81-jährige Frau hat mehrere Kilo zugenommen, hat wieder ihr Idealgewicht von knapp mehr als 60 Kilo. Das ist soviel wie vor 5 Jahren. Sie sieht auch so aus und fühlt sich wie vor 5 Jahren, wie zu jener Zeit, als wir alle unsere Mutter noch für ganz gesund hielten.
Bei einer Frau von 81 Jahren kann man schlecht Vorhersagen auf längere Sicht machen. Da kann immer mal plötzlich etwas sein.

Aber im Moment sieht es so aus, daß in absehbarer Zeit höchstens das Herz Komplikationen machen könnte.
Ich habe übrigens von Anfang an meiner Mutter die Krebsdiagnose gesagt. Um sie nicht zu erschrecken, lachte ich bei der ersten Mitteilung lauthals. Zu einer Krebsangst ist es bis heute nicht gekommen. Es geht also auch anders.
Schon früher berichtete einmal eine Zeitung über den Lungenkrebs meiner Mutter. Dies geschah zum Teil mit einem etwas spöttischen Unterton: Kamille gegen Krebs! Vor Mißverständnissen ist man leider nie ganz sicher. Mir schien es damals zweckmäßig, im Einverständnis mit meiner Mutter die Diagnose öffentlich bekanntzugeben. Ich wollte damit helfen, die allgemeine übertriebene Krebsangst abzubauen.
Damals hielt man mir von ärztlicher Seite entgegen, bei einer 79-jährigen Frau wäre auch von engagierten Schulmedizinern keine eingreifende Diagnostik und Therapie betrieben worden. Aber erstens weiß ich aus vielen Berichten von Patienten und Ärzten, daß dies nicht so ist. Und zweitens: siehe die Schinduderei mit der Hundertjährigen.

Es kann wohl keinen Zweifel geben, daß eine Hauptursache des Bronchialkarzinoms ein übertriebener Tabakkonsum ist. Die direkte lineare Beziehung zwischen der Sterblichkeit an Lungenkrebs und der Anzahl der pro Tag gerauchten Zigaretten wie auch das Verhältnis zwischen der Häufigkeit des Lungenkrebses und dem frühen Alter des Raucherbeginns konnten besonders eindrucksvoll die Engländer DOLL und HILL nachweisen. In einer Langzeitstudie an über 40 000 englischen Ärzten verfolgten sie die Auswirkungen des Rauchens. Bei den Ärzten, die während der Beobachtungszeit das Rauchen aufgaben, sank die Häufigkeit des Bronchialkarzinoms auf 7% ab, während sie im gleichen Zeitraum in ganz England auf 22% anstieg.
Raucher sollen im Durchschnitt 10mal häufiger an Bronchialkarzinom erkranken als Nichtraucher, Kettenraucher sogar 20mal häufiger. Man hat ausgerechnet, daß 90% weniger Bronchialkarzinome entstehen würden, wenn niemand mehr rauchte.
Bemerkenswerterweise hat sich der Häufigkeitsgipfel in den letzten Jahren gegenüber früher vom 6. ins 7. Lebensjahr-

Merksätze für Operationen bei Lungenkrebs

1. EineRadikaloperation – mit Entfernung eines ganzen Lungenflügels und zusätzlicher Lymphknotenausräumung – ist in aller Regel abzulehnen.
2. »Nicht-Radikaloperationen« – wie Segmentresektion, Lobektomie und auch Keilresektion – können zweckmäßig sein – sowohl bei Bronchialkrebs wie bei Streukrebs.
3. Ab 70 Jahre ist das Risiko jeder Lungenoperation bei Krebs fast immer zu groß.
4. Biopsie-Operationen sind auch bei Lungenkrebsverdacht ein Kunstfehler. Über die Zweckmäßigkeit der Op muß der übrige Befund, nicht das Mikrobild entscheiden.
5. Die übliche riskante Spezial-Diagnostik auf Lungenkrebs ist meistens überflüssig. Kaum ein Krebs ist durch einfache Röntgenaufnahme – mit kleinstmöglicher Strahlenbelastung – so gut und ausreichend zu diagnostizieren.
6. Großfeld-Röntgenbestrahlung (= Atomsprühfeuer-Kanonade) hilft bei Lungenkrebs nichts – weder als alleinige Behandlungsmethode, noch zur Vor- oder Nachbestrahlung. In seltenen Ausnahmefällen kann eine streng gezielte Bestrahlung nützlich sein.
7. Auch bei Lungenkrebs gibt es nicht selten die mikroskopische Fehldiagnose »Krebs«. Darüber hinaus kann man bei richtiger Diagnose den ruhenden, nicht zerstörerischen »Haustier«-Krebs, im Mikroskop nicht zuverlässig genug vom wachsenden, zerstörerischen »Raubtier«-Krebs unterscheiden. Das geht nur mit Hilfe anderer Zeichen, oft nur durch Entwicklungsbeobachtung.
8. Ein Bronchialkrebs ist immer eine chronische Krankheit. Von der Krebsgeschwulst bis zur frühesten Diagnostizierbarkeit – Durchmesser des Krebsknotens von 1 cm – vergehen etwa 10–18 Jahre. Nur bei einer Akutkomplikation – schwerer Blutung, Abszeßbildung etc. – eilt eine Operation.

zehnt verschoben. Es dauert also im Schnitt 10 Jahre länger, bis der Krebs diagnostiziert wird. Entweder entsteht er 10 Jahre später, oder er verläuft sehr viel langsamer als früher. Die Verspätung des Häufigkeitsgipfels ist um so merkwürdiger, als der Tabakkonsum zugenommen hat.

So eindeutig der Zusammenhang zwischen starkem Zigarettenkonsum und Bronchialkarzinom zu sein scheint, so mysteriös bleibt doch seine Mitwirkung für jeden Einzelfall. Da spielen offensichtlich noch viele andere Dinge eine wesentliche Rolle. Das beweist auch die Tatsache, daß die weitaus meisten Stärkstraucher keinen Lungenkrebs bekommen.
Trotz allem gibt es Grund genug, vor übermäßigem Rauchen zu warnen. Jeder starke Raucher sollte nach Ersatzquellen suchen, um das tägliche Mindestmaß an Genuß zu finden, das nun einmal jeder braucht, um zufrieden zu sein. Nicht nur zur Zufriedenheit, sondern auch, um auf die Dauer gesund zu bleiben. Denn wer ein tägliches Minimum an Lebensfreude über längere Zeit nicht erreicht, wird unweigerlich krank.
Ganz allgemein gilt, daß man mit der Einwilligung zur Lungenkrebs-Operation eher noch zurückhaltender sein muß als bei anderen Organkrebsen. Dazu schreibt Prof. SEIDEL: *»Man sollte dabei bei geeigneten Kranken manchmal den Mut zur Unterlassung einer belästigenden und nur schädigenden Therapie haben. Es kommt bei der Auswahl des besten Weges für jeden einzelnen Kranken nicht immer nur darauf an, wie l a n g e er gelebt hat, sondern auch w i e er sein Leben beschließen konnte.«*

II.
Schönheits-
operationen

6. Busen nach Maß

Im Herbst 1979 stellte sich eine 39 Jahre alte Frau in meiner Praxis vor, die sich 1975 eine »*Aufbau-Plastik der Brustdrüsen*« hatte machen lassen. Weil ihr Busen klein war und sie ihn gern etwas größer haben wollte, auch ihr Mann.
Es wurden Silikon-Kissen auf beiden Seiten eingepflanzt. Die Operationswunden heilten glatt. Auch sonst gab es keine Heilungsstörung.
Von Anfang an war die linke Brust etwas kleiner als die rechte. Zunächst empfand das Alexandra Goll als nicht wesentlich störend. Im Laufe der nächsten Monate verstärkte sich dann aber die Asymmetrie. Es kam zu einer zunehmenden inneren Verhärtung, rechts stärker als links. Ein ständiges Spannungsgefühl trat auf. Beide Brüste wurden erheblich druckempfindlich.
Bei der Untersuchung 4 Jahre nach der kosmetischen Operation bestand eine unschöne Asymmetrie des Busens, die rechte Brust war größer als die linke. Auf beiden Seiten fühlte ich eine kugelige Verhärtung, rechts stärker als links. Schon leichter Druck wurde unangenehm empfunden. Beide Brustwarzen, die Warzenhöfe und ihre Umgebung waren fast taub. Dieses stark herabgesetzte Berührungsempfinden bestand sofort nach der Operation und besserte sich nicht. Es wurde von der Patientin als besonders störend empfunden. Alles in allem also ein schlechtes Ergebnis, obwohl es eine Korrektur-Plastik mit relativ günstigen Ausgangsbedingungen gewesen war.

Verschönerungsoperationen, kosmetische Chirurgie gibt es schon seit uralten Zeiten. Doch in früheren Jahrhunderten beschränkte man sich im wesentlichen darauf, abgetrennte Nasen und Ohren zu ersetzen und andere schwere Verstümmelungen zu beseitigen, durch plastische Operationen zu korrigieren. Das gelang, wie Bilder aus früheren Jahrhunderten zeigen, manchmal erstaunlich gut. Im großen und ganzen schaffte es aber chirurgische Kunst fast nie, wirkliche Kunstwerke zu vollbringen, natürliche Schönheit einigermaßen zu rekonstruieren.

Erst seit Anfang des 20. Jahrhunderts gibt es da wirkliche Fortschritte. Das gilt vor allem für kosmetische Operationen im Gesicht. Zur Verschönerung häßlicher Nasen und abstehender Ohren wurden weitgehend zuverlässige Methoden entwickelt. Die Straffung runzliger Gesichtshaut, die Beseitigung von Krähenfüßen gelang immer besser. Auch Schlankheitsoperationen an Bauch und Hüften vervollkommnete man immer mehr.

Brust-Verschönerungs-Operationen blieben dagegen lange Zeit ein Stiefkind der kosmetischen Chirurgie. Hier beschränkten sich die Eingriffe vor allem auf die Verkleinerung übergroßer, zu störender Last gewordener Brüste. Wahre Schönheits-Operationen gelangen dabei jedoch recht selten. Meist blieben stärkere Asymmetrien durch unterschiedliche Größe der plastisch umgeformten Busen. Fast immer gab es große, wenig schöne Narben.

Der große Umschwung in der Busen-Verschönerungs-Chirurgie passierte etwa vor 20 Jahren. Fast über Nacht wurde aus dem Stiefkind eine Modeoperation. Der Grund: Die Entwicklung von Mamma-Endoprothesen (= Künstlicher Brustersatz zum Einpflanzen unter die Haut), von Implantaten bzw. Inlays aus geeignetem Kunststoff.

Diese Silikon-Kissen bestehen aus einer dünnen Außenhülle mit geleeartigem Inhalt. Ihre Form schwankt zwischen der eines rillenlosen Milchbrötchens und der eines Tränentropfens, also einer oben angespitzten Kugel. Die Festigkeit, besser die Weichheit, ähnelt sehr der des natürlichen Brustgewebes. Es gibt die Kissen in sehr vielen Größen. Ihr Volumen schwankt zwischen 100 und fast 600 Millilitern. Ihr Durchmesser wechselt zwischen 8 bis 16, die Profildicke zwischen 3 bis 7 cm.

Eine große Auswahl an Silikon-Kissen verschiedenster Größen ermöglicht eine weitgehend individuelle Anpassung. Um den Spielraum noch zu vergrößern, wurden auffüllbare

Endoprothesen konstruiert. Sie haben in der Hülle ein Ventil, durch das Flüssigkeit nachgefüllt oder abgelassen werden kann. Das ermöglicht Größenveränderungen bis zu 40 ml. Man kann bis zu 20 ccm nachspritzen oder ablassen.
Das Wichtigste: Silikon ist ein gewebsfreundlicher Kunststoff. Er wird vom Körper relativ gut angenommen. Die Fremdkörper-Abwehrreaktion hält sich in Grenzen, so daß die Endoprothesen meistens anstandslos einheilen.
Die Silikon-Kissen lassen sich von unsichtbaren Hautschnitten aus einpflanzen. Die starke Verformbarkeit des Geleekissens ermöglicht es, auch bei großvolumiger Endoprothese mit relativ kleinem Schnitt auszukommen. Man kann ihn an versteckte Stellen legen, an die Grenze des Warzenhofes, unter die Brust oder hinter die vordere Achselfalte.
Die Einpflanzung eines Silikon-Kissens zur Vergrößerung und Straffung des Busens ist eine technisch relativ einfache Operation. Es gelingt auch relativ unerfahrenen Operateuren, das Ersatzstück an die richtige Stelle zu bringen.
Nach dem Hautschnitt braucht man nur eine Tasche auszugraben, stumpf mit dem Finger oder einer Spreizzange. Das geschieht vor der Brustmuskelfaszie (= Sehnenhaut vor der Brustmuskulatur), an der hinteren Grenze des Innenbusens. Dies ist der am häufigsten gewählte Platz. Manchmal empfiehlt es sich, das Kissen hinter die Brustmuskelfaszie, zwischen die Brustmuskulatur oder sogar hinter die Brustmuskulatur zu stecken. Das ist etwas schwieriger, erfordert aber auch nicht gerade technisches Glanzleistungsvermögen.
All diese Vorzüge brachten es mit sich, daß der in Amerika erfundene Kunstbusen rasch weltweite Verbreitung fand. Nicht nur auf Schönheits-Operationen spezialisierte Chirurgen, sondern fast jeder Chefarzt einer allgemein-chirurgischen oder geburtshilflich-gynäkologischen Abteilung glaubte es seiner Ehre schuldig zu sein, derartige Schönheits-Operationen in seinem Verantwortungsbereich ebenfalls zu praktizieren. Diese Entwicklung wurde durch die sich immer mehr ausbreitende Krebsangst gefördert. Immer

häufiger empfahl man Patientinnen, sich zum Schutz vor einem Brustkrebs den Innenbusen ausschälen und durch eine Endoprothese ersetzen zu lassen.

Bei den Brust-Verschönerungs-Operationen muß man grundsätzlich unterscheiden zwischen *Korrektur-Plastiken* und *Ersatz-Plastiken* (s. Tab. 8). Korrektur-Plastiken sind Eingriffe zur Formverbesserung, ohne daß eine verstümmelnde Operation, insbesondere im Zusammenhang mit Krebs vorausgegangen ist. Man unterscheidet hier Vergrößerungs- bzw. Augmentations-Plastiken, Verkleinerungs- bzw. Reduktions-Plastiken und Straffungs- bzw. Liftungs-Plastiken.

Die dritte Form der Korrekturoperation, die *Straffungs-Plastik,* ist selten Selbstzweck, meistens ein gewünschter Nebeneffekt, sowohl bei einer Vergrößerungs-, wie bei einer Verkleinerungs-Plastik. Manchmal besteht aber nur eine Busensenkung, eine Hängebrust, ohne daß das Busenvolumen zu groß oder zu klein wäre. Dann genügt eine reine Straffungs-Plastik.

Dieser Eingriff ist insbesondere bei sehr schlaffen Brüsten angezeigt. Es gibt mehrere bewährte Methoden. Eine davon ist die *»Schneckenhaut-Plastik«*. Dabei wird der Innenbusen – verglichen mit einem Ziffernblatt – bei 12 Uhr längsgespalten. Dann dreht der Operateur die eine Hälfte vor die andere. Entweder die linke nach rechts oder die rechte nach links. Es entsteht ein Drüsenkegel, der von der Seite wie ein Schneckenhaus aussieht.

Die häufigste Korrektur-Operation am Busen ist die *Vergrößerungs-Plastik.* Sie wird inzwischen fast ausschließlich unter Verwendung eines Silikon-Kissens gemacht. Zweifellos lassen sich damit sehr eindrucksvolle Busen-Verschönerungen erreichen. Zwar gelingt auch dem besten Operateur nicht, aus einer TWIGGY eine MARILYN MONROE zu formen. Aber durchaus beachtliche Brustvergrößerungen und Straffungen sind möglich.

Es gibt inzwischen viele Frauen, auch recht junge, mit gut gelungenen Vergrößerungs-Plastiken, bei denen diese Operation zu einer erheblichen Steigerung ihrer Attraktivität und ihres Selbstbewußtseins geführt hat, zu einem Gewinn an Lebensfreude und Glücksempfinden. Viele derartige Schönheitsoperationen mit Endoprothese haben inzwischen bereits 10 Jahre gehalten. Für einen wesentlich längeren Zeitraum gibt es noch keine Erfahrungen, jedenfalls nicht an einer ausreichend großen Zahl von so Operierten.

Bis vor kurzem war man sehr optimistisch im Hinblick auf den Dauererfolg. Man glaubte, daß ein guter Anfangserfolg, auch fast immer auf einen Dauererfolg hoffen ließe. Doch dann tauchte ein böses Gespenst auf, das zunächst gar nicht aufgefallen war. *»Konstriktive Kapselfibrose«* (= Schrumpfende Kapselvernarbung) nennen die Mediziner das Ergebnis eines schleichenden Vernarbungsprozesses um den Kunstbusen herum, der alles verderben kann.

Im allgemeinen entwickelt sich um eine Silikon-Prothese herum nur eine ganz zarte Kapsel, weniger als einen halben Millimeter stark. Bei der konstriktiven Kapselfibrose wächst eine Narbenkapsel von erheblicher Dicke. Jede Narbe neigt zur Schrumpfung. Je dicker sie ist, um so stärker der Schrumpfungsprozeß.

Die Narbenkapsel um ein Silikon-Kissen herum hat meistens die Neigung, konzentrisch in Richtung auf einen gemeinsamen Mittelpunkt zu schrumpfen. Das führt zu einer kugelartigen Verformung. Aus dem weichen Kissen wird eine harte Kugel. Oft so groß wie ein Tennisball, manchmal größer, manchmal auch kleiner. Dies buckelt die Haut vor, macht unangenehme Spannungsgefühle und eine schmerzhafte Druckempfindlichkeit.

Bei ungleichmäßiger Narbenschrumpfung wird die Endoprothese in irgendeine Richtung verzogen. Die Beschwerden sind ähnlich, das kosmetische Resultat wird ebenfalls schlecht.

Ein derartiger *»Schrumpfkugel-Kunstbusen«* entwickelt sich um so häufiger, je schlechter die Endoprothese in ihr Lager eingebettet ist, je weniger formschlüssig sie liegt. Jeder verbleibende Defekt zwischen dem lebenden Gewebe und der

Endoprothesenoberfläche, jede Lücke muß durch Narbengewebe ausgefüllt werden. Je dicker und ausgedehnter die Narbe, um so stärker der Schrumpfungsprozeß.
Aber auch zu straff eingesetzte Endoprothesen fördern eine gefährliche Vernarbung. Dadurch kommt es zu Druckschädigungen des Lagers, zum Absterben von Gewebeteilen und wiederum zur Bildung eines narbigen Ersatzgewebes.
Bei Korrektur-Operationen ist die Gefahr des Schrumpfkugel-Kunstbusens weit weniger groß als bei Ersatz-Plastiken. Die elastischen Flächen der ausgegrabenen Tasche legen sich gleichmäßiger an die Oberfläche der Endoprothese an als die Wände der Höhlung nach Ausschneiden eines Innenbusens.
Dennoch ist man auch bei einfachen Korrektur-Plastiken vor einem Schrumpfkugel-Kunstbusen nicht sicher.
Man versuchte übrigens immer wieder, Busenvergrößerungen und -straffungen auch auf andere Weise als mit Silikon-Kissen zu erreichen. Derartige Versuche führten vor einigen Jahren in Kalifornien zu einer mittleren Katastrophe. Dort glaubte man das Ei des Kolumbus entdeckt zu haben. Man stach eine Kanüle in die Brust und spritzte flüssiges Silikon hinein. Mehr als 10 000 Amerikanerinnen ließen sich ihren Busen durch Injektionen von flüssigem Silikon aufpumpen. Mit Hilfe dieser »*KLEOPATRA-Spritze*« wurden bei einzelnen die Busenumfänge von 80 auf 110 geweitet.
Das Massenexperiment hatte für viele böse Folgen. Bei mehreren Hundert verstopfte das flüssige Silikon die Lymph- und Blutwege. Es entwickelte sich eine brandartige Gewebsentzündung. Viele Brüste starben ab, mußten abgenommen werden. Mindestens 12 Frauen starben. 1976 wurden deshalb in Kalifornien derartige Silikon-Injektionen verboten.
Ein anderes Experiment leistete sich ein Berliner Schönheits-Chirurg vor knapp 10 Jahren. Er kam auf die Idee, Leichenfett als Füllmaterial zu benutzen, um Busen zu vergrößern. Es bildeten sich entweder »*Ölzysten*«, Hohlräume mit öligem Fett, oder massive Verhärtungen und Verkalkungen

der Fettmassen sowie schwere Entzündungen. Der Schönheits-Chirurg nahm sich 1977 das Leben.
Die zweite Möglichkeit einer Korrektur-Operation ist die *Verkleinerungs-Plastik*. Derartige Eingriffe können sehr nützliche Operationen sein, weil übergroße Busen manchmal erhebliche Beschwerden machen. Rückenschmerzen, lästige Hautausschläge unter den Brüsten, insbesondere in der Umschlagfalte, Druckschmerzen durch die Träger der Büstenhalter können erheblich plagen.
Derartige Reduktions-Plastiken sind sehr schwierige Eingriffe. Sie stellen erheblich größere Anforderungen an die Erfahrung, vor allem an das technische Können des Operateurs als die Einpflanzung eines Silikon-Kissens. Auch in guten Händen ist das Mißerfolgsrisiko relativ groß.
Die Schwierigkeit der Verkleinerungs-Plastik besteht unter anderem darin, daß auch die Brustwarze versetzt werden muß. Diese Umpflanzung führt nicht selten zu Durchblutungsschäden mit gänzlichem oder teilweisem Absterben oder doch mit starken entzündlichen Reaktionen. Schrumpfungsprozesse mit Verziehungen und Einziehungen sind oft die Folge. Nicht selten auch mißlingt die richtige, das heißt symmetrische Plazierung der Brustwarze während der Operation.
Jede Patientin sollte lange darüber nachdenken, bevor sie sich zu einer derartigen Reduktions-Plastik entschließt. Ohne große, ins Auge fallende Narben geht es fast nie. Das mag manchmal das kleinere Übel sein. Aber oft genug machen sich die Frauen falsche Vorstellungen von dem, was selbst exzellente Operateure günstigstenfalls erreichen können.
Größte Bedenken sind anzumelden, wenn bereits jungen Mädchen eine Reduktions-Plastik empfohlen wird. Das ist sicher nur in ganz seltenen Ausnahmefällen, bei extremen Busenvergrößerungen ein zweckmäßiger Eingriff. Ich erinnere mich da an eine schlimme Geschichte, die ich aus nächster Nähe miterlebte.

Eine Schwesternschülerin, 18 Jahre alt, schämte sich wegen ihrer relativ großen Brüste. Die Busen waren fest und symmetrisch gestaltet. Beim Film hätte das junge Mädchen mit diesen Brüsten leicht Karriere machen können. Viele ihrer Mitschülerinnen beneideten sie darum.
Sie aber schämte sich, war offensichtlich falsch informiert, vielleicht auch weltfremd erzogen. Während ihrer Ausbildung erfuhr sie von den angeblich großartigen Möglichkeiten moderner Chirurgie auch bezüglich Busen-Verschönerungsoperationen. Sie ging zu einem prominenten Allgemein-Chirurgen. Jeder Mann mit normalem ästhetischen Empfinden hätte von einer Korrektur-Operation abgeraten. Aber der Chirurg dachte anders. Er übernahm die Operation bedenkenlos, obwohl er ihre Technik nicht beherrschte.
Das Ergebnis war katastrophal. Es kam zu nahezu allen Komplikationen, die es bei einem solchen Eingriff überhaupt geben kann. Trotz mehrstündiger Operation standen die Brustwarzen schief, war eine Brust erheblich kleiner als die andere. Es bildete sich ein massiver Bluterguß. Teile der Brustwarzen und der Drüsenkörper starben ab. Eine massive Infektion folgte. Für das junge Mädchen wurde ihr Vertrauen in die chirurgische Kunst zu einem monatelangen Martyrium und einer lebenslangen Busenverschandelung.

Zweifellos kann eine Korrektur-Plastik eine segensreiche Operation sein, ein Eingriff, der viel zur Steigerung des Wohlbefindens einer Frau beiträgt. Seine Erfolgssicherheit ist um so größer, je mehr sich ein Operateur auf diesen Eingriff spezialisiert hat. Vor allem muß gewährleistet sein, daß ihm Kunststoff-Endoprothesen in sehr großer Auswahl zur Verfügung stehen. Man kann davon ausgehen, daß etwa 200 verschiedene Typen und Größen vorrätig und sofort griffbereit sein müssen.
Wenn die Gefahr eines Mißlingens der Operation bei spezialisierten Operateuren auch relativ klein ist, so darf man sie doch nie aus dem Auge verlieren. Vor allem muß man wissen, daß heute noch nicht zu übersehen ist, ob derartige Korrektur-Operationen unter Verwendung von Endoprothesen wesentlich länger als 10 Jahre halten. Für junge Frauen ist dies ein relativ großer Unsicherheitsfaktor. Denn wenn eines Tages aus irgendwelchen Gründen das Kunststoffkis-

sen entfernt werden muß, so gibt es immer eine stark entstellte Brust, bei der jegliche Korrektur-Operation vor größte Probleme gestellt ist.

Nun zu den *Ersatz-Plastiken* nach *verstümmelnden Operationen*. Die Möglichkeiten sind in Tabelle 8 aufgeführt. Zusammenfassende Hinweise finden sich in Tabelle 9.

Am Busen gibt es verstümmelnde Operationen fast nur im Zusammenhang mit Krebs.

Der noch immer am häufigsten durchgeführte Eingriff bei Brustkrebs ist die Radikal-Operation (s. Tab. 9). Dabei wird nicht nur der gesamte Busen mitsamt bedeckendem Hautmantel, einschließlich Brustwarze, sondern auch die Brustmuskulatur radikal entfernt. Zusätzlich werden die Lymphstationen der Achselhöhle, gleich ob bereits von Krebs befallen oder nicht, mit ausgeräumt.

Der amerikanische Chirurg HALSTED hat diese Radikal-Operation bereits Anfang des 20. Jahrhunderts ausgearbeitet und zum einzig richtigen Weg erklärt. Er gab die Parole aus: *Je radikaler, um so besser.* Jeglichen Versuch einer plastischen Operation zur Minderung des Verstümmelungsgrades tat HALSTED in Acht und Bann: *»Beim Wundverschluß zögere ich nicht zu sagen: »Man hüte sich vor dem Mann, der eine plastische Operation durchführen will...Der Verschluß der Brustoperationswunde durch eine plastische Methode ist gefährlich und sollte nach meiner Auffassung unter allen Umständen aufgegeben werden.«*

Tatsächlich steht diese HALSTEDsche Forderung auf schwachen Füßen. Bis heute gibt es keinen überzeugenden Beweis dafür, daß durch Radikal-Operationen die Heilungsaussichten bei Krebs im allgemeinen und bei Brustkrebs im besondern verbessert werden können. Im Gegenteil wurde festgestellt, daß mit weniger verstümmelnden Operationen die Überlebensaussicht der Patienten eher besser ist. Deshalb gibt es nach meiner Auffassung keine Berechtigung mehr für derartige Radikal-Operationen bei Brustkrebs.

Dies gilt um so mehr, als Busen-Ersatzplastiken nach Radi-

kal-Operationen fast nie möglich sind. Denn dabei wird der bedeckende Hautmantel in so großer Breite weggeschnitten, daß die Wundränder meist nur unter stärkerer Spannung zusammengenäht werden können. Da bleibt für die Haut keine Elastizitätsreserve. Sie gibt nicht nach, wenn man später ein Silikon-Kissen zur Wiederherstellung einer busenähnlichen Form einbringen möchte.
Es sind Ersatz-Plastiken nach Radikal-Operationen versucht worden. Aber selbst dann, wenn der Voroperateur den Hautmantel weniger radikal ausgeschnitten hat, läßt sich nur ein unbefriedigender Ersatz erreichen.
In aller Regel lohnen sich derartige Versuche nicht. Und man sollte solchen Vorschlägen nicht zustimmen. Da ist die fachmännische Anpassung einer modernen Mammaprothese die bessere Lösung. Es gibt inzwischen besonders gute Modelle wie die »*Hohlkörper-Brustprothese*« der Firma NATTERMANN und BLUM. Sie ähnelt in Form, Größe und Gewicht sehr stark einer natürlichen Brust. Ihr Innenhohlraum ist so elastisch konstruiert, daß er dem aus einem neuartigen Silikonöl bestehenden Kunstbusen ein natürliches Schwingungsverhalten gibt. Die Prothese härtet nicht nach und verändert weder ihre Form noch ihr Gewicht. Sie eignet sich für jede Brustkorbform, trägt sich angenehm auf der Haut, ist geruchsfrei und leicht zu reinigen.
Insgesamt gesehen muß man diesen Kunstbusen als echten Fortschritt werten. Er verbirgt den Busenverlust selbst unter einem leichten Kleid.
Die zweithäufigste Operation bei Brustdrüsenkrebs ist die »*Einfache Mastektomie*«. Darunter versteht man eine Busenamputation, bei der ebenfalls Warzenhof und Brustwarze mit entfernt werden, aber ein weniger großes Hautmantelstück wie bei der Radikal-Operation herausgeschnitten wird. Auch entfällt dabei die Entfernung der Brustmuskulatur.
Diese Operation verschlechtert die Heilungsaussichten im Vergleich zur Radikal-Operation nicht, verbessert aber die Möglichkeit einer Ersatz-Plastik ganz erheblich. Je schmaler

das entfernte Hautmantelstück ist, um so besser sind die Erfolgschancen sowohl im Hinblick auf die Vollkommenheit der äußeren Form wie auch auf die Haltbarkeit, also die Dauer störungsfreier Einheilung.

Für das kosmetische Ergebnis einer Busen-Verschönerungsoperation ist von großer Bedeutung, wie weit es gelingt, die natürliche Form und Farbe zu erhalten oder wieder herzustellen. Hier gibt es die verschiedensten Möglichkeiten.

Wenn es irgend geht, sollte bei der Operation der Warzenhof überhaupt nicht herausgeschnitten werden, sondern im Zusammenhang mit einer ernährenden Hautbrücke bleiben.

Doch das geht nicht immer. Manchmal ist ein Milchgangskrebs zu nahe an Warzenhof und Brustwarze herangewachsen. Dann schneidet man sie besser mit heraus. Aber solange Warzenhof und Brustwarze nicht selbst krebsig entartet sind, bleibt die Möglichkeit, sie für eine spätere Ersatz-Operation zu konservieren. Dazu pflanzt man den Warzenhof an einer anderen Stelle in die Haut ein. Besonders bewährt hat sich die Haut der Leiste. Dort wird ein Knopfloch eingeschnitten und der Warzenhof mitsamt Brustwarze eingenäht. Der Pflänzling findet rasch Anschluß, wird von seiner Umgebung ernährt. Er bleibt hier, bis der günstigste Zeitpunkt für die Ersatz-Plastik gekommen ist. Dieser liegt in der Regel einige Wochen nach der Busenamputation. Dann findet die Rückverpflanzung statt.

Die Umpflanzung eines Warzenhofes ist ein so kleiner, ein so rasch durchführbarer Eingriff, daß man es als Kunstfehler werten muß, wenn bei einer Busenamputation diese Möglichkeit der Warzenkonservierung versäumt wird. Denn die beiden anderen Möglichkeiten eines Ersatzes von Brustwarze und Warzenhof (s. Tab. 8) haben gegenüber dieser Umpflanzung doch wesentliche Nachteile.

Hier ist zunächst das Verfahren zu nennen, bei dem die Hälfte der anderen Brustwarze herausgeschnitten und als Transplantat benutzt wird. Wenn man die Schnittflächen der beiden Hälften zusammennäht, entsteht aus den Halbteilen eine verkleinerte Brustwarze. Dies hat vor allem den Nachteil, daß es zu einer Beschädigung der Brustwarze der gesunden Seite kommt, ungünstigstenfalls mit Heilungsstörungen und einem zusätzlichen Schönheitsfehler.

Falls die Warze durch Verpflanzung und Umformung einer halben Brustwarze gebildet wird und auch der Warzenhof ausgeschnitten wurde, gibt es die Möglichkeit, diesen durch Tätowierung zumindest optisch zu ersetzen.

Ende 1975 wurde bei einer damals 40 Jahre alten Patientin eine Einfache Mastektomie gemacht. Man versäumte, den Warzenhof durch Verpflanzung zu konservieren.

Rund 6 Monate später fuhr die brustamputierte Frau zu einem renommierten Schönheits-Chirurgen. Er pflanzte ein Silikon-Kissen ein. Außerdem bildete er aus einer Brustwarzenhälfte der anderen Seite eine neue Brustwarze. Es gelang dem Operateur, beide Brustwarzen in verkleinerter, aber kosmetisch guter Form wiederherzustellen.

Vollendet wurde das Kunstwerk aber erst 4 Monate später. Diese letzte Operation fand nicht in einer Operationsabteilung, sondern in SAMY'S TATTOO-Studio im Bahnhofsviertel von Frankfurt am Main statt. Dort wo sonst Seeleute die Hauptkunden sind. Der Warzenhof wurde eintätowiert. Das kosmetische Ergebnis war sehr gut. Man muß schon sehr genau hinschauen, um den optischen Trick zu erkennen.

Im Gegensatz zu dem sehr erfreulichen kosmetischen Ergebnis im Bereich von Warzenhof und Brustwarze ließ die Schönheit der Brustform im ganzen jedoch zu wünschen übrig. Der Busen blieb von Anfang an kleiner als auf der rechten Seite. Der Operateur konnte nur ein relativ kleines Silikon-Kissen einpflanzen, weil bei der Busenamputation zuviel Haut weggeschnitten worden war. Später verschob sich die Endoprothese auch noch nach oben, so daß eine Korrektur-Operation erforderlich wurde.

Als ich die Patientin im Februar 1980 untersuchte, war das kosmetische Gesamtresultat trotz guter Wiederherstellung des Warzenhofes und der Brustwarze unbefriedigend. Der linke Busen war mehr tellerartig als kegelförmig, wesentlich kleiner als der rechte. Die Patientin klagte über ein ständiges Fremdkörpergefühl.

Einerseits sei alles wie tot, andererseits der gesamte linke Busen doch stark druckempfindlich. Häufig hatte die Patientin Mißempfindungen, »als ob Sand oder Körner drin sind«. Bei Wetterwechsel bestanden ziehende Narbenschmerzen zwischen Rippen und Endoprothese. Der Schlaf war schlecht. Einerseits wegen Angstgefühlen, die seit der Busenamputation bestanden. Andererseits aber auch, weil die Patientin vor Schmerzen aufwachte, wenn sie sich im Schlaf so drehte, daß der linke Busen gedrückt wurde.

Die dritte Möglichkeit des Ersatzes von Brustwarze und Warzenhof ist eine Neubildung aus einem frei verpflanzten Hautstück ähnlicher Farbe. Dazu eignen sich zum Beispiel die kleinen Schamlippen. Sie haben ja ebenfalls eine bräunliche Farbe. Man kann ein entsprechend großes Stück herausschneiden und als Warzenersatz benutzen.
Eine weitere typische verstümmelnde Busen-Operation ist die *Subkutane Mastektomie* (= Busenamputation unter der Haut). Dabei wird nur der Innenbusen ausgeschält, der Hautmantel bleibt mit der Brustwarze erhalten. Von einem Hautschnitt unter der Brust aus schneidet man den gesamten Innenbusen bis in die Nähe vom Warzenhof heraus. Es entsteht ein Hohlraum zwischen der Pektoralisfaszie und der Hauthülle. Dieser wird dann mit einer Silikon-Endoprothese ausgefüllt.
Die Subkutane Mastektomie mit Ersatz-Plastik durch Endoprothese wird auch *»Subkutane Austausch-Mastektomie«* genannt. Diese Operation imponiert auf den ersten Blick als die Ideallösung nicht nur bei Krebs, sondern auch bei Krebsverdacht. Brustwarze und übrige Außenhaut des Busens bleiben in ganzer Schönheit erhalten. Der Innenbusen wird durch eine passende Endoprothese ersetzt. Eine Narbe sieht man nicht.
Tatsächlich läßt sich auf diese Weise nicht nur eine kosmetisch gute Wiederherstellung des Busens erreichen. Oft sieht die Brust durch die Straffung nach der Austausch-Mastektomie sogar schöner aus als vorher.
In dieser Situation drängte sich Chirurgen und Gynäkologen die Überlegung auf, von Austausch-Mastektomien großzü-

gig Gebrauch zu machen, sobald im Buseninneren sich auch nur ganz entfernt Krebsverdacht ergab. Da war es nicht mehr weit bis zu dem Vorschlag, sogar vorsorglich den Innenbusen auszuschälen, auch wenn noch gar keine Krebsverdachtszeichen vorlagen.

Seit 10 Jahren wird die *Subkutane Mastektomie mit Ersatz-Plastik durch Endoprothese* an den chirurgischen und gynäkologischen Abteilungen von Jahr zu Jahr häufiger gemacht. Dieser Eingriff ist inzwischen eine der häufigsten Brust-Operationen überhaupt. Im Hamburger Ärzteblatt vom April 1980 steht ein Aufsatz über die Subkutane Austausch-Mastektomie. Darin wird sogar die Krebsangst allein als ausreichender Grund bezeichnet, Frauen diese Operation zu empfehlen und diesen Eingriff durchzuführen. Wörtlich heißt es: *»Eine relative Anzeigestellung stellt eine Karzinophobie dar«.* Karzinophobie bedeutet Angst vor Krebs.

Diese Entwicklung muß auf das stärkste beunruhigen. Es hat sich nämlich herausgestellt, daß die Gefahr eines Schrumpfkugel-Kunstbusens bei der Austausch-Mastektomie ganz besonders groß ist. Man muß sogar das Schlimmste befürchten: Von dieser bösen Komplikation bleibt auf lange Sicht fast niemand verschont. Es ist deshalb höchste Zeit, Alarm zu schlagen.

Wer daran zweifelt, lese den bereits erwähnten Aufsatz im HAMBURGER ÄRZTEBLATT. Dieses wird herausgegeben von der Ärztekammer Hamburg, von der Kassenärztlichen Vereinigung Hamburg und von anderen ärztlichen Landesverbänden in Hamburg. Es wendet sich an sämtliche Ärzte unter anderem mit dem Ziel, über Fortschritte in der Medizin zu berichten. Was bei der Empfehlung von Operationen letztlich darauf hinausläuft, daß Ärzte Patienten zu solchen Operationen drängen und überweisen sollen.

Die Veröffentlichung stammt aus der Abteilung für Allgemeinchirurgie der Chirurgischen Universitätsklinik Hamburg. Darin wird die Austausch-Mastektomie nicht nur zur Behandlung von Haustierkrebs – in der Veröffentlichung *»Lobuläres Carcinoma in situ«* genannt – empfohlen, sondern auch bei gutartigen Veränderungen, wie sie zum Teil sehr häufig vorkommen. Zum Beispiel bei bestimmten Formen der sogenannten Mastopathie bzw. des »*Disharmonie-Busens*«. Darüber hinaus auch noch – wie schon erwähnt – bei Krebsangst.

Zwar weist der Autor auf die Möglichkeit einer »*Kapselschrumpfung mit Implantatverhärtung und Brustdeformierung*«, also eines Schrumpfkugel-Kunstbusens hin. Er tut jedoch so, als ob diese Komplikation bei richtiger Technik, also mit seiner Operationsmethode, weitgehend zuverlässig vermeidbar wäre.

Zur Begründung dieser Behauptung werden keine Zahlen gebracht, aus denen man Häufigkeit und Nachbeobachtungszeit der operierten Patientinnen entnehmen könnte. Der »Beweis« beschränkt sich auf den lapidaren Satz: »*Die von uns angewandte beidseitige Operation zwecks Prophylaxe der fibrösen Kapselschrumpfung zeigte bis jetzt mit Nachbeobachtungen über einen Zeitraum von drei Jahren gute Ergebnisse. Sie geben berechtigte Hoffnung, die Methode weiter zu praktizieren.*«

Der Autor bringt die Fotografie von 2 Patientinnen, bei denen eine Austausch-Mastektomie gemacht worden ist. Bei beiden Patientinnen ist ein Busen wesentlich kleiner als der andere. Wenn man nicht annehmen will, daß die unschöne Asymmetrie auf einer mangelhaften Durchführung der Operation beruht, bleibt nur die Kapselschrumpfung als Ursache dafür. Leider fehlt die Angabe, wie lange nach der Operation das Vergleichsfoto gemacht wurde.

Das beste an der Veröffentlichung ist die Abbildung von 2 Patientinnen, bei denen sich nach einer Austausch-Mastektomie ein Schrumpfkugel-Kunstbusen entwickelte. Sie zeigt, welch schlimme Folgen diese Komplikation haben kann.

Derartige Publikationen sind eine Gefahr für die Patienten. Die meisten Ärzte, vor allem jene, welche die Überweisungsscheine ausschreiben, verstehen nicht genug von Ersatz-Plastiken, um die Beweismängel zu durchschauen und

das hohe Mißerfolgsrisiko zu erkennen. Obwohl eigentlich die Fotos vor und nach der angepriesenen Operation jedem die Augen öffnen müßten. Denn erfahrungsgemäß bringt man nicht die schlechtesten »Fälle«, wenn etwas empfohlen werden soll, sondern die besonders gut gelungenen.
Unter Berücksichtigung der Komplikationsmöglichkeiten einer subkutanen Mastektomie mit Innenbusen-Ersatz gibt es nur einen einzigen verantwortbaren Grund für diese Operation: Ein *Raubtierkrebs* der Brustdrüse oder ein dringender Verdacht dafür. Man sollte also die Zustimmung zu einer derartigen Operation nur unter der Voraussetzung geben, daß nicht nur die Mikroskop-Diagnose »Krebs« gesichert ist, sondern auch weitere Zeichen für diese bösartige Krebsform sprechen, insbesondere ein eindeutig fortschreitendes Wachstum, eine Herdgröße mit einem Durchmesser von mindestens 10 mm oder anderes. Je kleiner das Gebilde, das im Mikroskop wie Krebs aussieht, um so unsicherer wird die Diagnose Raubtierkrebs. Nur der Raubtierkrebs aber kann überhaupt eine verstümmelnde Operation rechtfertigen. Denn die subkutane Mastektomie ist eine verstümmelnde Operation, auch wenn die Verstümmelung durch die Ersatz-Plastik günstigstenfalls für viele Jahre ausgeglichen werden kann.
Bei Raubtierkrebs also ist die subkutane Mastektomie durchaus eine Alternative der operativen Behandlung. Sie sollte, wo immer es geht, auch der »Einfachen Mastektomie« vorgezogen werden. Allerdings darf es nicht so laufen wie in der folgenden Krankengeschichte.

Am 13. April 1976 machte ein Allgemeinchirurg bei der damals 39 Jahre alten INGRID LAUFER eine subkutane Mastektomie. Vorher war ein krebsverdächtiger Knoten von ihm herausgeschnitten worden. Die Feingewebs-Untersuchung ergab die Diagnose Karzinom. Nach dem mikroskopischen Bild schien es, als ob der Krebs schon bei der Biopsie-Operation im ganzen entfernt worden war. Da dies jedoch nie sicher zu sagen ist, riet der Chirurg, den gesamten Innenbusen herauszuschneiden.
Das entfernte Brustdrüsengewebe wurde nicht sofort durch eine Ersatz-Plastik ersetzt. Der Chirurg hielt es für besser, dies später

zu tun. Gegen ein derartiges Vorgehen bestehen keine Bedenken. Im Gegenteil scheinen die Ergebnisse sogar besser zu sein, wenn mit der Einpflanzung der Endoprothese mindestens 2 Wochen, manchmal auch länger, gewartet wird.

Was aber weiter geschah, programmierte das böse Ende fast zwangsläufig vor. Es begann mit der Lymphknotenausräumung der Achselhöhle eine Woche nach der subkutanen Mastektomie. Wieder wurden eine länger dauernde Narkose und ein größerer Eingriff gemacht. Der Operateur entfernte 5 kirschgroße Lymphknoten. In keinem davon war mikroskopisch Krebs nachweisbar. Man kann es nicht oft genug sagen: Lymphknoten sind der wichtigste Schutz gegen eine Krebsausbreitung. Wer nicht-krebsige Lymphknoten entfernt, schadet dem Patienten. Die bei INGRID LAUFER entfernten Lymphknoten waren kirschgroß, also stark vergrößert. Das beweist ihre starke Abwehrtätigkeit. Mit der Entfernung der Lymphknoten wurde der Weg für zurückgebliebene Krebszellen ins Blut freigemacht. Dabei kann offenbleiben, ob sie während der Operation in die Nachbarschaft verschleppt wurden oder hier bereits Krebszellnester waren. Falsch war die Operation auf jeden Fall.

Vor allem aber ist auch als Fehler herauszustellen, daß die Patientin durch diese Operation in ihrer Abwehrkraft zusätzlich geschwächt wurde. Krebs ist immer eine Krankheit des ganzen Körpers. Mit einem Raubtierkrebs wird der Organismus um so eher fertig, je weniger seine Abwehrkräfte geschwächt werden. Jede Operation bei Krebs schwächt zwangsläufig die Abwehrkraft erheblich. Trotzdem kann die Operation zweckmäßig, das kleinere Übel sein. Aber man muß sehr sorgfältig abwägen, ob bei einem Krebskranken eine weitere Operation, ganz gleich welcher Art, wirklich nützlich und notwendig ist. Jeder operative Eingriff schwächt nicht nur die Abwehrkraft, sondern führt auch zur Überproduktion von Wuchsstoffen. Sie werden ja zur Wundheilung benötigt, kreisen aber im ganzen Körper und wirken auch auf schlummernde Krebsherde. Das jedenfalls ist aus biologischen Gründen kaum zu bezweifeln.

Dann wurde der zweite, noch schlimmere Fehler gemacht. Zunächst empfahl der Chirurg: Nicht bestrahlen. Leider änderte er dann später seinen Rat. Und leider stimmte die Patientin zu.

So begann Anfang Juni 1976 die Atomsprühfeuer-Kanonade der rechten Brust und ihrer Umgebung. Zwei Serien Telekobalt-Bestrahlungen folgten, insgesamt 26 Strahlen-Kanonaden. Es gab eine Röntgen-Verbrennung des Hautmantels, die massive Hautrötung bildete sich unter Salbenbehandlung innerhalb von rund 4 Wochen zurück. Der Strahlenschaden saß natürlich für immer drin.

Tabelle 8:

Plastische Brustoperationen

I. Korrektur-Plastiken:
 A) Vergrößerungs-Plastik
 (= Augmentations-Plastik)
 B) Verkleinerungs-Plastik
 (= Reduktions-Plastik)
 C) Straffungs-Plastik
 (= Liftungs-Plastik)

II. Ersatz-Plastiken:
 (nach verstümmelnden Operationen)
 A) Ersatz des Innenbusens
 1. durch Endoprothese, insbesondere Silikon-Kissen
 2. durch Fettlappen-Verpflanzung
 B) Ersatz des Hautmantels ohne Brustwarze
 1. durch Verschiebe- bzw. Schwenklappen aus angrenzender Haut
 2. durch Wanderlappen aus ferngelegenen Hautbezirken
 3. durch freie Hautverpflanzung
 C) Ersatz von Brustwarze und Warzenhof
 1. durch Rückverpflanzung der ausgeschnittenen, durch Umpflanzung konservierter Brustwarze mit Warzenhof
 2. durch Umpflanzung einer Brustwarzenhälfte der anderen Seite und Tätowierung eines Warzenhofes
 3. durch Neubildung aus einem frei verpflanzten Hautstück ähnlicher Farbe (z.B. aus kleiner Schamlippe)
 D) Vollersatz durch Kombination von A – C

Der beste Zeitpunkt für die Einpflanzung einer Endoprothese war Ende September 1976 lange verpaßt. Die bei jeder subkutanen Mastektomie eintretende Durchblutungsstörung der Haut wurde durch die Strahlenkanonade katastrophal verschlechtert. Die gesamte Abwehrkraft war durch 2 Operationen und 26 Atomsprühfeuer-Kanonaden sicher auf den Nullpunkt gebracht. Daran änderte sich in den nächsten Monaten nichts.

Trotzdem fand sich ein Chirurg, der Mitte April 1977 eine große Busen-Verschönerungs-Operation wagte. Weil der Hautmantel rechts inzwischen stark geschrumpft war, paßte nur eine relativ kleine Endoprothese. Deshalb riet der Chirurg, gleichzeitig eine Verkleinerungs-Plastik der relativ großen linken Brust zu machen. Dies geschah dann in einer eingreifenden Operation mit langdauernder Narkose.

Obwohl die Patientin weit gereist war, um einen renommierten plastischen Chirurgen zu finden, erschrak sie beim ersten Verbandwechsel nach der kosmetischen Operation heftig. Die rechte Brust stand wesentlich höher als die linke und war erheblich kleiner. Links fanden sich nun auch noch häßliche Narben.

Doch es kam noch schlimmer. 2 Tage später entwickelte sich eine starke Entzündung in der Umgebung des Kunstbusens. Der Chirurg erklärte: »*Die Endoprothese muß raus.*« Die Operationsvorbereitungen liefen. Unmittelbar vor der geplanten Operation wurde dann der Chirurgie-Professor anderen Sinnes. Er wechselte und verstärkte die Antibiotikum-Behandlung. Tatsächlich gingen die Entzündungserscheinungen zurück. Doch es war nur ein Scheinerfolg.

Ein volles Jahr wurde die Patientin hingehalten. Man gab nicht nur immer wieder neue Antibiotika in hohen Dosen, sondern auch Cortison. Insgesamt schluckte die Patientin 3 Wochen lang täglich 3 Tabletten. Das Cortison sollte die entzündliche Abwehrreaktion unterdrücken. Natürlich schwächte es die gesamte Abwehrkraft der Patientin gleichzeitig.

Das kosmetische Ergebnis blieb »miserabel«. Die Durchblutung des Hautmantels über dem Silikon-Kissen verschlechterte sich immer mehr. Die Haut wurde stark »geädert«, verfärbte sich dunkelblau. Gut ein Jahr nach der mißlungenen Verschönerungs-Operation, im Juni 1978, drängte ein anderer plastischer Chirurg zur sofortigen Operation. Nicht nur die Endoprothese, sondern auch fast der gesamte Hautmantel wurde weggeschnitten. Die riesige Wunde mußte durch eine große Schwenklappen-Plastik vom Rücken her gedeckt werden.

Dies wiederum war der Anfang von einem noch schlimmeren Martyrium. Krebsmetastasen wuchsen an vielen Stellen des Knochenskelettes und in den Lungen.

So darf es also nicht gemacht werden.

In der Tabelle 9 findet sich als 4. Operation die »Busen-Teilausschneidung (= Resektion)«. Dies scheint mir die zur Zeit

Tabelle 9:

Hinweise zur Ersatzplastik bei typischen Brustkrebsoperationen

1. Brustdrüsen-Radikaloperation:
   (=Busenamputation mitsamt bedeckendem Hautmantel, Brustmuskulatur sowie Ausräumung des Achsel-Lymphgewebes)
   Merke: Wegen zu ausgedehnter Mitausschneidung des Hautmantels ist eine kosmetisch befriedigende Ersatzplastik fast nie möglich.
   Empfehlung: Radikaloperation immer ablehnen, weil bessere Heilungsaussichten nicht bewiesen.
2. Einfache Mastektomie:
   (= Busenamputation mit großem Hautmantelstück und Brustwarze)
   Merke: Immer besser als Brustdrüsen-Radikaloperation. Je kleiner das entfernte Hautmantelstück, um so eher eine befriedigende Ersatzplastik möglich. Der Warzenhof sollte möglichst erhalten bleiben, notfalls ausgeschnitten und durch Verpflanzung für spätere Ersatzplastik konserviert werden.
3. Subkutane Mastektomie:
   (= Innenbusen-Ausschälung unter Erhaltung des Hautmantels)
   Merke: Manchmal bei Krebs ausreichend und dann besser als einfache Mastektomie. Aber Mißerfolgsrate der

---

beste Operationsmethode bei Krebs und Krebsverdacht überhaupt zu sein. Wichtig ist aber, daß sie der Innenkonstruktion des Busens Rechnung trägt. Dies geschieht in aller Regel leider nicht.

Die Brustdrüse ist aus birnenförmigen Drüsenlappen aufgebaut, von denen jeder einen eigenen Ausführungsgang hat, der in die Brustwarze mündet. Im Durchschnitt gibt es 16 »Busenbirnen«. Das schwankt zwischen 12 und 20. Zu fordern ist eine »Segmentgerechte Resektion«. Das heißt, man darf nicht »wild drauflosschneiden«, sondern

Ersatzplastik durch Endoprothese (Silikon-Kissen) relativ groß.
Empfehlung: Keinesfalls bei angeblichem Vorkrebs (= Präkanzerose) oder gar zur Krebsvorsorge der subkutanen Mastektomie zustimmen.
4. Busen-Teilausschneidung (= Resektion):
Merke: Dies ist in aller Regel die beste Methode bei Krebs und Krebsverdacht. Sie muß aber die Innenkonstruktion, den segmentalen Aufbau aus (durchschnittlich 16) »Busenbirnen« beachten. Ersatzplastik danach oft unnötig, aber immer erheblich erfolgssicherer als nach subkutaner Mastektomie.
Empfehlung: Bei Verdacht auf Raubtierkrebs immer auf die »Segmentgerechte Resektion« drängen.

Abschließend noch zwei wichtige Hinweise zur Ersatzplastik nach Röntgen-Großfeld-Bestrahlung (Atomsprühfeuer-Kanonade) der Brustdrüse:
Merke: Jede Atomsprühfeuer-Kanonade verschlechtert die Erfolgsaussichten einer Ersatzplastik erheblich.
Empfehlung: Großfeldbestrahlung immer ablehnen, weil bessere Heilungsaussichten durch eine solche Atomsprühfeuer-Kanonade bisher nicht bewiesen.

muß sich immer an die Segmentgrenzen halten. Wenn nur eine Busenbirne betroffen ist, schneidet man nur diese, und zwar im Ganzen heraus. Falls eine Geschwulst mehrere Busenbirnen erfaßt hat, müssen diese gezielt und im Ganzen entfernt werden.
Nach Busen-Teilausschneidungen ist eine Ersatz-Plastik oft unnötig, weil sich die Busenverkleinerung in Grenzen hält. Falls aber mehrere Busenbirnen herausgeschnitten werden müssen, empfiehlt sich die Einpflanzung eines Ersatzstückes. Sie ist immer erheblich erfolgssicherer, als nach subku-

taner Mastektomie. Denn das Ersatzstück kann wesentlich kleiner gehalten werden.

Abschließend verweise ich noch auf den letzten Punkt in Tabelle 2: Jede Atomsprühfeuer-Kanonade verschlechtert die Erfolgsaussichten einer Ersatz-Plastik erheblich. Dies wird durch die beschriebene Krankengeschichte besonders deutlich. Ich empfehle dringend, eine Großfeld-Bestrahlung im Zusammenhang mit Krebsoperationen stets abzulehnen.

III.
Operationen am Bauch

7. Blinddarmoperation

Am 3. November 1975 schrieb die Rechtsschutzstelle der Ärzte-, Zahnärzte- und Tierärzteschaft Hannover einen Mahnbrief an Herrn ERNST KEIL und Frau. Es ging um die Rechnung für ihre Tochter BIRGIT, die am 13. März 1975 als Privatpatientin von dem Chefarzt Dr. K. wegen »*Subakuter Appendizitis*« operiert worden war. Die Eltern hatten es abgelehnt, zu bezahlen. Die Rechtsschutzstelle forderte die Eltern auf, die Schuld in Höhe von DM 616,− einschließlich Porto, Mahn- und Schreibkosten sowie Zinsen, »*innerhalb einer Woche an uns zu bezahlen, andernfalls wir gezwungen sind, Klage gegen Sie zu erheben*«.
Sicher hielt sich die Gebühr für die Privatoperation und die chefärztliche persönliche Betreuung während der stationären Behandlung vom 14. März bis 15. April 1975 in Grenzen. Das mag ein wenig mit schlechtem Gewissen des Chirurgen zu tun haben. Denn eine Glanzleistung hatte er bei der 13 Jahre alten BIRGIT nicht erbracht.
So sahen es jedenfalls die Eltern und auch der Hausarzt. Der Vater schrieb mir am 13. Oktober 1975: »*Unser Hausarzt ist auch sehr empört, dieser sprach von einer sehr schlechten chirurgischen Leistung.*« Deshalb mochten die Eltern die Privatrechnung nicht bezahlen.
Was passiert ist, geht aus dem Entlassungsbericht an den Hausarzt vom 17. April 1975 hervor: »*Es handelte sich bei BIRGIT um eine subakute Appendizitis. Ein zuvor noch durchgeführtes Urogramm (= Kontrastmitteluntersuchung von Nieren, Harnleitern und Blase) ergab keine Besonderheit. Am 17.3.1975 haben wir die Appendektomie in typischer Weise durchgeführt. Dabei fand sich eine gefäßinjizierte Appendix.*«
Gefäßinjiziert bedeutet: gut durchblutet. Wer dieses schreckliche Wort erfunden hat, ist nicht festzustellen. Jedenfalls benutzen es Chirurgen sehr gern als Tarnbezeichnung für einen Unschuldswurm, der ihrem Blinddarm-Jagdfieber zum Opfer gefallen ist.
Eingeschickt zur mikroskopischen Untersuchung wurde das zarte

Würmchen dann erst gar nicht, seine Unschuld war auch mit bloßem Auge zuverlässig zu erkennen.
Der Entlassungsbericht fährt fort: »*Der weitere Verlauf war kompliziert durch einen DOUGLAS-Abszeß, bei dem erstaunlicherweise hämolysierende Streptokokken neben Colibakterien gefunden wurden.*«
Der britische Anatom DOUGLAS (1675–1742), hat Pate gestanden für den hinteren Teil der unteren Bauchfelltasche. Er liegt in dem Winkel zwischen Mastdarm und Blase. Bei bakteriellen Entzündungen der Bauchhöhle sammelt sich der Eiter gern hier, an der tiefsten Stelle. Man kann die Vorwölbung durch den Abszeß mit dem Finger vom Mastdarm aus fühlen und punktieren. Dann genügt oft ein Messerstich entlang der Punktionskanüle, um den Eiter zu entleeren. Er fließt in den Mastdarm ab und das ganze heilt meist aus.
Das Erstaunen des Chirurgen über die hämolysierenden Streptokokken neben den typischen Mastdarmbakterien hat hoffentlich dazu geführt, daß er sich anschließend gründlicher um die Sauberkeit seiner Operationsabteilung kümmerte. Denn sie können eigentlich nur während der Operation in die Bauchwunde hineingetragen worden sein, also durch eine Schmierinfektion.
Der Chirurg berichtet dem Hausarzt weiter:»*Ich habe dann sekundär den DOUGLAS-Abszeß eröffnet. Außerdem kam es noch zu einem Bauchdecken-Abszeß, der ebenfalls eröffnet wurde.*« Am Schluß des Briefes heißt es dann:»*Nachdem der gesamte Infektionsherd, sowohl im DOUGLAS-Bereich als auch in den Bauchdecken beherrscht war, konnte ich BIRGIT am 15.4.1975 bei günstigem Allgemeinbefinden und sehr gut geheilten Wunden aus der stat. Behandlung in Ihre weitere Betreuung entlassen. Kurz vor der Entlassung kam es noch zu einem Hauterythem (= roter Hautausschlag), besonders im Gesicht. Ich möchte annehmen, daß dieses auf die antibiotische Behandlung zurückzuführen ist. Es hatte auch schon abnehmende Tendenzen am Entlassungstag.*«
Bereits zwei Wochen später war BIRGIT erneut im gleichen Krankenhaus »*wegen eines hochfieberhaften Zustandes*«. Bei der Aufnahme hatte sie 40 Grad Fieber, die Blutsenkung betrug 95/130, war also enorm erhöht. Die Zahl der weißen Blutkörperchen lag mit 10.800 ebenfalls zu hoch. Alles sprach für einen weiteren Abszeß. Doch man konnte ihn nicht entdecken.
Nach Abschluß der stationären Behandlung am 13. Mai berichtete der Chefchirurg dem Hausarzt erneut: »*Ich habe eine intensive Behandlung mit Oricillin-Mega (= ein Antibiotikum) eingeleitet, worauf innerhalb weniger Tage die Temperatur zur Norm absank.*« Der Schlußsatz: »*Ich hoffe, daß das Krankheitsbild jetzt beherrscht ist und es zu einer völligen Wiederherstellung kommt.*«

Das war es jedoch nicht. Ende Mai traten erneut Fieberschübe auf. Das Kind klagte über ziehende Schmerzen im Unterbauch auf beiden Seiten. Jetzt mochten Eltern und Hausarzt das malträtierte Kind nicht noch einmal zu dem unglücklichen Operateur schicken. Sie lieferten es in die Chirurgische Abteilung einer norddeutschen Kinderheilanstalt ein. Die Blutsenkungsreaktion war 117/138, die Leukozytenzahl auf 13 500 angestiegen. Ein zu Rate gezogener Frauenarzt tastete *»rechts neben dem Uterus* (= Gebärmutter) *bis zur Beckenwand«* eine Verhärtung, die er als *»frauenfaustgroßen Adnextumor«* identifizierte, als entzündliche Geschwulst um den rechten Eierstock und Eileiter herum. Später wurde vermutet, daß überhaupt nicht eine Appendizitis, sondern eine *»Chronisch rezidivierende Adnexitis«* rechts, also eine kombinierte Entzündung von Eierstock und Eileiter die Ursache der Bauchschmerzen und der Grund für die Fehldiagnose *»Subakute Appendizitis«* war.

Der Kinderchirurg ging unchirurgisch vor, er operierte nicht mehr, schoß ganz massiv mit Antibiotika. Die stationäre Behandlung dauerte bis zum 24. Juni 1975.

Doch damit war der Leidensweg noch nicht zu Ende. Ab 28. Juni ging es weiter in der Gynäkologischen Abteilung eines Krankenhauses. Wieder wurde massiv mit antibakteriellen Medikamenten behandelt. Das schlauchte die 13jährige erheblich. Die Haare fielen vorübergehend aus, die Nieren arbeiteten nicht richtig. Aber der entzündliche Adnextumor bildete sich langsam zurück.

Ab Mitte August wurde das Mädchen gut eine Woche mit Kortison beschossen. Und am 2. September endlich konnte BIRGIT aus dem Krankenhaus entlassen werden.

Fast ein halbes Jahr war BIRGIT wegen der Folgen einer unnötigen Appendektomie schwer krank. Nicht viel fehlte, und der Eingriff hätte sie ihr junges Leben gekostet. Ob der Chirurg sich später mehr Zurückhaltung in seiner Blinddarm-Aktivität auferlegt hat? Doch da gibt es wohl wenig Hoffnung.

Am 14. Februar 1884 wurde in der Wohnstube eines Züricher Bürgers beim Schein einer Petroleumlampe und mit den aufgekrempelten Ärmeln eines Frackhemdes das *»Jahrhundert der Chirurgen«*, ebenso stolz *»Goldenes Zeitalter Deutscher Chirurgie«* genannt, durch einen Bauchschnitt eröffnet. Der Feldherr, der einen in der Geschichte der Medizin, und der Geschichte überhaupt, einmaligen »Weltkrieg« begann, war der Schweizer Chirurg RUDOLPH ULRICH KRÖNLEIN, späteres Ehrenmitglied der 1871 gegründeten Deutschen Gesellschaft für Chirurgie. Er marschierte vorn in der weltweiten Blinddarmschlacht – so darf und muß man es nennen, damit wirklich klar wird, was damals begann –: Ein chirurgisches Jagdfieber ohnegleichen, bei dem allein in der Bundesrepublik Tag für Tag fast 1000 amputierte Wurmfortsätze auf der Strecke bleiben, ein drittel Million pro Jahr.

Den *Ruhm* für die mutige Tat erntete der Chirurg KRÖNLEIN, der es erstmals wagte, unter der Verdachtsdiagnose »*Geplatzter Blinddarm*« einen Bauch aufzuschneiden, der seinen Verdacht bestätigt fand und den Wurmfortsatz so amputierte, wie es im Prinzip noch heute üblich ist. Der wahre *Held* aber war ein 17jähriger Junge. Er überlebte das Wagnis nicht.

Die Chirurgie, der weltweite »Krieg« mit dem Messer gegen Krankheiten, ähnelt in vieler Beziehung anderen Kriegshandlungen. Das Schiller-Wort »*Manch blutig Treffen wird umsonst gefochten, weil einen Sieg der junge Feldherr braucht*« gilt sicher in gleichem Maße. Auch sonst bestehen sehr viele Parallelen. Aber eines gibt es in der Chirurgie nicht: Heldenfriedhöfe für die zu Tode getriebenen Patienten.

Blinddarm ist der ursprüngliche, der Tauf-Name für den wurmartigen Fortsatz am Anfangsteil des Dickdarms, dem *Zökum*. Die Bezeichnungen *Wurmfortsatz* (= Appendix) und *Wurmfortsatzentzündung* (= Appendizitis) setzten sich auch in der Medizin erst später durch. Das Volk hat da aber nicht mitgemacht. Seither läuft das zweigleisig, auch bei Ärzten. Wenn ich hier von Blinddarm spreche, meine ich immer den Wurmfortsatz, die Appendix. Für den Anfangsteil des Dickdarmes gebrauche ich das Fremdwort Zökum.

Nun noch einmal kurz zurück zur Geschichte der Blinddarmoperation. Im Geburtsjahr der Wurmfortsatzentfernung 1884 berichtete der amerikanische Pathologe Prof. R. FITZ erstmals im wissenschaftlichen Schrifttum darüber, daß der Blinddarm eine häufige Ursache für Eiterungen im rechten Unterbauch sei. Er forderte die Chirurgen auf, dieses Organ nicht länger den Internisten zu überlassen. Das ließen sich die amerikanischen Chirurgen nicht zweimal sagen. Ob sie von der KRÖNLEIN-Operation wußten, konnte ich nicht herausbekommen. Jedenfalls wurden in den USA ab 1884 einige Appendektomien gemacht.

Doch auch in Amerika hatte man zunächst kein Chirurgenglück. Erst am 19. März 1888 schaffte es MORTON. Bei ihm stimmte beides: Diagnose und Operationsergebnis.

Es dauerte etwa 10 Jahre, bis sich im Streit um den Blinddarm zwischen Maulärzten und Schnittärzten, wie Internisten und Chirurgen im Mittelalter genannt wurden, die Waage auf der Seite der Schnittärzte senkte. Etwa ab 1910 setzte sich mehr und mehr die frühzeitige operative Behandlung der akuten Appendizitis durch. Und wenn die Operation meiner Mutter 1933 zwei Stunden dauerte, so mag das auch mit der noch mangelhaften Übung eines Kleinstadtchirurgen zu tun gehabt haben.

Denn Chirurgen kleiner Krankenhäuser standen, jedenfalls damals noch, unter strengerer Kontrolle des Volkes als ihre Kollegen in Großstadt-Krankenhäusern und Universitätskliniken. Sie mußten vorsichtiger sein, länger warten mit der Einführung neuer Chirurgen-Moden.

Die Blinddarmoperation wurde zum häufigsten Eingriff überhaupt. Sie ist zu einem Symbol der Chirurgie geworden. Und als solches dürfte sie einer der wichtigsten Maßstäbe für die Qualität ärztlich-chirurgischen Handelns überhaupt sein.

Am Anfang des »Jahrhunderts der Chirurgen« steht die Appendektomie als Paradepferd der Bauchchirurgie, der Nähr- und Ziehmutter moderner Allgemeinchirurgie. Deshalb ist es so wichtig, sich nicht nur aus chirurgisch-handwerklicher, sondern vor allem aus chirurgisch-ärztlicher Sicht für dieses winzige Organ zu interessieren. Wobei chirurgisch-ärztlich sehr viel mehr mit Behutsamkeit, Hilfsbereitschaft, Moral, Nächstenliebe zu tun hat als mit Wissenschaft. Über die es ja auch ein Schiller-Zitat gibt: »*Einem ist sie die hohe,*

die himmlische Göttin, dem andern eine tüchtige Kuh, die ihn mit Butter versorgt« (Xenien 1797).
Damit hier kein Irrtum entsteht: Blinddarmoperationen gehören zu den segenreichsten Eingriffen überhaupt. Tüchtige Chirurgen in aller Welt haben mit diesem Eingriff eine riesige Zahl von Menschen gerettet, die ohne Operation unrettbar verloren gewesen wären.
Auch meine Mutter und unsere Tochter CLAUDIA hätten ihre schwere Blinddarmentzündung ohne Operation wahrscheinlich nicht überstanden. Man möge mir verzeihen, daß ich in die Verwandtschaft gehe. Aber man soll ja als Arzt all das, was man tut, insbesondere auch an denen messen, die einem am nächsten stehen, an den engsten Freunden.

Der durchgebrochene Blinddarm meiner Mutter gehört zu meinen stärksten Kindheitserlebnissen. Vielleicht hatte ich nie wieder in meinem Leben eine so langdauernde Periode stärkster Angst. Das war im Sommer 1933. Es ging Schlag auf Schlag. In der Nacht bekam Mutter starke Bauchschmerzen. Nachmittags lag sie auf dem Operationstisch des Katholischen Krankenhauses in Heiligenstadt, unserer Kreisstadt. Der Chirurg operierte volle zwei Stunden, bis der geplatzte Übeltäter heraus war. Dann lag Mutter mehrere Wochen auf Leben und Tod.
Ich war 11, Quintaner des Staatlichen Gymnasiums und Zögling des Konviktes, des Bischöflichen Knabenseminars zu Heiligenstadt. Täglich durfte ich sie im Krankenhaus besuchen. Ich erinnere mich einerseits mit Bangen, andererseits gern. Denn nachdem das Schlimmste vorüber war, wurden meine Krankenbesuche zu einem wahren Vergnügen. Mutter hob mir häufig ihren Nachtisch auf. Wir spielten zusammen »Mensch ärgere Dich nicht« und anderes.
Die katholischen Ordensschwestern, die Nonnen, waren besonders nett zu mir. An den Chefarzt erinnere ich mich ebenfalls. Er hatte einen riesigen Schmiß im Gesicht, war wahrscheinlich Korpsstudent. Ob mir das imponierte, weiß ich nicht mehr. Jedenfalls war er für mich der Größte: »Mein Lebensretter, Dr. BEYKIRCH!«, das hat Mutter damals wohl jeden Tag und seither in ihren 81 Lebensjahren vielleicht tausendmal gesagt.
Das hat mich als 11-jährigen tief beeindruckt. Mir scheint fast, daß damals im Krankenzimmer meiner Mutter meine Chirurgenlaufbahn begann. Damals blieb allerdings unausgesprochen, was der Nachfolger von Dr. BEYKIRCH, mein chirurgischer Lehrer

Prof. FRANZ ROSE, 12 Jahre später im gleichen Operationssaal sagte, in dem meine Mutter operiert worden war. Ich famulierte mit meinem Freund HARTWIG GOTTHARDT. Gegen Schluß der Famulatur stellte FRANZ ROSE mit folgendem Satz die Weichen: »GOTTHARDT, Sie müssen Internist werden, HACKETHAL, Sie Chirurg!«. HARTWIG wurde Internist.
Unsere Tochter CLAUDIA hätte ich fast auf mein chirurgisches Gewissen bekommen. Sie bekam mit 16 plötzlich Bauchschmerzen. Ich arbeitete noch nicht lange als Chefarzt des Chirurgischen Krankenhauses in Lauenburg. Es war Wochenende. Wir hatten chirurgischen Besuch, einen alten Freund aus Münster, Prof. THEO TIWISINA und seine Frau. Das wurde gründlich begossen. Und ausgerechnet in der Nacht bekam CLAUDIA Bauchschmerzen. Wir untersuchten beide, tippten auf Blinddarm, redeten auch von Operation. Darauf meine freche Tochter: »Werdet Ihr erst mal nüchtern!«.
Wir wurden es ein paar Stunden später. Ich schnitt den Blinddarm heraus. Es war allerhöchste Eisenbahn. Beinahe wäre er geplatzt. Die Operation war am 19. November 1967, kurz vor ihrem 17. Geburtstag, am Sonntag kurz vor Mittag. Die Narkose machte der OP-Pfleger, damals einer der besten Anästhesisten, die ich bis dahin kennengelernt hatte. Ich tat mich ordentlich schwer. Der Wurmfortsatz war nach außen abgeknickt, hier entzündlich »*fest verlötet*«. Ich mußte ihn in umgekehrter Richtung abtragen, »*retrograd*«.
Normalerweise beginnt die Operation an der Appendixspitze. Sie wird mit den Fingern oder mit einem Instrument vorsichtig herausgezogen und dann in Richtung auf das Zökum freipräpariert, von seinem Gekröse befreit. Am Schluß erst folgt die Unterbindung des Wurmfortsatzes an seinem Ursprung, die Abtragung und die Einstülpung des abgebundenen Blinddarmstumpfes in das Zökum. Diese wird durch eine Einstülpungsnaht, in Form einer Tabaksbeutel- oder Z-Naht, gesichert.
Wenn die Blinddarmspitze festsitzt, empfiehlt es sich oft, umgekehrt vorzugehen, retrograd. So tat ich es bei CLAUDIA. Der Wurmfortsatz war in seiner Mitte haarnadelartig abgeknickt, an der Spitze kolbig wie ein kleiner Ballon aufgetrieben, voller Eiter. Gott sei Dank bekam ich ihn raus, ohne daß er platzte. Alles ging gut. 4 Tage später hatten wir sie wieder zu Hause.

Ursprünglich war die Blinddarmoperation immer nur ein Noteingriff. Nur wenn Zeichen für eine fortschreitende lebensbedrohende Entzündung feststellbar waren, griff man zum Messer. Dabei erkannte man bald, daß es öfters besser ist, sich auf die Entleerung eines »*Perityphlitischen Abszesses*«, also eines Eiterherdes um den entzündeten Blinddarm herum, und seine Drainage zu beschränken. Aber nicht die vollständige Entfernung des entzündeten Wurmfortsatzes zu erzwingen. Drainage nennen Chirurgen das Einlegen von Fremdkörpern, die einen Weg bahnen und offenhalten sollen. Meist werden Gummiröhrchen als Drain benutzt, oft auch Gummilaschen, manchmal Gazestreifen.

Die Möglichkeit, durch rechtzeitige Appendektomie Menschenleben zu retten, faszinierte die Chirurgen zunehmend. Sie wurden immer eifriger. Es entwickelte sich der Grundsatz: Je früher um so besser. Die Behauptung, daß die Appendix ein im Grunde nutzloses Organ sei, verstärkte den Blinddarmoperations-Boom. Eifrige Chirurgen und Pathologen entdeckten nach der *Akuten,* die *Chronische* Appendizitis und später als Zwischenstufe die *Subakute.* Damit begann das Unglück in der Blinddarmchirurgie, wie nicht nur ich glaube. Da war kein weiter Weg mehr bis zur Raubritter-Chirurgie, bis zur Empfehlung, jeden Unschuldswurm herauszuschneiden.

Ihren Höhepunkt erreichte der Eifer der Blinddarmschneider in Amerika um 1941. Eine Umfrage von CASTLETON und Mitarbeitern bei 19 amerikanischen Großstadt-Krankenhäusern ergab, daß – bezogen auf sämtliche chirurgischen Eingriffe überhaupt – *nicht weniger als 10 % Wurmfortsatz-Amputationen waren.* Dieser Operationseifer schwächte sich dann nach dem 2. Weltkrieg ab. Er fiel 1955 in den USA auf 2–3 % aller Operationen. Bei uns in der Bundesrepublik dauerte die Treibjagd fast 20 Jahre länger, eigentlich bis heute.

Erstmals kritisierte der Hannoveraner Medizinsoziologe Prof. Dr. M. PFLANZ 1972. *Jeder 2. Blinddarm werde in der Bundesrepublik unnötig herausoperiert,* war das Ergebnis einer gründlichen Studie seiner Doktorandin SIGRID LICHTNER »*Die Blinddarmoperation in der Bundesrepublik Deutschland*«. Dies halte ich eher für eine sehr zurückhaltende Schätzung.

Die Häufigkeit der Wurmfortsatz-Operation in der Bundesrepublik ist nach einer Statistik der WHO zweimal so hoch wie in den USA, Schweden und England. Weit beunruhigender noch ist die Tatsache, daß die Sterblichkeit der Blinddarmentzündung 3,3 pro 100 000 Einwohner beträgt. Sie liegt damit dreimal so hoch wie in Schweden und in den USA.
Ich wiederhole: Ohne jeden Zweifel kann die rechtzeitige Entfernung des akut entzündeten Wurmfortsatzes eine sehr segensreiche Operation sein. Wenn man aber berücksichtigt, was unnötige Blinddarmoperationen in aller Welt an Schaden angerichtet haben, läßt sich die folgende Frage nicht eindeutig mit JA beantworten: Ob seit KRÖNLEINS Erst-Appendektomie in der Züricher Kaufmannswohnstube weniger am Blinddarm gestorben sind als vorher. Zu groß ist die Zahl überflüssiger Blinddarmoperationen, zu riesig die Häufigkeit tödlicher Manöverunfälle auf diesem Exerzierplatz für den Chirurgennachwuchs, auf dem sich schon seit Jahrzehnten nicht nur Allgemeinchirurgen, sondern auch operationsgierige Gynäkologen trainieren. Offenbar stärkt es das operative Selbstbewußtsein der Frauenärzte enorm, wenn sie ihrer glücklich aus der Narkose erwachten Patientin bei der ersten Visite erzählen können: »Außer ihrem Eierstock habe ich Ihnen den Blinddarm gleich mit rausgeschnitten.«
Sehr verdient gemacht um Diagnostik und Operation der Blinddarmentzündung hat sich der amerikanische Chirurg McBURNEY Ende des 19. Jahrhunderts. Nach ihm wird jener typische Druckpunkt genannt, der auf der Verbindungslinie zwischen Nabel und vorderem Darmbeinstachel am Übergang vom 2. zum 3. Drittel liegt, also näher dem Darmbeinstachel. An dieser Stelle soll man auch den von McBURNEY empfohlenen Wechselschnitt machen. Er wird deshalb so genannt, weil die einzelnen Schichten der Bauchdecke in verschiedenen Richtungen durchtrennt werden. Das hat den Vorteil, daß sich nicht so leicht Bauchnarbenbrüche entwickeln, wenn es zu Entzündungen der

Bauchdecken kommt, weil sich die einzelnen Schichten kulissenartig übereinanderschieben.

Heute, fast 100 Jahre nach der McBURNEYschen Empfehlung, gilt noch immer, daß der Wechselschnitt bei der akuten Appendizitis der beste Zugang mit dem geringsten Komplikationsrisiko ist.

Das im Durchschnitt 10 cm lange, etwa bleistiftdicke Anhängsel des Blinddarms hat im Gegensatz zum übrigen Darm keine Verdauungs-, sondern eine ausschließliche Abwehr-Funktion. Sein Aufbau ähnelt sehr dem der Gaumen- und Rachenmandeln. Wie sie besteht der Wurmfortsatz hauptsächlich aus lymphatischem Gewebe. Bis zu 200 knapp stecknadelkopfgroße Lymphknötchen sind rings um die Lichtung des Wurmfortsatzes angeordnet. Ihre Zahl ist in verschiedenen Lebensaltern unterschiedlich groß, am größten im Alter zwischen 12 und 20 Jahren. Nach dem 30. Lebensjahr nimmt die Zahl der Lymphknötchen auf weniger als 100 ab, um schließlich nach dem 60. Lebensjahr völlig zu verschwinden. Beim alten Menschen spielt also die Abwehrfunktion des Wurmfortsatzes keine wesentliche Rolle mehr.

Mit der Zahl der Lymphknötchen mag es auch zusammenhängen, daß die akute Blinddarmentzündung im Alter zwischen 5 und 30 Jahren am häufigsten ist. Vor dem 3. Lebensjahr gibt es fast überhaupt keine akute Blinddarmentzündung. Nach dem 30. Lebensjahr ist sie wesentlich seltener. Allerdings sterben ältere Leute häufiger daran, weil die Krankheitszeichen bei weitem nicht so eindeutig sind, deshalb die Diagnose oft erst zu spät gestellt wird und weil im übrigen viel häufiger Operationskomplikationen auftreten.

Aus der Tatsache, daß man nach Blinddarmentfernungen keine markanten Ausfallerscheinungen feststellen kann, wurde geschlossen, daß der Wurmfortsatz ein entbehrliches Organ ist, daß er keine wichtige Funktion hat. Dieses Argument ist jedoch auf keinen Fall überzeugend. Im Gegenteil kann als biologische Gesetzmäßigkeit gelten, daß sich über eine vieltausendjährige Entwicklungsperiode hin kein menschliches Organ erhält, das nicht in irgend einem Lebensalter eine wichtige Bedeutung hat. Die nachteiligen Folgen einer Wurmfortsatz-Amputation sind viel zu wenig erforscht.

Auffallend ist die Seltenheit der akuten Wurmfortsatzentzündung in den Entwicklungsländern mit schlackenreicher, stark zellulosehaltiger Kost. Der Chirurg BURKETT hat 1971 berichtet, *daß in 10 Missionskrankenhäusern kein Chirurg mehr als 3 Fälle von Appendizitis pro Jahr gesehen hat. In einem Hospital in Nigeria wurden unter 30 000 Krankenhausaufnahmen in 9 Jahren ganze 3 Fälle von Appendizitis beobachtet.*

Vor einigen Jahren veröffentlichte McVAY einen aufsehenerregenden Bericht über die *Zusammenhänge zwischen Appendektomie und der späteren Entwicklung eines Dickdarmkrebses. Er fand unter 914 Sektionsfällen eine Häufung von Dickdarmkrebs, wenn eine Blinddarmentfernung vorausgegangen war.* Aus seinen Befunden folgerte er, *daß dem Blinddarm eine Art Schutzfunktion gegenüber der Entwicklung eines Krebses zukommt.*

F. AMTRUP berichtete 1969 über Erhebungen am Sektionsmaterial des Öffentlichen Krankenhauses in Holbaek/Dänemark. Im Laufe von 2 Jahren wurden 1155 Sektionen durchgeführt. In jedem Fall wurde geprüft, ob die Appendix vorhanden war oder nicht. *Bei den Patienten mit einem Dickdarmkrebs war eine Appendektomie in 21,2 % vorausgegangen, bei solchen ohne Karzinom nur in 9,3 %.* Der Unterschied ist so groß, daß an einem ursächlichen Zusammenhang kein Zweifel besteht. Damit bestätigte F. AMTRUP die vorausgegangene Veröffentlichung von McVAY. S. KIYAN berichtete 1968 über Zusammenhänge zwischen Eierstockskrebs und Appendektomie. Die Frauen, denen der Wurmfortsatz entfernt worden war, bekamen »*hochsignifikant*« in früherem Lebensalter einen Eierstockskrebs als die Frauen mit Wurmfortsatz. *Bei 20,8 % der Fälle wurde ein Eierstockskrebs innerhalb von 3 Jahren und bei 56,6 % inner-*

halb von 14 Jahren nach der Blinddarmentfernung diagnostiziert.

Hauptursache einer Blinddarmentzündung sind Verstopfungen der Lichtung. Dafür gibt es verschiedene Gründe. In etwa einem Drittel findet man »Kotsteine«, etwa apfelsinenkern- bis erbsgroße Gebilde aus einem faserigen Kern mit kalkiger Schale. Manchmal wird der Wurmfortsatz durch andere Fremdkörper verstopft.

Alles mögliche ist schon in entfernten Blinddärmen gefunden worden, vom Kirschkern angefangen bis hin zur Stecknadel. Derartige Fremdkörper finden sich aber nur in weniger als 5 %. Ein Kirschkern als Ursache einer Blinddarmentzündung wird in seiner Gefährlichkeit also weit überschätzt. Daß akute Blinddarmentzündungen in der Kirschenzeit häufiger zu sein scheinen, hat andere Gründe.

Die häufigste Ursache für akute Blinddarmentzündungen sind aber nicht Kotsteine oder Fremdkörper, sondern Schwellungen der Lymphknötchen, die wahrscheinlich vor allem im Zusammenhang mit Darminfektionen entstehen. Manchmal sind auch Würmer, insbesondere Madenwürmer für die Verstopfung verantwortlich.

Jede dauerhafte Verstopfung führt zu einer Stauung des Schleimes, der von der Blinddarmschleimhaut produziert wird. Da immer Darmbakterien vorhanden sind, kommt es zu einer bakteriellen Entzündung, häufig mit Eiterbildung. Dann kann der sich kolbig auftreibende Wurmfortsatz platzen. Auch besteht die Möglichkeit, daß die Wandentzündung an einer Stelle oder an mehreren Punkten so stark wird, daß das Gewebe abstirbt, brandig wird.

Die größte Gefahr jeder akuten Appendizitis ist die eitrige Bauchfellentzündung. Wenn sie sich über die ganze Bauchhöhle oder größere Teile davon ausbreitet, führt das zu tödlicher Darmlähmung und Blutvergiftung.

Auch die hochakute Blinddarmentzüdung mit und ohne Durchbruch in die Bauchhöhle kann ohne Operation heilen. Dann grenzt der Körper den Entzündungsherd durch die Verklebung von Darmschlingen ab. Es bildet sich eine Ver-

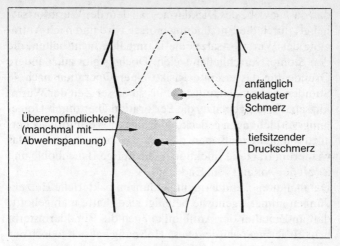

Abb. 15: Lokalisation und Art der Schmerzen bei einer Blinddarmentzündung

kapselung. Der Eiterherd kann von selbst in den Darm durchbrechen, manchmal auch nach außen. Andererseits besteht die Möglichkeit, den Abszeß aufzuschneiden und mit Hilfe von Gummi- oder Kunststoffröhrchen nach außen abzuleiten, zu drainieren.

Die beste Behandlung der *akuten* Appendizitis ist die Frühoperation. Je früher der Wurmfortsatz bei fortschreitender Entzündung entfernt wird, um so sicherer ist die Heilung. Es kommt auf jede Stunde an. Bei einer Frühoperation innerhalb der ersten 8 Stunden nach Erkrankungsbeginn stirbt fast kein Patient, auch in höherem Alter nicht. In dieser Zeit platzt der Wurmfortsatz auch bei sehr heftiger Entzündung in aller Regel nicht. Bei kunstgerechter Durchführung des Eingriffes wird der Patient rasch gesund.

Im allgemeinen sind die Operationsaussichten bis zu 48 Stunden nach Erkrankungsbeginn relativ günstig. Nach dieser Zeit allerdings steigt die Sterblichkeit bei der Blinddarmoperation stark an. Das hängt vor allem damit zusammen, daß das Gewebe des Dickdarmes, an dem der Wurmfortsatz hängt, durch die Entzündung morsch wird und nach Abtragung des Wurmfortsatzes die Darmnähte nicht halten, die den Stumpf verschließen sollen. Doch es gibt auch andere Gründe für das erhöhte Risiko einer Operation nach 48 Stunden. Sehr viel häufiger ist bis zu dieser Zeit der Wurmfortsatz bereits geplatzt, die Perforation aber durch Umgebungsverklebungen gedeckt. Um an den Wurmfortsatz heranzukommen, muß man diese Verklebungen lösen. Das wiederum trägt die Infektion in die übrige Bauchhöhle und ist oft der Anfang vom Ende.

Da an akuten Blinddarmentzündungen bakterielle Entzündungen immer irgendwie beteiligt sind, hatte man gehofft, daß im Zeitalter der Antibiotika auch die Blinddarmsterblichkeit geringer würde. Diese Hoffnung hat sich jedoch nur teilweise erfüllt. Zwar sind die Aussichten einer eitrigen Bauchfellentzündung unter Antibiotikabehandlung günstiger als früher. Doch insgesamt gesehen wurde dadurch die Sterblichkeit verspätet operierter Blinddarmentzündungen nur wenig gesenkt.

Auf keinen Fall ist es möglich und statthaft, zu versuchen, durch die Gabe von Antibiotika eine Operation zu vermeiden. Das kann schon deshalb in den meisten Fällen nicht gehen, weil dadurch die ursächliche innere Verstopfung nicht rückgängig zu machen ist. Der Verlauf wird nur verschleppt, aber nicht günstiger.

Das Wichtigste bei einer akuten Blinddarmentzündung ist folglich, so früh als möglich die Diagnose zu stellen und den Patienten der Operation zuzuführen. Leider gibt es da einige Schwierigkeiten. Trotz aller Fortschritte in der Chirurgie wurde ein zuverlässiger Blinddarmentzündungs-Test bis heute nicht gefunden. Und es sieht auch nicht danach aus, daß es dies eines Tages geben wird.

Entscheidend bleibt nach wie vor die Untersuchung des Patienten durch einen ausreichend erfahrenen Arzt. Die größte Erfahrung haben in der Regel Allgemeinchirurgen. Sie stellen ihre Diagnose vor allem durch Betastung des Bau-

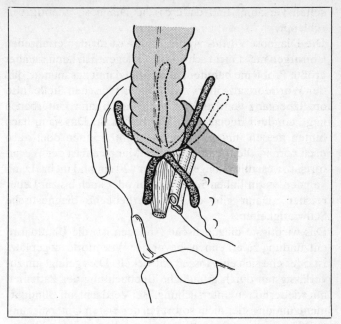

Abb. 16: Die möglichen Positionen des Blinddarmes sind sehr unterschiedlich

ches mit Feststellung des Hauptdruckschmerzes und der Art der Abwehrspannung. Durch die Entzündung in der Bauchhöhle kommt es im rechten Mittel- und Unterbauch zu einer Verhärtung der Bauchdecken infolge eines Nervenreflexes. Manchmal sind die Unterschiede zwischen rechts und links nur gering. Aber der erfahrene Chirurg erfühlt sie meistens und kann sie richtig einordnen.

Da gibt es noch eine Reihe wichtiger Zeichen, auf die hier im einzelnen nicht eingegangen werden kann. Dazu gehört auch die häufig vorhandene Druckempfindlichkeit der unteren Bauchfellausstülpung bei der Fingeruntersuchung des Mastdarmes. Deshalb gehört die rektale Untersuchung unbedingt dazu, wenn ein Blinddarmentzündungsverdacht gegeben ist. Leider wird diese so wichtige Untersuchung nicht selten versäumt und dadurch die Diagnose unnötig verschleppt.

Die Diagnose »*Akute Appendizitis*« ist für den erfahrenen Chirurgen meist nicht schwierig. Gelegentlich kann sie aber größte Probleme bereiten. Das hängt damit zusammen, daß der Wurmfortsatz öfters nicht an der typischen Stelle, also am Übergang vom rechten Mittelbauch zum Unterbauch liegt, sondern irgendwohin abgeknickt ist. Das kann nach hinten aussen, hinten oben oder hinten innen oder auch nach vorn in alle Richtungen sein. Manchmal ist der Wurmfortsatz wesentlich länger als 10 cm, 20 cm und mehr. Dann kann er bis zur linken Seite herüber oder auch bis zur Leber reichen. Dann gibt es leider erhebliche diagnostische Schwierigkeiten.

Das wichtigste diagnostische Anliegen ist, die Blinddarmentzündung zu erkennen, bevor der Wurmfortsatz geplatzt ist oder ehe sich ein Abszeß entwickelt. Dies gelingt am zuverlässigsten durch gründliche Beobachtung des Patienten mit wiederholter Untersuchung. Bei Verdacht auf Blinddarmentzündung, der nicht sofort bei der ersten Untersuchung zu klären ist, muß der Kranke vor allem wiederholt von einem erfahrenen Chirurgen untersucht werden. In Abständen von 1 bis 2 Stunden immer wieder, manchmal auch in kürzeren Zeiträumen. Je mehr man sich das als Chirurg zum Grundsatz macht, um so weniger wird es passieren, daß eine fortschreitende Wurmfortsatzentzündung nicht zum frühestmöglichen Zeitpunkt diagnostiziert wird. Fieber- und Pulsmessungen sind eine wertvolle, ergänzende Hilfe. Auch die Zählung der weißen Blutkörperchen kann wichtige Hinweise geben. Sonstige Untersuchungen sind in der Regel weniger ergiebig.

Die akute Blinddarmentzündung beginnt oft mit Schmerzen in der Mitte des Oberbauches, in der Magengrube und um den Nabel herum. Derartige »Nabelkoliken« finden sich besonders oft im Anfangsstadium bei Kindern. Öfters sind sie bereits vorhanden, bevor ein deutlicher Druckschmerz und eine Abwehrspannung im rechten Mittel- und Unterbauch

eintritt. Es liegt nahe, als Ursache einen Magen-Darmkatarrh anzunehmen, insbesondere weil der Patient häufig stark erbricht. Doch der aufmerksame Arzt wird sich dadurch nicht von der richtigen Fährte ablenken lassen.
Während es über die Frage der Zweckmäßigkeit der Operation bei fortschreitender Appendizitis vor Ablauf von 48 Stunden keine Meinungsverschiedenheit unter Chirurgen gibt, gilt das nicht für eine später diagnostizierte Appendizitis. Hier haben sich – wie schon erwähnt – bereits zu Beginn des 20. Jahrhunderts viele Chirurgen zu einer abwartenden Behandlung entschlossen. Weil sie es zu oft erlebt hatten, daß durch die Operation der Krankheitsverlauf zum Schlechteren gewendet wurde.
So gibt es unter den Chirurgen noch heute zwei ganz verschiedene Richtungen: Die einen operieren ohne Rücksicht auf die Dauer der Erkrankung immer sofort, wenn die Verdachtsdiagnose gestellt ist. Die anderen warten nach Ablauf von 48 Stunden mit der Operation, wenn nicht eindeutige Zeichen einer zunehmenden Verschlechterung des Krankheitsbildes bestehen. Wie in der Politik kann man die einen zu den chirurgischen Falken, die anderen zu den Tauben rechnen.
Ich hatte im Laufe meiner Ausbildungsjahre die Möglichkeit, sowohl Erfahrungen mit der Strategie der Tauben wie der Falken zu sammeln. Mein chirurgischer Lehrer Prof. FRANZ ROSE zog es vor, nach 48 Stunden Gewehr bei Fuß abzuwarten. Die Kranken wurden auf absolute Nulldiät gesetzt, bekamen also weder zu essen noch zu trinken. Die Ernährung erfolgte ausschließlich durch Infusionen. Zur Entzündungsdämpfung wurde zunächst eine Eisblase auf den Bauch gelegt. Selbstverständlich mußten die Kranken eine strenge Bettruhe einhalten, um den inneren Verklebungs- und Abkapselungsprozeß zu fördern, auf keinen Fall zu stören. Später wurde dann allmählich auf feuchte heiße Umschläge übergegangen und die Darmtätigkeit durch milde Abführmittel und vorsichtige Einläufe behutsam angeregt. Wenn dann Fieberschübe auftraten, die auf einen abgekap-

selten Eiterherd hindeuteten, der sich nicht von selbst auflöste, haben wir uns darauf beschränkt, lediglich ein Röhrchen in den Abszeß einzulegen und für eine Eiterableitung zu sorgen. Ich kann mich an sehr viele Patienten erinnern, die verspätet ins Krankenhaus eingeliefert wurden und auf diese Weise schließlich gesund wurden. Der Wurmfortsatz stößt sich dann von selbst ab oder trocknet ein.
Später lernte ich dann an der Universitätsklinik die Strategie der Falken kennen. Und ich erinnere mich noch sehr deutlich an mehrere böse Verläufe. Darunter war ein 66 Jahre alter Privatpatient meines Chefs, der am 10. Januar 1962 operiert wurde. Mehrere Tage vorher war er mit Bauchschmerzen erkrankt. Bei der Einlieferung in die Klinik fühlte man im rechten Mittelbauch eine abgegrenzte Verhärtung von etwa Handtellergröße, die sehr druckempfindlich war. Alle Befunde sprachen für eine akute Blinddarmentzündung mit inzwischen eingetretener Abkapselung. Die Beschwerden hatten zunächst ständig zugenommen, waren aber zum Zeitpunkt der Einlieferung seit mehreren Stunden eher rückläufig. Vor allem fehlten die Zeichen einer fortschreitenden allgemeinen Bauchfellentzündung.
Mein damaliger Chef entschloß sich zur Operation. Ich assistierte ihm. Es fand sich im rechten Mittelbauch eine etwa faustgroße Zusammenballung von verklebten Dünndarmschlingen um das Anfangsstück des Dickdarmes herum. Die Verwachsungen wurden stumpf mit dem Finger gelöst, um nach dem Wurmfortsatz zu suchen. Dieser war jedoch nicht aufzufinden. Er lag wahrscheinlich in den entzündlichen Schwielen, die sich um die Dickdarmwand herum gebildet hatten.
Da entschloß sich der Operateur zu einem wahrscheinlich heroischen Eingriff, nämlich die ganze morsche rechte Dickdarmhälfte zu entfernen. Dies geschah in Form einer Mammut-Operation, die den Patienten und die Operationsmannschaft bis an die Grenze der Belastbarkeit beanspruchte.
Der Kranke starb kurz nach der Operation.
Während meiner Tätigkeit an der Chirurgischen Universi-

tätsklinik erlebte ich noch mehrere ähnliche ungünstige Verläufe bei Operationen nach Ablauf von 48 Stunden. Das hat mich endgültig darin bestärkt, später die konservative Strategie zu verfolgen, nachdem ich eigenverantwortlich arbeitete. Einmal bin ich von diesem Grundsatz abgewichen. Ich mußte das, wie ich noch schildern werde, bitter bereuen. Natürlich geht auch das Abwarten nicht immer gut. Aber die Chancen sind für den Patienten wesentlich größer.

Am 7. März 1978 wurde der 8 Jahre alte CHRISTIAN M. von seinem Hausarzt wegen Verdachts auf Blinddarmentzündung ins Kreiskrankenhaus eingewiesen. Er hatte im letzten halben Jahr mehrmals über Bauchschmerzen geklagt. Dies wiederholte sich am Einweisungstage, verbunden mit leichter Übelkeit.
Als Aufnahmebefund ist im Krankenblatt vermerkt: *»Abdomen (= Bauch)weich. Druckschmerz im epigastrischen Winkel (= Magengrube), unter rechtem Rippenbogen und McBURNEY. Loslaßschmerz: Negativ. Zunge nicht belegt. Tonsillen: o. B.. Nierenlager links o. B., rechts leicht klopfempfindlich. Temperatur axillar 36,5, rektal 37,5, Leuco 7 300.«*
Im Urin fanden sich einzelne weiße Blutkörperchen. Sonst war nichts besonderes.
Die Diagnose lautete: *»Verdacht auf Appendizitis chronica«.*
Weiter findet sich im Krankenblatt unter *»Anweisungen für Station«*: *»Morgen nüchtern. Temperaturkontrolle. Appendektomie (= Blinddarmoperation) morgen. Heute Abend Tee«.* Die Operation fand am nächsten Morgen statt. Der Operationsbericht lautet: *»Wechselschnitt im rechten Unterbauch. Nach Eröffnung des Peritoneums (= Bauchfells) findet man hier eine retrozökal (= hinten dem Dickdarm) liegende chron. rez. (= chronisch rückfällig) entzündlich veränderte ca. 10 cm lange Appendix, die zunächst durch Kletterfaden hervorluxiert wird. Sorgfältige Abtrennung der Appendix von dem Mesenteriolum (= Gekröse). Stumpfversenkung in typischer Weise mit Tabakbeutel-Z-Naht. Bei der Revision des unteren Dünndarmes finden sich zahlreiche entzündlich geschwollene Lymphdrüsen und gering seröses Exsudat (= wässrige Flüssigkeit). Kein Anhalt für MECKELsches Divertikel (= Aussackung des Dünndarmes). Anschließend schichtweiser Wundverschluß. Hautverschluß durch Haut-Klammer. Verband. Das Präparat wird zur Hist. (= Feingewebsuntersuchung) eingesandt.«*
Die zusammenfassende Diagnose des Operationsberichtes heißt: *»Chronisch rezidivierende Appendizitis. Lymphadenitis Mesente-*

rialis«. Also: Chronisch rückfällige Wurmfortsatzentzündung, Lymphknotenentzündung des Dünndarm-Gekröses.
Der Bericht des Pathologen vom 13. März 1978 lautet: *»Makroskopisch: Ein 8 cm langer, bis 0,5 cm dicker Wurmfortsatz mit glatter Serosa* (= Außenhaut). *Das Lumen* (= Lichtung) *ist mäßig erweitert und mit breiigem Kot angefüllt. Mikroskopisch: Der Schleimhautzylinder dieses Wurmfortsatzes intakt, die Schleimhautdrüsen zum Teil atrophisch* (= verkleinert), *insbesondere jedoch die Mucosa* (=Schleimhaut) *und die bindegewebig verbreiterte Submucosa* (= Schicht unter der Mucosa) *reich an lymphatischem Gewebe, die Lymphfollikel* (= Lymphknötchen) *mit aktiven großen Keimzentren, die Submucosa wie auch die Subserosa mehrfach von Kapillarektasien* (= Erweiterungen der Haargefäße) *durchsetzt. Kritischer Befundbericht: Chronische, wahrscheinlich bereits mehrfach rezidivierte Appendizitis. Der entzündliche Vorgang morphologisch unspezifisch.«*
Es fand sich also ein ganz normaler Wurmfortsatz. Gleichartige Veränderungen findet man an diesem Abwehrorgan regelmäßig. Denn es ist ja die Aufgabe dieses Polizeiorganes der Bauchhöhle, Schädlinge aller Art durch entzündliche Reaktion abzuwehren.
In einem Brief vom 27. Mai 1978 ergänzt der Vater des Jungen die Krankheitsvorgeschichte unter anderem wie folgt: Der diensthabende Arzt habe *»keine krankhaften Symptome festgestellt. Er war der Ansicht, daß es sich um keinen Blinddarm handele, sondern nur um Blähungen in Verbindung mit Schwierigkeiten beim Stuhlgang. Sein Vorschlag war, meinen Sohn für einige Tage zur Beobachtung im Krankenhaus zu belassen. Er könne es nur nicht anordnen, weil er darüber keine Befugnisse hätte. Es würde ein anderer Arzt der chirurg. Abteilung darüber befinden«.*
Offensichtlich hatte ein internistischer Assistenzarzt Dienst.
»Nach Verständigung der chirurgischen Abteilung erschien Frau Dr. O., welche sich den Befund des Notarztes durchlas. Dann tastete sie den Bauch meines Sohnes ab. Mein Sohn verspürte nur an einer Stelle leichte Schmerzen. Frau Dr. O. meinte, es könnte der Blinddarm sein, aber keine akute Entzündung. Der Notarzt sagte zu ihr, daß er keinen Grund für eine Operation sähe. Als dieser wegging, wies meine Frau nochmal daraufhin, was der Notarzt gesagt hatte, daß kein Grund für eine Operation gegeben war«.
Doch Frau Dr. O. ließ sich nicht beeindrucken, sondern sagte: »*Er wäre noch ein junger Arzt, welcher gerade sein Studium beendet habe und nicht alles verstehen würde. Sie würde meinen Sohn im Laufe des nächsten Tages operieren.«*
Der Brief des Vaters fährt fort: *»Wir ließen unseren Sohn im Krankenhaus im festen Glauben, daß Frau Dr. O. die richtige Diagnose gestellt habe. Am nächsten Tage gegen 12.00 Uhr riefen meine Frau*

und ich im Krankenhaus an, um uns über den Verlauf der Operation zu informieren. Man sagte uns, daß er noch im OP wäre. Als meine Frau und ich gegen 17.00 Uhr im Krankenhaus eintrafen, fiel uns die unnatürliche Blässe unseres Sohnes auf. Sein Körper fühlte sich kalt an, seine Reaktionen auf unsere Anwesenheit waren schwach. Ich fragte ihn, wie es ihm ginge, und er sagte mit schwacher Stimme: »Nicht gut, Papa«.
Meine Frau, welche selbst Krankenschwester und im gleichen Krankenhaus tätig ist und in der Gynäkologie mit frischoperierten Patienten täglich konfrontiert wird, merkte sofort, daß mit unserem Sohn etwas nicht stimmte. Sie fragte die anwesende Schwester, was mit ihm los sei. Diese gab zur Antwort, daß er aufgestanden sei, um Wasser zu trinken und dabei kollabierte. Meine Frau sagte der Krankenschwester, daß so etwas nicht vorkommen dürfe. Man hätte ihn anbinden oder ein Gitter an sein Bett anbringen müssen. Die Schwester gab zur Antwort: Das brauche man nicht, das wäre nicht so wichtig.«
»Von Minute zu Minute sahen wir, daß unser Sohn immer weniger Reaktion zeigte und in seinen Bewegungen immer schwächer wurde. Da stieg die Angst in uns auf. Dr. G. war Stationsarzt zum Zeitpunkt und hielt sich in Reichweite auf. Als meine Frau und ich ihn auf den Zustand meines Sohnes ansprachen, gab er nur zur Antwort, es wäre alles in Ordnung.«
»Als ich ihn ca. eine Viertelstunde später ansprach, gab er auch mir zur Antwort, es wäre alles in Ordnung und wandte sich unwillig ab. Meine Frau in ihrer Not wandte sich an die Schwester ELSE und bat diese, etwas zu unternehmen. Doch diese ließ meine Frau mit der Bemerkung stehen, sie hätte noch was Wichtigeres zu tun.«
»Darauf sprachen wir nochmals Dr. G. an. Doch dieser wiederholte sich mit den Worten, es wäre alles in Ordnung und wir brauchten und keine Sorgen zu machen. Meine Frau fühlte den Puls meines Sohnes und spürte ihn nur noch schwach. Dann maß sie den Blutdruck und stellte ihn mit 90 zu 60 fest. Nochmals Dr. G. ansprechend maß dieser den Blutdruck und meinte, es wären noch 100 zu 80, was bei einem halb ausgebluteten Körper schlecht möglich ist. Beim Puls meinte er ebenfalls, er wäre normal. Auf Bitten meiner Frau kam noch eine andere Stationsschwester hinzu und fühlte den Puls.«
»Doch diese konnte keinen Puls mehr finden. Der Körper meines Sohnes fühlte sich bereits kalt an. Meine Frau tastete den Bauch unseres Sohnes ab. Er fühlte sich hart und gespannt an«.
»Auf der Station bekam unser Sohn 1.500 ml Jonosteril (= Blutersatzflüssigkeit), vermutlich im OP auch schon 500 ml infundiert. Meine Frau fragte daraufhin die Schwester, ob er schon Ausschei-

dungen gehabt hätte. Diese sagte: Nein. Mein Frau: Er müsse katheterisiert werden. Die Schwester meinte, das wäre nicht nötig, das müsse er von selbst tun.«
»Wir sprachen nochmals mit Dr. G. und baten ihn, doch etwas zu unternehmen. Doch dieser gab uns ärgerlich zu verstehen, daß alles in Ordnung wäre. Meine Frau bat nun die Schwester, den Arzt zu holen, welcher unseren Sohn operiert hätte«.
»Bald darauf erschien Frau Dr. O. Sie fragte meine Frau, wie sie unseren Sohn finde. Meine Frau sagte: Schlecht. Doch diese schüttelte das halbtote Kind im Gesicht und rief seinen Namen. Aber er reagierte nicht mehr. Doch die Ärztin verschwand mit den Worten: Morgen ist Ihr Sohn wieder wohlauf. Sie sind die Mutter und deshalb so nervös«.
In dem Brief schildert der Vater dann weiter, daß er dann schließlich eine Anästhesie-Ärztin zu Hilfe holte. Diese ließ eine Blutuntersuchung machen. Dabei ergab sich, daß der Junge nur noch 4,6 Hb und kurz später nur noch 4 Hb hatte. Normal sind Werte um 14. Der Junge war also extrem ausgeblutet.
Nun gab es Großalarm. Der Junge wurde in höchster Eile in die Operationsabteilung gebracht und erneut operiert. Man fand, der Bauch war voller Blut. Im Nachoperationsbericht steht, daß fast 2 Liter Blut in der Bauchhöhle waren. Es stammte aus einer 1 cm langen Rißstelle des Dünndarmgekröses. Offensichtlich war die Operateurin etwas zu rabiat mit dem zarten Darm des Jungen umgegangen, als sie nach dem MECKELschen Divertikel suchte.
Wie durch ein Wunder überstand der Junge Blutung und Nachoperation. Man hatte ihm mehrere Blutkonserven übertragen. In höchster Not wurde er bewußtlos, unter künstlicher Beatmung, in ein Kinderkrankenhaus gebracht. Mühsam hielt man ihn am Leben. Weil die Darmtätigkeit nicht in Gang kam, wurde der Junge am 16. März zum dritten Mal operiert, dabei ein Stück vom Dünndarm entfernt.
Eine Woche später gab es einen Darmverschluß. Es folgte die vierte Operation. Dieses Mal wurde ein künstlicher After angelegt. *»Einige Tage darauf vereiterte die gesamte Bauchhöhle. Es entwickelte sich ein Lungenabszeß. 300 ml Eiter liefen ab. Am 14. April folgte die 5. Operation. Dabei wurden 30 cm vom Dünndarm entfernt«.*
Es ist kaum zu glauben, aber der Junge überlebte die Odyssee. Am 20. Mai 1978 wurde das Kind schwer geschädigt aus dem Krankenhaus entlassen. Infolge der wiederholten Durchblutungsnot hatte sich ein bleibender Hirnschaden entwickelt.
Die Eltern verklagten das Krankenhaus. Der Gutachter, Leitender Oberarzt der Chirurgischen Universitätsklinik, kommt unter anderem zu folgender Beurteilung:

»1. Es besteht kein Zweifel daran, daß bei dem Kind zur Aufnahmezeit ein schmerzhafter Krankheitszustand im Bereich des Bauches vorlag. Wegen der Schmerzen hatten die Eltern das Kind ins Krankenhaus gebracht. Die Assistenzärztin der Chirurgischen Abteilung stellte einen pathologischen Tastbefund am Bauch fest und nahm eine Appendizitis an.
2. Diese klinische Vermutungsdiagnose ließ sich später bestätigen. Einerseits bei der Operation, andererseits durch den pathologischen Untersuchungsbefund des entfernten Wurmfortsatzes.
3. Eine Entzündung ist auch bewiesen durch die im Operationsbericht erwähnten entzündlich geschwollenen Lymphdrüsen und das seröse Exudat im Bauchraum.«
Anmerkung: Derartiges findet sich bei jeder banalen Darmentzündung.
Der Gutachter fährt fort:
»4. Es entspricht einer alten chirurgischen Gepflogenheit, im Zusammenhang mit einer Appendektomie den unteren Dünndarm zu revidieren, um auszuschließen, daß dort ein sogenanntes ›MEKKELsches Divertikel‹ vorliegt, – eine Mißbildung, die relativ häufig ist und Symptome wie eine Appendizitis machen kann. Gegen diese grundsätzliche Suche nach einem MECKELschen Divertikel wurde vielfach eingewandt, daß es im Verhältnis zu notwendigen Appendektomien doch recht selten sei, und daß beim hervorluxieren einer größeren Dünndarm(Ileum)-Strecke, was besonders bei kleinen Laparatomieschnitten gilt, die Gefahr einer Serosa-Dünndarm-Mesenterialverletzung doch nicht ganz gering sei. Viele Chirurgen haben deshalb die grundsätzliche Suche nach einem MECKELschen Divertikel aufgegeben. Andere dagegen halten an dieser Regel fest, dies vor allem, wenn sie selbst schon aus dem Vorhandensein eines MECKELschen Divertikels schwerwiegende Krankheitsprozesse sich entwickeln gesehen haben.
In der Schule der Chirurgischen Klinik der Universität München z.B. gilt aufgrund vieler Überlegungen auch heute noch die Regel, daß bei einer Appendektomie – außer bei hochgradigsten Entzündungen der Appendix mit lokaler Peritonitis (= Bauchfellentzündung) – grundsätzlich nach einem MECKELschen Divertikel gefahndet werden soll, was dann allerdings auch im Operationsbericht zu vermerken ist.
Es kann der Operateurin somit kein Vorwurf gemacht werden, daß sie nach der durchgeführten Appendektomie noch das terminale Ileum (= den Endabschnitt des Leerdarmes) hervorluxierte, um nach einem MECKELschen Divertikel zu suchen.
6. Kein Zweifel besteht daran, daß bei einer stärkeren entzündlichen Reaktion des Bauchfells bzw. im Bauchraum das Gewebe brüchig und zerreißlicher ist als normal. Daß im vorliegenden Fall

eine Entzündung bestand, beweisen die vergrößerten Lymphknoten. Bei einer vermehrten Gewebszerreißlichkeit aber ist es nie mit völliger Sicherheit auszuschließen, auch bei hochgradiger Sorgfalt und Erfahrung des Operateurs!, daß beim Herausluxieren des Ileums durch die kleine Appendektomieöffnung oder auch beim Zurücklagern bzw. Hineinstopfen des Darmes in den Bauchraum ein kleiner Einriß an der Serosa und am Dünndarm Mesenterium entsteht. Geschieht dies beim Herausluxieren, wird eine solche Läsion (= Verletzung) fast immer bemerkt und kann sofort versorgt werden. Geschieht dies aber beim Zurückverlagern des Darmes, kann eine solche Läsion – trotz nochmaliger Kontrolle vor Bauchverschluß! – unbemerkt bleiben und sich erst später mit ihren Auswirkungen zeigen.

7. Eine klägerischerseits vermutete »Dünndarmdurchstoßung« fand nicht statt!

8. Ein Einriß an der Darmserosa oder am Dünndarm-Mesenterium (= den Darm umkleidende Schicht) könnte nur dann als schuldhafter Arztfehler erkannt werden, wenn der Operateur bewußt unsachgemäß oder grob bei einer Bauchoperation vorgegangen wäre. Ist solches nicht beweisbar, muß ein solcher kleiner Gewebseinriß – auch wenn er noch so schwere Folgen nach sich zieht – als schicksalhaftes Ereignis ohne erkennbare schuldhafte Vernachlässigung der gebotenen Sorgfalt gewertet werden. Es gibt wohl keinen Bauchchirurgen, dem kein ungewollter Serosaeinriß oder Mesenterialeinriß unterlaufen ist, – dies trotz großer Sorgfalt. Jeder erfahrene Chirurg wird es als glückhaften Zustand werten, wenn in seinem eigenen Krankengut sich aus solchen Serosaeinrissen noch keine schwerwiegenden Spätfolgen ergeben haben.

9. Gewisse Risiken haften jeder Therapie an. Immer ist die Gefahr einer therapeutischen Maßnahme abzuwägen gegen das Risiko, das sich aus einer vorhandenen Krankheit ergibt. Wenn das Risiko der Krankheit größer ist, als das der Therapie bzw. auch der Operation, ist die Indikation zur Durchführung dieser Behandlungsmaßnahmen gegeben bzw. gerechtfertigt. Dies ist im vorliegenden Fall unbezweifelbar!

10. Wir können somit nicht erkennen, daß der Operateurin ein schuldhafter Behandlungsfehler unterlaufen ist, dies trotz Kenntnis der außergewöhnlich schwerwiegenden Spätfolgen, die sich für den betroffenen Patienten später aus dem Einriß an der Mesenterialwurzel ergeben haben.

11. Die Operation war um etwa 13.30 Uhr beendet. Besonderheiten bei der Operation konnten nicht erkannt werden. Man nahm einen üblichen und komplikationslosen postoperativen Verlauf an. Eintragung in der Wachkurve um 16.30 Uhr 92/min. Puls und 80/50 mm Hg ergaben noch keinen Hinweis für eine sich anbahnende

Komplikation. Erst die im Laufe der nächsten Stunden dann zunehmenden Pulsfrequenzen ließen eine Nachblutung erkennen. Ob der Stationsarzt auf Hinweise der Mutter, daß der Bauch dick sei und das Kind außergewöhnlich blaß sei, richtig reagierte, kann nicht nachgewiesen werden. Sicher aber ist, daß die Relaparatomie noch rechtzeitig, das heißt vor Zusammenbruch des Kreislaufs, erfolgte.
12. Die von Dr. J. durchgeführten Maßnahmen» – dies war der Zweitoperateur – *»waren lebenserhaltend. Irgendein Einwand gegen diesen Eingriff kann niemand erheben.«*
Es folgen dann noch weitere, geradezu schockierende kollegiale Schutzbehauptungen. Trotz reicher Erfahrung mit Kollegen-Gutachten habe ich selten eine solche Anhäufung von falschen und irreführenden Entschuldigungen gelesen. Das Gutachten endet: *»Abschließend sei darauf hingewiesen, daß operative Eingriffe in Deutschland jeder approbierte Arzt durchführen darf, der sie kann. Dies gilt vor allem für Appendektomien. Überhaupt kein Einwand kann erhoben werden, wenn ein Arzt, der jahrelang in der Chirurgie tätig ist und schon zahlreiche Appendektomien – Anfangs unter Anleitung! – ausgeführt hat, Blinddarmoperationen durchführt. Eine Anerkennung als Facharzt für Chirurgie ist also für die Durchführung einer Appendektomie nicht erforderlich!«*
In Wirklichkeit kann das Dünndarmgekröse so tief, wie geschehen, nur einreißen, wenn an dem zarten Dünndarm des 8jährigen Jungen wie an einem Kälberstrick gerissen wird. Und selbstverständlich kann die Überwachung nach der Operation kaum mangelhafter und durch weniger erfahrenes Personal geschehen. Nur ein Wunder hat das Kind diese Kunstfehlerserie überstehen lassen.

Für Patienten und die Angehörigen bleibt nur die Warnung: Nicht Vertrauen, sondern größtes Mißtrauen ist stets am Platze, wenn eine Blinddarmoperation vorgeschlagen wird. Lassen Sie niemals zu, daß allein Assistenzärzte, Lehrlinge also, über die Notwendigkeit einer derartigen Operation befinden. Sie brauchen eine bestimmte Mindestanzahl von Blinddarmoperationen für den Facharztkatalog. Und man kann nie sicher sein, daß nicht ein völlig unerfahrener Lehrling oder ein grobschlächtiger Operateur den Eingriff ausführt.
Eine *chronische Blinddarmentzündung* gibt es als Operationsgrund überhaupt nicht. Jeder Wurmfortsatz entzündet sich im Laufe des Lebens unzählige Male, um den Organis-

mus zu schützen, um Schädlinge abzuwehren. Die chronisch-rückfällige Entzündung ist die biologische Aufgabe eines Wurmfortsatzes.
Ist es gut, einen Wachhund zu erschießen, weil er bellt und beißt, wenn ein Einbrecher kommt? Oder beweist es die Richtigkeit der Tötung, daß man hinterher Narben feststellt, die sich der Hund bei der Abwehr früherer Einbrecher zugezogen hat? Genau das ist die Situation im menschlichen Organismus. Nur eine total in die Irre geratene Medizin kann eine »*chronische Appendizitis*« als einen vernünftigen Operationsgrund werten.
Es gibt nur einen einzigen Grund für eine Blinddarmoperation: Der nach sorgfältiger Untersuchung gegebene Verdacht auf einen selbstzerstörerischen Krankheitsprozeß, insbesondere eine akute fortschreitende Entzündung mit der Gefahr der eitrigen Peritonitis.
Sicher kann sich auch ein ausreichend erfahrener und sorgfältiger Arzt irren. Sicher wird es immer wieder einmal vorkommen, daß eine Bauchhöhle unter falschem Verdacht geöffnet wird. Es muß jedoch zum Grundsatz werden, in einem solchen Falle die Bauchhöhle zu verschließen, ohne den Blinddarm herauszunehmen. Darf man gesunde Zähne, intakte Gallenblasen, unverletzte Menisken entfernen, nur weil der Eingriff falsch geplant war?
Die mikroskopische Diagnose »Chronische Appendizitis« beweist in jedem Falle, daß es ein Fehler war, den Wurmfortsatz herauszuschneiden. Nur in seltenen Ausnahmefällen, bei starker narbiger Verziehung zum Beispiel, kann es zweckmäßig sein, den Wurmfortsatz zu entfernen. Aber selbst dann wäre es in der Regel besser, nur die Verwachsung bzw. die Verziehung zu beseitigen, das Abwehrorgan jedoch zu belassen.
Ich bin mir darüber im klaren, daß diese Forderung auf heftigsten Widerspruch meiner Chirurgenkollegen stoßen wird. Die Gegenbegründung ist klar: Der Wurmfortsatz könne sich später entzünden und vielleicht zu einer lebensgefährlichen Bauchfellentzündung führen. Doch das ist kein über-

zeugendes Argument. Der amerikanische Internist M.H. SLEISENGER hat nämlich ausgerechnet, daß im Alter von 37 Jahren beispielsweise das Risiko eine akute Appendizitis zu bekommen für Frauen knapp 0,4%, für Männer noch weit weniger, nämlich 0,04% beträgt. Dies beweist den geradezu unglaublichen Unsinn medizinischer Blinddarmstrategie.

Am 15. September 1967 wurde der 7 Jahre alte RUDI HOLST in unser Chirurgisches Kleinkrankenhaus eingeliefert. 4 Tage vorher hatte die Erkrankung begonnen, mit Erbrechen um Mitternacht und leichten Bauchschmerzen. Am 12. September kam Durchfall hinzu. Der Hausarzt hatte Verdacht auf einen Magen-Darmkatarrh.
Bei der Aufnahme war der Junge in einem guten Allgemein- und Ernährungszustand. Es bestand ein Druckschmerz am McBURNEYschen Blinddarm-Punkt aber keine Abwehrspannung. Die Darmtätigkeit war verstärkt, der Stuhl weiterhin durchfällig. Bei der Fingeruntersuchung vom Mastdarm aus ergab sich kein abnormer Tastbefund. Die Temperatur betrug unter der Achselhöhle 37,6 Grad, im Mastdarm 38,4, die Blutsenkungsreaktion war mit 68/100 stark erhöht.
Weil der Krankheitsbeginn länger als 48 Stunden zurücklag und sich keine Zeichen fortschreitender Verschlimmerung befanden, behandelten wir zunächst mit Bettruhe und Fasten. Vom 2. Tage an bekam der Junge dann Schleim und Tee. Jetzt wurde eine Antibiotikumbehandlung eingeleitet. Dem Kind ging es gut. Die Durchfälle hörten am 17. September auf. Der Druckschmerz am Blinddarm verlor sich schon am 2. Tage nach der Aufnahme. Am Ende der ersten Woche war RUDI schon fast gesund, er klagte über nichts mehr.
Meine Diagnose lautete: *»Enteritis mit Begleit-Appendizitis«*, also: Darmentzündung mit begleitender Blinddarmentzündung.
Statt zufrieden zu sein und das Kind in Ruhe zu lassen, machte ich jetzt einen schlimmen Fehler. Ich schlug der Mutter vor, den entzündeten Blinddarm zu entfernen. Das sei besser, sagte ich, um einem Rückfall vorzubeugen. Leider stimmten die Angehörigen zu.
Zum Unglückstag wurde der 21. September 1967. Ich eröffnete den kleinen Bauch mit einem Wechselschnitt rechts in etwa 4 cm Länge. Dann mußte ich den Schnitt nach unten verlängern. Ich stieß auf eine etwa tennisballgroße Verhärtung durch ein Paket von miteinander verklebten Darmschlingen. Statt nicht daran zu

rühren, vorsorglich ein Drainröhrchen einzulegen und den Bauch schnell wieder zuzunähen, arbeitete ich mich vorsichtig in die Tiefe. Ich stieß auf einen pflaumengroßen Abszeß, saugte den Eiter sofort ab. Im Abszeß lag ein etwa bohnengroßer Kotstein.
Am Rande der Eiterhöhle fand sich der Wurmfortsatz, stark entzündet, an seiner Spitze aufgeplatzt. Ich löste ihn aus den Verwachsungen und entfernte ihn »*in typischer Weise*«. Der Stumpf konnte sicher eingestülpt und versorgt werden. So steht es im Abschlußbericht. Danach vernähte ich die Operationswunde. Meine spätere Begründung: »*Auf die Einstellung eines Drains wurde verzichtet, da sich der Wurmfortsatz vollständig entfernen ließ.*«
Nachträglich muß man sagen, daß das auf jeden Fall falsch war. Ich hätte besser ein Abflußröhrchen einlegen sollen.
Nach der Operation bekam der kleine Patient ein Antibiotikum. Dieses wurde am 28. September abgesetzt, weil die Temperatur normal war und das Kind sich wohlfühlte. Am gleichen Tag stand der Junge erstmals auf, eine Woche nach der Operation. In den nächsten Tagen entwickelten sich zunehmende Leibschmerzen. Die Umgebung der Operationsnarbe verhärtete sich und schmerzte auf Druck zunehmend.
Am 1. Oktober, einem Sonntag, hatten die Leibschmerzen noch mehr zugenommen. Der kleine Leib war etwas gebläht. Es gab kolikartige Bauchschmerzen. Die Temperatur betrug 38,5, morgens. Der DOUGLAS war leicht druckempfindlich, aber nicht vorgewölbt. Die Zahl der weißen Blutkörperchen stieg auf 31 200 an.
Ich bekam Angst vor einer fortschreitenden Bauchfellentzündung und entschloß mich unglückseligerweise – so scheint es jedenfalls nachträglich – zu nochmaliger Operation am gleichen Tag. Ich spreizte in Narkose die Operationswunde, eröffnete das Bauchfell, fand aber weder ein Infiltrat, noch einen Abszeß. Dieses Mal stellte ich ein »Sicherheitsdrain« ein. Die Operationswunde ließ ich teilweise offen.
Nach der Operation wurde alles mögliche getan und der Junge künstlich ernährt. Doch der Zustand verschlechterte sich immer mehr. Es kam zu einer allgemeinen Bauchfellentzündung und einer schweren Blutvergiftung. Dieser erlag RUDI am Mittwoch, dem 4. Oktober, abends um 7.00 Uhr. Ich werde das von mir verursachte Martyrium des Kindes nie vergessen.
Am Schluß meines Briefes an den Hausarzt schrieb ich: »*Obwohl wir alles nur Erdenkliche getan haben, um den schlimmen Ausgang zu verhindern, ist es uns nicht gelungen. Der Verlauf dieses Krankheitsfalles ist natürlich sehr deprimierend. Dennoch weiß ich nicht, was wir in einem ähnlich gelagerten Falle in Zukunft anders machen sollen. Hoffen wir, daß er in weiter Ferne liegt*«.

Vielleicht wußte ich es damals wirklich nicht. Es mag auch eine vorsorgliche Entschuldigung gewesen sein. Inzwischen bin ich jedoch sicher, daß der tödliche Ausgang auf mein Konto geht. Hätte ich die Finger davongelassen, wäre der Junge wahrscheinlich von selbst gesund geworden.

Es war ein schreckliches Drama. Ich sehe RUDI in seinem Bett und seinem Zimmer auf der Dachstation des Kleinstadtkrankenhauses vor mir. Ich sehe die verzweifelte Mutter. Ich habe mich in dem Gefühl, vielleicht etwas falsch gemacht zu haben, zermartert, jede Anstrengung unternommen, um das Kind zu retten. Von allen chirurgischen Niederlagen meiner Laufbahn, war diese eine der schlimmsten. Selten habe ich im Leben so geheult und konnte es auch vor meinen Mitarbeitern nicht verbergen.

Gerade dieses Erlebnis hat mich gegenüber der schulmedizinischen Gepflogenheit, die Anzeige zu einer Bilddarmoperation großzügig zu stellen, sehr skeptisch gemacht. Danach habe ich immer häufiger Patienten wieder unoperiert nach Hause geschickt, die als *»Blinddarm«* von ihren Hausärzten eingewiesen worden

---

Gefahren der Blinddarm-Operation (= Appendektomie)

1. Schwere eitrige Bauchfellentzündung
2. Schwere Blutung in die Bauchhöhle
3. Verwachsungen mit nachfolgender Darmverschlingung
4. Infektion der Bauchdeckenwunde mit langdauernder Eiterung, evtl. Bauchnarbenbruch
5. Häßliche Operationsnarben
6. Verlust eines wichtigen Abwehrorgans mit erhöhter Gefahr von Dickdarm-Krebs und anderen Krebsarten sowie zahlreicher sonstiger Schäden noch unbekannter Art und Größe.
7. Die Ausbildung einer Kotfistel (dauernder Abfluß von kotigem Darminhalt durch eine Wunde).
8. Kreislauf-, Lungen-, Nieren- und Gehirnkomplikationen, insbesondere auch durch Embolien, vor allem bei älteren Patienten.

Merke: Je unerfahrener der Operateur, umso größer die Komplikationsgefahr. Das operative Risiko bei der Amputation von (nicht entzündeten) »Umschuldswürmern« ist – wegen der fehlenden Abwehr-Entzündung – oft größer.

waren. Das gab mancherlei Ärger. Aber was war das schon, gemessen am schlechten Gewissen wegen eines verstorbenen Blinddarm-Kindes...

Es wird nie möglich sein, Todesfälle durch akute Blinddarmentzündung gänzlich zu vermeiden. Auch bei bestem ärztlichen und chirurgischen Können und größter Sorgfalt nicht. Dafür liegt das winzige Organ zu tief im Bauch und oft zu sehr versteckt.
Aber eines dürfte mit Sicherheit gelingen. Die Zahl der Todesfälle nach Blinddarmoperationen auf der ganzen Welt und insbesondere bei uns um ein Vielfaches zu vermindern. Das könnte schon allein durch folgendes erreicht werden: Daß die Ärzte jeden Patienten wie ihren besten Freund untersuchen und behandeln!
Nach H. BÜRGER werden pro Jahr bei 0,5 bis 0,6% der Gesamtbevölkerung Blinddarm-Operationen gemacht. Das bedeutet für die Bundesrepublik jährlich rund 350 000 Appendektomien.
Der Gynäkologe H. BÜRGER empfiehlt, *bei gynäkologischen Operationen immer auch eine Appendektomie zu machen*. Dies begründet er damit, daß die Häufigkeit der Fehldiagnosen bei Appendizitis bis zu 50% betrage und die Anzahl der durch Appendizitis bewirkten Komplikationen groß sei, insbesondere bei Säuglingen, Kleinkindern, in der Schwangerschaft und bei älteren Leuten.
H. BÜRGER schickte alle bei einer gynäkologischen Bauchoperation entfernten Blinddärme zur mikroskopischen Untersuchung ein. Insgesamt waren es 482. 4 verschiedene Pathologen führten die Feingewebsuntersuchungen durch. Es ergab sich »*Nur in 1,45% der Fälle eine normale Appendix-Struktur*« (H. BÜRGER: *Zur Frage der Simultan-Appendektomie bei gynäkologischen Operationen*, Geburtsh. u. Frauenheilk. 27 (1967) S. 302 ff.).
H. BÜRGER verwechselt die Begriffe normal und ohne Entzündung. Normal bedeutet: Bei den meisten Menschen gleichen Alters und gleichen Geschlechts vorhanden. Nor-

mal ist im Kindesalter – im Vergleich zu den Erwachsenen – eine verminderte Urteilsfähigkeit. Normal sind beim älteren Menschen Verschleißprozesse an den Bandscheiben, graue oder weniger Haare usw.
Die wissenschaftliche Studie von H. BÜRGER beweist, daß entzündliche Veränderungen an den Wurmfortsätzen nicht nur normal, sondern fast ausnahmslos vorhanden sind, bei mehr als 98% der Menschen. Das Risiko dieser Menschen aber, im Laufe ihres Lebens eine akute lebensbedrohende Appendizitis zu bekommen, ist – wie bereits erwähnt – minimal. So minimal, daß die Empfehlung, Wurmfortsätze bei Bauchoperationen grundsätzlich mit zu entfernen, als grober Unfug bezeichnet werden muß.

Nach M.H. SLEISENGER (*Textbook of Medicine,* SAUNDERS-VERLAG Philadelphia 1975) wird die akute Appendizitis mit zunehmendem Lebensalter so selten, daß eine vorbeugende Appendektomie auf keinen Fall gerechtfertigt scheint. Für Frauen im Alter von 37 Jahren errechnete SLEISENGER ein Risiko von 0,369 und für Männer im gleichen Alter ein solches von 0,0431. *»Da gibt es keinen Platz für eine prophylaktische Appendektomie«* schreibt der Internist SLEISENGER.
M.H. SLEISENGER hat für die USA errechnet, daß bei 20 bis 25% der Blinddarmoperierten *»normale Wurmfortsätze«* entfernt werden, um die *»Katastrophe einer unoperierten akuten Appendizitis«* zu vermeiden. Wahrscheinlich liegt die Rate derartiger Falschoperationen auch in Amerika wesentlich höher.
Insgesamt schätzt der Internist M.H. SLEISENGER die postoperative Komplikationsrate nach Appendektomien auf 15%. Diese erhöht sich auf 35,6% bei abgekapselten Blinddarmdurchbrüchen und auf 70% bei Perforationen mit allgemeiner Bauchfellentzündung.
Die »Over-All-Mortality«, die Gesamtsterblichkeit der akuten Appendizitis betrug in den USA nach M.H. SLEISENGER 1975 weniger als 1 auf 100 000 Einwohner. Sie

Merksätze für Blinddarm-Operationen

1. Jede Blinddarm-Operation (= Appendektomie) ist ein verstümmelnder Eingriff mit der Gefahr von Früh- und Spätschäden
2. Es gibt nur einen einzigen Grund zur Entfernung des Blinddarms: Der auf sorgfältige und gründliche Untersuchung gestützte *dringende Verdacht* auf einen Selbstzerstörungsprozeß, insbesondere eine fortschreitende Entzündung mit drohender Bauchhöhleninfektion.
3. Die Diagnose ist in aller Regel nur von einem erfahrenen Bauchchirurgen und nur durch wiederholte persönliche Untersuchung in ein- bis mehrstündigen Abständen, unter Auswertung ergänzender Befunde bzw. Tests zuverlässig genug zu stellen. Eine einmalige Blitzuntersuchung reicht dazu fast nie aus.
4. Die Feststellung »Chronische oder Subakute Appendizitis« nach einer Wurmfortsatzentfernung bzw. das Fehlen eines selbstzerstörerischen oder eitrigen Prozesses am Wurmfortsatz beweist, daß die Operation falsch war, allermeistens sogar ein schuldhafter Arztfehler (= Kunstfehler).
5. Blinddarm-Entfernungen dienen häufig als Exerzierübung für chirurgische Rekruten, zur Vervollständigung des Facharzt-Operationskatalogs, als Ausrede bei fehldiagnostizierten Baucherkrankungen, als Renommierstück unsicherer Gynäkologen oder als Jagdtrophäe chirurgischer Wilddiebe. Es empfiehlt sich größte Zurückhaltung mit einer Einwilligung zur Operation, solange nicht eindeutig fortschreitende Krankheitszeichen vorliegen.
6. Ein Polaroid-Buntfoto des frischamputierten Wurmfortsatzes beweist die richtige Anzeigestellung zur Operation meist zuverlässiger als der mikroskopische Befundbericht eines Pathologen. Denn im makroskopischen Bild kann man die selbstzerstörerische Entzündung vielfach besser von der normalen Abwehrentzündung unterscheiden als im mikroskopischen Präparat.
7. Der Tod eines Patienten im zeitlichen Zusammenhang mit einer Blinddarmoperation beruht allermeistens auf einem Kunstfehler, entweder des erstbehandelnden Arztes oder des verantwortlichen Chirurgen. Blinddarm-Sterbefälle sollten auf der Titelseite der Heimatzeitung veröffentlicht werden.

> 8. Die Blinddarm-Operation ist als häufigster allgemeinchirurgischer Eingriff in den Krankenhäusern der Industrienationen, als »Berufssymbol der Allgemeinchirurgie« ein entscheidender Qualitätsmaßstab chirurgischen Könnens. Die 3 mal höhere Sterbeziffer in der Bundesrepublik durch Blinddarmentzündungen, letztlich durch Blinddarm-Operationen – im Vergleich zu Ländern wie Schweden, England und den USA – ist eine nationale Schande. Sie bedarf gesetzlicher Kontrollen, nachdem der Versuch einer freiwilligen Selbstkontrolle kläglich gescheitert ist.

schwankte von 0,18 bis 1,6% in Abhängigkeit der beiden Faktoren Alter und Perforation.

Die Frage der Vorsorge-Appendektomie beantwortet SLEISENGER wie folgt: *»Mit Rücksicht auf das abnehmende Risiko einer Appendizitis mit zunehmendem Alter und der extrem niedrigen Gefahr der Entwicklung einer akuten Appendizitis ist es schwierig, eine Blinddarmentfernung während einer Bauchoperation zu befürworten – zum Beispiel im Alter von 37 Jahren beträgt das Risiko 0,0431 für Männer und 0,369 für Fraun. ..Heute sprechen alle Daten dafür, daß es keinen Platz gibt für eine prophylaktische Appendektomie. Die einzige mögliche Ausnahme könnte eine Reise unbekannter Dauer in eine Gegend mit ungenügender ärztlicher und chirurgischer Versorgung sein, falls bekannt ist, daß ein Kotstein im Blinddarmbereich liegt.«*

Derartige Kotsteine werden manchmal bei Röntgenaufnahmen mehr oder weniger zufällig entdeckt. Dies ist jedoch so selten und letztlich auch so unsicher zu identifizieren, daß dieser Grund in der Regel ausscheidet. Ich schätze das Risiko, bei einer Expedition an geplatztem Blinddarm zu sterben angesichts des Blinddarm-Jagdfiebers der Chirurgen in aller Welt eher geringer als die Gefahr eines Blinddarmtodes in einer »hochzivilisierten« Industrienation, insbesondere bei uns.

1975 starben in der Bundesrepublik 1089 Menschen an Appendizitis (1955: 2096). Wenn wir davon ausgehen, daß fast alle, also rund 1000 operiert wurden und die durchschnittliche Operationssterblichkeit 0,5% beträgt, so errechnen sich für 1975 200 000 Appendektomien; auf 62 Mio Einwohner. Bei einer durchschnittlichen Lebenserwartung von 70 Jahren bedeutet das, daß 14 Mio oder 22% ihren Blinddarm wegoperiert bekommen. Nach R.E. CONDON (*Textbook of Surgery* Saunders-Verlag Philadelphia 1972) bekommt jede 15. Person im Laufe des Lebens eine akute Appendizitis, also 6,6%.

Nach CONDON starben in den USA vor 50 Jahren 15 von 100 000 Personen jedes Jahr an Appendizitis. Inzwischen sei die Sterblichkeit auf 1 : 100 000 jährlich zurückgegangen.

Diese Tatsache erlaubt aber keinen Rückschluß zu der Frage, wieviel Patienten mit Blinddarmentzündung ohne Operation gestorben wären.

Auf dem Chirurgenkongreß 1977, ein gutes halbes Jahr nach Erscheinen meines ersten Buches AUF MESSERS SCHNEIDE, rief man erstmals in der 100jährigen Geschichte der Deutschen Gesellschaft für Chirurgie zu einer Beteiligung der Krankenhauschirurgen an einer Aktion zur freiwilligen Selbstkontrolle auf. Mitte September 1978 wurde auf einem Gynäkologenkongreß in München über das Zwischenergebnis berichtet. Von den etwa 2 500 Chirurgie-Abteilungen bzw. -Kliniken beteiligten sich ganze 5 »*unterschiedlich große Kliniken*«, 2 Promille. Man testete 7 Standardeingriffe, darunter Blinddarmoperationen. Es ergab sich Folgendes: Im Durchschnitt der 5 Selbstkontroll-Abteilungen kam 1 Operationstoter auf 400 Blinddarmoperationen (= 0,25%). Für 1 der 5 errechnet sich die Sterblichkeit mit 32 auf 400 (= 7,9%). Eine ungeheuerliche Todesquote! Wie viele es wohl bei denen waren, die sich nicht an dieser Aktion beteiligten?

Anhang

Es war schlimm bis furchtbar...
Geschichte der Chirurgie:
Von der Steinzeit bis zum Anfang des 19. Jahrhunderts

Chirurgie-Geschichtsschreiber neigen dazu, die Berufsvorgeschichte in schönstem Rosarot zu sehen und zu deuten. Da liest man fast nur von Chirurgenmut und stolzen Heldentaten. Für die Zeiten, wo es darüber nichts zu berichten gibt, ist eine Entschuldigung parat: Schmähliche Unterdrückung chirurgischer Kunst durch Mißgunst, Neid und Unverständnis.

Alles erinnert fatal an die Kriegsgeschichtsschreibung fanatischer Patrioten. Auch für sie gilt jede Schlacht als Ruhmestat, ohne Rücksicht auf die Zahl der Verluste. Jeder Feldherr war ein Held, zumindest dann, wenn die Schlacht mit dem endete, was man Sieg nennt.

KARL HEINRICH BAUER, Prof. Dr. Dr. Dr. Dr., mehrfacher Präsident der Deutschen Gesellschaft für Chirurgie schrieb ein Buch mit dem Titel »*Aphorismen und Zitate für Chirurgen*« (JULIUS SPRINGER-Verlag, Heidelberg 1972). Es wurde veröffentlicht zum »*100. Jahrestag der Gründung*« unserer »*Gesellschaft*« –, so stehts im Vorwort. Mir scheint symptomatisch für Geschichtsbetrachtung und Selbstverständnis der Chirurgen, wenn man darin Zitate liest wie: »*Der Krieg ist der Vater aller Dinge, aller Dinge König*« (HERAKLIT).

Es ist hoch an der Zeit, zu einer nüchternen Betrachtung der Chirurgie-Geschichte zu kommen, und zwar aus der Sicht des Patienten.

Mein Gesamturteil für die Chirurgie von der Steinzeit bis zum Anfang des 19. Jahrhunderts möchte ich voranstellen: Die Geschichte chirurgisch-operativer Kunst ist eine Ge-

schichte des Grauens, eines schrecklichen Patienten-Martyriums. Sie ist in ihrer Brutalität eigentlich nur Kriegen vergleichbar. Bis vor ganz kurzer Zeit waren die Operationen in aller Regel blutige Schlachten mit unzähligen Verletzten und Toten, mit letztlich sinnlos Verwundeten und Getöteten – gemessen an Wohl und Wehe der direkt Betroffenen in ihrer Gesamtheit. Ausnahmen gibt es, aber sie sind selten.
Diese meine Überzeugung ist keineswegs neueren Datums. Sie entspringt auch nicht einer Verdrossenheit über meine Ächtung durch die Wissenschafts- und Standes-Funktionäre der Chirurgen, seit ich mein erstes systemkritisches Buch AUF MESSERS SCHNEIDE (ROWOHLT-Verlag 1976) geschrieben habe.
Das belegt ein Brief, den ich am 19. Februar 1973 an den amtierenden Präsidenten der Deutschen Gesellschaft für Chirurgie schrieb. Damals war ich noch Chefarzt eines Städtischen Krankenhauses mit Vertrag bis zur Vollendung des 65. Lebensjahres. Damals wollte ich wieder Mitglied dieser traditionsreichen chirurgischen Gesellschaft werden. Wie wenig damals mein Sinn nach Rebellion stand, ergibt sich aus einer Anlage zu meinem Präsidentenschrieb. Sie strotzt vor satter Zufriedenheit: »... *habe ich in Lauenburg erreicht, daß ich zufrieden bin. Es bietet sich hier eine abwechslungsreiche klinische und ambulante Chirurgie und auch ein wenig Forschungsmöglichkeit. Nachdem auch das Finanzielle stimmt, und ich nach getaner Arbeit die Elbe vom Sessel aus vorbeifließen sehen kann, möchte ich mein Chirurgen-Dasein in Lauenburg beenden.*«
Aus dieser Situation heraus schrieb ich an den Präsidenten deutscher Chirurgen von 1972/1973 Prof. Dr. H. GELBKE: »*Ich werde das Gefühl nicht los, daß unglückliche Chirurgenhände in aller Welt mehr Opfer gefordert haben und täglich fordern als alle Kriege zusammen.*«
»*Die älteste der Heilmethoden ist die Chirurgie!*« So beginnt ein Buch über die Geschichte der Chirurgie von W. von BRUNN (JULIUS SPRINGER-Verlag Berlin 1928, neu aufgelegt 1973). Das soll heißen: Nicht der Medizinmann

mit seiner Kraut- und Wurzel-Arznei und seinen Zauberformeln, sondern der Chirurg war der Urtyp des Arztes. Und es klingt Stolz aus dieser Feststellung.

Doch worauf gründet sich dies? Man habe bereits in der neueren Steinzeit – also vor knapp 20 000 Jahren – Schädeltrepanationen gemacht: Es wurden mehrere 100 Schädel aus jener Zeit gefunden, in die mit einem Steinmeißel große Löcher geschlagen worden waren, Löcher, deren Ränder knöcherne Vernarbungen aufwiesen. Daraus schloß man, daß so Operierte »*monate-, ja jahrelang den Eingriff überlebt haben*« müssen (W. von BRUNN). Es wird vermutet, daß solche Eingriffe zur Reparatur von Schädelbrüchen sowie auch zur Behandlung von Gehirntumoren, Epilepsie und Kopfschmerzen durchgeführt wurden. Als Zeuge für die Nützlichkeit derartiger Operationen wird der französische Chirurg LUCAS-CHAMPIONNIERE herangezogen. Er habe angeregt durch die prähistorischen Funde Ende des 19. Jahrhunderts den gleichen Eingriff aus den angeführten Gründen gemacht und im Jahre »*1894 über 64 mit günstigem Erfolg operierte Fälle berichtet*« (W. von BRUNN).

Solche Beweisführung für gute Chirurgenarbeit vor knapp 20 000 Jahren steht auf schwachen Füßen. Auch auf den Friedhöfen von heute kann man leicht ein paar Tausend Schädel mit kunstvoll angelegten Trepanationen finden, die erst in den letzten Jahren mit modernster Technik ausgeführt wurden. Doch wenn man dann in den Krankengeschichten nachliest, stellt sich oft genug heraus, daß die Patienten an dem Eingriff starben. Daß die Operation das Leben eher verkürzte, als verlängerte. Daß der Tod vielleicht um ein paar Tage, Wochen oder Monate hinausgeschoben wurde, aber für den Preis eines nicht lebenswerten Lebens.

Solche Funde können also nichts über den wirklichen Wert derartiger chirurgischer Eingriffe aussagen. Vielleicht starben 95 von 100 Trepanierten, vielleicht sogar 99. Möglicherweise überlebten die 5 oder der 1 nur deshalb, weil sie ge-

sund waren, die prähistorische Verdachtsdiagnose auf Hirntumor ein Irrtum gewesen ist.
Die ersten *schriftlichen* Berichte über Medizin und Chirurgie – beide Bereiche waren ursprünglich streng getrennt – stammen aus dem 4. bis 5. Jahrtausend vor Christus von den SUMERERN. Diese bewohnten das Zweistromland zwischen Euphrat und Tigris vor dem Zeitalter der Babylonier. Damals gab es neben dem Priesterarzt einen Laienarzt. Der priesterärztliche Medizinmann heilte durch Kräuter und Beschwörung. Für alles Handwerkliche war der »asu« zuständig, der praktische Arzt bzw. Chirurg.
Wie gefährlich noch der Babylonier-König CHAMMURAPI die Tätigkeit der damaligen Chirurgen einstufte, ergibt sich aus dem um das Jahr 2.000 v. Chr. erlassenen Gesetz. Die Paragraphen 215 - 223 regeln Honoraransprüche und Haftpflicht der Chirurgen.
Ich zitiere nach W. v. BRUNN:
»Wenn man mit dem bronzenen Operationsmesser eine größere Operation vornimmt oder ein Augenleiden mit Glück operiert, erhält man vom Freien 10 Sekel Silbers, vom Freigelassenen 5 Sekel Silbers, vom Eigentümer eines Sklaven nur deren 2. Für die Heilung eines Knochenbruchs oder eines Geschwürs muß der Freie 5, der Freigelassene 3, der Eigentümer eines Sklaven 2 Sekel Silbers dem Arzt entrichten.«
5 Sekel Silbers enthielten 80 Gramm des Edelmetalls. Das war der jährliche Mietpreis für ein besseres Haus. 1/30 Sekel bekam ein Handwerksmeister als Tagelohn. Die Bezahlung der Asus war also nicht schlecht. Doch das Haftungsrisiko auch nicht. Ich zitiere weiter nach W. v. BRUNN:
»Bei mangelndem operativen Erfolg ging man nicht nur jeden Anspruchs auf Honorar verlustig, man mußte sogar einen an den Folgen der Operation gestorbenen Sklaven ersetzen: Ging bei einem solchen ein Auge nach der Operation verloren, mußte der Arzt dem Eigentümer den halben Wert des Sklaven vergüten. Hatte der Arzt aber das Unglück, einen Freien nach einer Operation zu verlieren, oder verlor ein solcher nach einer Augenoperation das Sehvermögen auf diesem

Auge, so wurden dem Arzt beide Hände vom Henker abgehauen! Irgendwelche Rücksicht darauf, ob etwa ein Kunstfehler oder Mißgriff vorlag oder nicht, wurde nicht genommen!«

W. v. BRUNN empfindet dies als eine »*sinnlos grausame Gesetzgebung*«. Er schreibt: »*Es ist sehr begreiflich, daß unter diesen Umständen die bescheidene Blüte der operativen Chirurgie, die hier zur Entwicklung gelangt sein mochte, zum Verkümmern verurteilt war*«.

Was für Operationen machte man damals? Es waren nur wenige: Starstich (bei grauem Star der Augenlinse), Beschneidung (der Vorhaut des Penis), Aderlaß und Schröpfen. Viel mehr war es nicht. Man darf vermuten, daß König CHAMMURAPI sein Gesetz erst erließ, nachdem zu viele Starstiche mit Erblindung, zu viele Vorhautbeschneidungen mit Penis-Amputation, zu viele Aderlässe mit Verblutung und zu viele Schröpfungen mit tödlicher Infektion endeten.

Und die Strafandrohung für unglückliche Chirurgenhände muß auch auf dem Hintergrund der harten Strafjustiz im alten Babel vor 4 000 Jahren gesehen werden: Es drohten nicht nur Prügel, sondern Straf-Amputationen von Nase, Ohren, Fingern, männlichen Genitalien und weiblichen Brüsten. Man pfählte Übeltäter und übergoß sie mit heißem Pech, stach Augen aus, schnitt Zungen ab, schlug Zähne ein. Man kastrierte und zerbrach Knochen im Namen des Königs und seiner Gesetze.

So nimmt es eigentlich nicht Wunder, daß die Priesterärzte die Heilkunde weithin beherrschten, die Chirurgen nur eine untergeordnete Rolle spielten. Und das war sicher gut so. Denn schließlich wußte man fast nichts über Anatomie, wirksame Schmerzbekämpfung und die Ursachen für Wundheilungsstörungen, insbesondere durch Infektion, sowie über Verhütungsmöglichkeiten anderer chirurgischer Komplikationen.

Von wirklichem Wert dürfte zu damaliger Zeit nur die Verbandstechnik der Chirurgen gewesen sein. Hier ist geradezu erstaunlich, was durch geschlossene Einrichtung von Knochenbrüchen und Verrenkungen mit anschließender Schienung erreichbar war. Der Medizin-Historiker K. JÄGER fand, daß vor etwa 5 000 Jahren die Knochenbrüche in Oberägypten zu mehr als 50 % »*als gut geheilt bezeichnet werden konnten*«. Bei den Ausgrabungen wurden gepolsterte Schienen gefunden, die um gebrochene Oberschenkel herumlagen, sowie Rinden-Rinnen-Schienen und Schienen aus Binsen-Bündeln um Unterschenkelbrüche.

Die vielgepriesene operative Kunst im alten Ägypten war sicher nicht viel mehr wert als die der Babylonier. W. v. BRUNN schreibt dazu: »*Der alte Ägypter bediente sich gern des Glüheisens zur Behandlung von Geschwülsten, besonders zur Blutstillung; gerade und gebauchte Messer waren in Gebrauch, und zwar solche von Stein noch bis weit ins Bronze- und Eisenzeitalter hinein; Steinmesser dienten der Beschneidung, die vor mindestens 5 000 Jahren in Ägypten schon an zahlreichen Leichen nachgewiesen ist; man beschnitt auch die Mädchen durch Abtragung hervorragender Teile der Klitoris und der Nymphen (= kleine Schamlippen); Sägen verschiedenen Modells, Drillbohrer, Meißel, Nadeln mit Öhr, Haken, Pinzetten und Sonden mit Knopf auf einem und Löffel auf dem anderen Ende hat man vielfach als Grabbeigaben gefunden, auch Schleifsteine; mögen diese Instrumente teilweise auch anderen als wundärztlichen Zwecken gedient haben, so steht doch fest, daß die alten Ägypter reichlich geeignete Instrumente besessen haben, die sie bei chirurgischen Eingriffen mit Nutzen verwenden konnten*«.

Und weiter: »*Bei der Wundbehandlung sieht man eine deutliche Scheidung zwischen reinen und unreinen Wunden mit ganz verschiedenen Vorschriften für die Therapie. Man fand zwar Nadeln mit Öhr; ob sie aber etwa der Naht von Wunden gedient haben, ist zweifelhaft. So weit nicht einfach ein trokkener Leinenverband verordnet wird, spielen die Fette von Gans, Rind, Schwein, Esel, Katze, Nilpferd eine Rolle, auch Honig und Wachs und Mischungen davon. Die Hilflosigkeit größeren Blutungen gegenüber gibt sich dadurch besonders*

zu erkennen, daß das Murmeln von Zauberworten in solcher Lage dringend empfohlen wird«.
Der chirurgiebegeisterte Professor für Geschichte der Medizin W. v. BRUNN schreibt enttäuscht: *»Darum ist die ägyptische Medizin schon sehr früh ihrer Schwester im Osten um tausend Jahre vorausgeeilt, bis sie selber schließlich um 1200 unter dem ausschließlichen Zepter der Priesterschaft völlig verknöcherte, wie das allmähliche Überwuchern des Abergläubischen, des Zauberkrams in den Texten erweist, eine Entwicklung, die immer und überall dort, solange wir den Lauf der Weltgeschehnisse kennen, eingetreten ist, wo man wagte, der freien ärztlichen Kunstübung Fesseln anzulegen«.*
Es gehört schon sehr viel Chirurgie-Begeisterung dazu, das alles so zu deuten. Von wirklicher chirurgischer Kunst konnte im anatomielosen Zeitalter doch wohl keine Rede sein.
Wie stand es um die operative Kunst im *»Goldenen Zeitalter der griechischen Medizin«*? So nennt man die Periode, in der die west-griechische Heilkunde und die Schulen von KOS und KNIDOS blühten. Das war in der Zeit von 500 bis 350 v.Chr. Damals galten die Körpersäfte als Träger von Gesundheit und Krankheit. Kranksein galt als die Folge einer Verderbnis der *»Humores«*, einer Verschiebung im Säftegleichgewicht. Dem einzelnen Organ wurde in der Krankheitslehre nur geringe Beachtung geschenkt. Entsprechend war die Therpie der Ärzte niemals auf die einzelne Krankheit ausgerichtet. Sie beschränkte sich im wesentlichen auf vielseitig anwendbare diätetische Verordnungen oder allgemein-chirurgische Maßnahmen wie Aderlaß, Schröpfen und Abszeßinzision als Entleerung überschüssiger oder krankhaft veränderter Körpersäfte. Im Mittelpunkt der medizinischen Therapie stand die Suche nach der Panazee, dem Allheilmittel, der Arznei gegen Krankheiten aller Art.
MARKWART MICHLER schreibt in seiner Broschüre über *»Das Spezialisierungsproblem und die Antike Chirurgie«* (HUBER-Verlag Bern 1969): *»Eine Spezialisierung innerhalb eines solchen medizinischen Feldes konnte daher zunächst überhaupt nicht in den Gesichtspunkt jener Ärzte tre-*

*ten ... Lediglich in Westgriechenland läßt sich bei ALK-
MAION von KROTON (um 500 v.Chr.) der tastende Versuch nachweisen, über Tiersektionen zu bescheidenen anatomischen Grundkenntnissen zu gelangen, die über Zufallsbefunde bei Kriegs- und Sportverletzungen hinausgingen. ...
Niemals haben sich auch im Gesamtfeld dieser Medizin Ansätze zu einer eigenen operativen Chirurgie gebildet. Die archaischen Operationsmethoden, wie die Schädeltrepanationen oder die operative Verödung der Temporalgefäße (= Schläfenadern), wurden von KOS und KNIDOS zwar weitergepflegt, aber ihre Grenzen sind offenbar nur selten überschritten worden«.*

Der große Arzt des Goldenen Zeitalters der griechischen Medizin war HIPPOKRATES. Er lebte von 460 bis 377 v.Chr. auf der Insel Kos. Er entstammte dem Asklepiaden-Geschlecht. Die Asklepiaden waren Jünger des Heilgottes ASKLEPIOS, Mitglieder einer besonders angesehenen ärztlichen Genossenschaft, ursprünglich Blutsverwandte, später durch Aufnahme aus anderen Familien ergänzt. Sie galten als Elite der griechischen Ärzteschaft. Der Asklepiaden-Schwur ist uns als »*Eid des* HIPPOKRATES« erhalten geblieben.

Er lautet: »*Ich schwöre bei APOLLON dem Arzte, bei ASKLEPIOS, HYGIEIA und PANAKEIA, und rufe alle Götter und Göttinnen zu Zeugen, daß ich diesen meinen Eid und diese meine Verpflichtung nach Vermögen und Einsicht erfüllen werde:*

Ich will meinen Lehrer dieser Kunst meinen Eltern gleich achten, das Notwendige im Leben mit ihm teilen, ihm auf Verlangen gewähren, wessen er bedarf, seine Nachkommen gleich meinen Brüdern halten und sie ohne Entgelt und ohne Verpflichtungsschein unterrichten, wenn sie diese Kunst erlernen wollen. Die Vorschriften, die Vorträge und den ganzen übrigen Lernstoff will ich meinen und meines Lehrers Söhnen, sowie den eingetragenen und auf das ärztliche Gesetz verpflichteten Schülern mitteilen, sonst aber niemandem.

Ich will das Heilverfahren nach Vermögen und Einsicht zum

Nutzen der Kranken anordnen und Gefährdung und Schädigung von ihnen abwehren.
Ich will keinem, der es verlangt, ein tödliches Mittel geben, noch sein Vorhaben mit Ratschlägen unterstützen, auch will ich keinem Weibe ein fruchtabtreibendes Zäpfchen geben, (denn) *ohne Fehl und unbescholten will ich leben und meine Kunst ausüben. Ich will bei Steinkranken unter keinen Umständen den Schnitt machen, sondern das den Männern überlassen, deren Beruf es ist.*
Wohin ich auch komme, will ich zum Heile der Kranken in die Häuser gehen, frei von jeder Schädigungsabsicht und Kränkung und frei, wie von jedem anderen Laster, so auch von fleischlicher Lust nach Frauen und Männern, Freien und Sklaven.
Was ich bei der ärztlichen Behandlung sehe und höre, oder auch außerhalb derselben im gewöhnlichen Leben (über die Kranken) *erfahre, will ich als Geheimnis ansehen und verschweigen, wenn es nicht an die Öffentlichkeit gebracht werden muß.*
Bleibe ich diesem Eide treu und breche ich ihn nicht, so möge ich in Leben und Beruf glücklich sein und bei den Menschen auch immer geachtet werden; wenn ich ihn aber meineidig breche, möge mir das Gegenteil widerfahren«.

Aus dieser Eidesformel geht eindeutig hervor, daß die Chirurgie nur von stark untergeordneter Bedeutung war. Die Richtlinien für Operationen an der Blase (bei Steinkranken) galten sicher auch weitgehend für andere Eingriffe. Das konnte eigentlich nicht anders sein, denn die antike griechische Medizin war »anatomielos« – wie der Medizinhistoriker SIGERIST zweifelsfrei bewies.

Es kann wohl nur die Verbandskunst der Chirurgen gewesen sein, die den griechischen Dichter HOMER dazu bewog, dem verwundeten MACHAON den Ausspruch in den Mund zu legen: »*Denn ein Arzt ist ein Mann so viel wert wie viele andere zusammen*«. Gemeint war der Chirurg bzw. Wundarzt, denn es folgt der Satz: »*Der ausschneidet den Pfeil und mit lindernder Salbe verbindet*«.

Mit diesem HOMER-Zitat schmücken sich seither die Chirurgen. So finden sie sich angemessen bewertet. Der Berufsverband Deutscher Chirurgen hat kürzlich eine Verdienstmedaille gestiftet. Darauf steht ausgerechnet dieser Spruch. Ein wenig mehr Bescheidenheit könnte uns Chirurgen wahrscheinlich besser weiterhelfen.

Zur Zeit der Asklepiaden gab es Arzthäuser, IATRAEIA, mit Sprech- und Operationsraum, sogar mit Wachstation. Zur Ausstattung der Iatreien gehörten kupferne Badewannen, Salben- und Arzneibüchsen, Schröpfköpfe, Bougies, Gestelle, Skalpelle, Pinsel, Ohrlöffel, Scheren, Ohrensonden, andere Sonden, Zahnbürsten und -Zangen, Schüsseln, Schwämme, Binden, Kompressen, Verbandszeug, Fußhalter zum Fixieren bei Operationen, Klistierspritzen. Außer dem Messer bzw. Skalpell gab es keine speziellen chirurgischen Instrumente.

Die Chirurgie spielte nur eine untergeordnete Rolle. Soweit sie ausgeübt wurde, war sie streng konservativ, hier allerdings bemerkenswert fortschrittlich. Es sind verschiedene Schriften über die Chirurgie des hippokratischen Zeitalters erhalten. W. v. BRUNN berichtet darüber: *»Größte Sauberkeit wird dem Arzt gerade in der Chirurgie zur Pflicht gemacht; peinlichste Reinigung der Hände, zumal der Nägel! Stets saubere Kleidung! Die Lage, Einrichtung und Beleuchtung des Operationszimmers wird sehr ausführlich erörtert; die Möbel, insbesondere zur Lagerung des Kranken, sollen so praktisch wie möglich sein, auch ihrer Höhe nach. Für die Wundbehandlung galt als Grundsatz, die Wunde möglichst in Ruhe zu lassen. Frische Wunden soll man mit möglichster Schonung trocken behandeln, höchstens mit Wein darf man sie befeuchten; Ruhe ist für die Heilung Erfordernis, zumal bei Wunden an den unteren Gliedmaßen; Naht ist gelegentlich von Vorteil; die Blutung beherrscht man durch Hochlagern, Kälte und Druckverband, auch wohl durch geeignete Heilmittel oder das Glüheisen; angeschnittene blutende Gefäße schneidet oder brennt man völlig durch, damit deren Enden sich zurückziehen können. ... Wunden, die nach ihrer* *ganzen Art nicht schnelle Heilung versprechen, soll man von vornherein wie Geschwüre behandeln, ihre Eiterung fördern und sie durch Granulation heilen lassen«.*

Über Kriegschirurgie wird ausführlich erstmals von dem griechischen Dichter HOMER berichtet. Dies geschieht in seinen Heldengedichten ILIAS und ODYSSEE so oft, daß ein sächsischer Oberstabsarzt des 19. Jahrhunderts die Theorie aufstellt, HOMER sei ein militärärztlicher Kollege, ein Truppenarzt gewesen. So schreibt THEODOR MILDNER in seinem interessanten Buch *»Chirurgie und die Wundbehandlung vor Troja«.* Doch es scheint so, daß es Militärärzte damals noch gar nicht gab. Die *»Feld-Chirurgie«* machten die großen Heerführer im Trojanischen Krieg (1194–1184 v.Chr.) selbst mit. MACHAON, PODALEIRIOS, AGAMEMNON, NESTOR, PATROKLOS und ACHILLES zogen sich Speer, Lanze und Pfeil gegenseitig heraus, wenn diese das eiserne Panzerhemd durchdrungen hatten, verbanden die Wunden selbst.

In der ILIAS wird eine derartige Wundversorgung beschrieben. Der griechische Held MENELAOS war von einem trojanischen Pfeil getroffen worden. Die chirurgische Erstversorgung übernahm MACHAON, ein Sohn des thessalischen Fürsten ASKLEPIOS, Heerführer und Wundarzt in einer Person: *»Als er die Wunde geschaut, wo das herbe Geschoß hineindrang, sog er das quellende Blut, und legt' ihm die lindernde Salb' auf, kundig, die einst dem Vater verliehen der gewogene CHEIRON«* (ILIAS, 4, 217 ff – übersetzt von JOHANN HEINRICH VOSS)

CHEIRON, auch CHIRON genannt, war nach der griechischen Mythologie der Stammvater, *»der Ursprung aller Medizin«* (TH. MILDNER). Er soll ein Zentaur, ein Halbgott gewesen sein, Sohn des KRONOS und der PHILYRA. KRONOS gilt als der älteste aller Götter, der vor ZEUS das Weltall regierte. Von seiner Mutter, der Göttin PHILYRA, der Lindenblütigen, soll CHEIRON jene Eigenschaften geerbt haben, die damals als die wichtigsten Voraussetzungen für einen guten Arzt galten: Milde und Mitleid.

CHEIRON kannte sich aus mit heilkräftigen Pflanzen. Er verordnete sie nicht nur, sondern benutzte sie auch zur Wundbehandlung. Zum Beispiel bei dem Helden ACHILLEUS, dessen verletzte Ferse der Halbgott mit Schafgarbe heilte. Die Ferse war ja die einzige verwundbare Stelle des ACHILLEUS. An der Ferse hatte seine Mutter, Königin THETIS, den Säugling festgehalten, als sie ihn in das Wasser des Styx tauchte. So blieb die Fersenhaut frei von der unsichtbaren Panzerschicht. Die verletzte Achillesferse heilte unter einem Schafgarbenverband.

Weltberühmt ist das rotfigurige Vasenbild aus dem Jahre 460 v.Chr., auf dem ACHILLES die Wunden seines Kampfgenossen PATROKLOS am linken Oberarm verbindet.

Viel konnten die fürstlichen Chirurgen des trojanischen Krieges nicht verderben. Echte Operationen wurden nicht gemacht. Nur wenn ein Pfeil mit Widerhaken nicht herauswollte, schnitt man ein wenig nach. Zur Blutstillung mußte man sich auf Druckverbände beschränken, die mit dem zusammenziehenden Saft von Anserinen-Wurzeln getränkt waren. Lazarette gab es Gott sei Dank nicht, deshalb auch keinen Hospital-Brand.

Ein sehr hoher Stand ärztlicher Kunst im allgemeinen und chirurgischer im besonderen wird dem alten Indien nachgesagt. Dort soll der indische Arzt SUSRUTA in seinem Buch »*Ajur Veda*« Richtlinien für gesunde Lebensführung niedergeschrieben haben, die Stützpfeiler indischer »Langlebekunst«, die später in die Yogalehre mündeten. Damals sollen (innere) Medizin und Chirurgie von den Ärzten gemeinsam betrieben worden sein. Im »*Ajur Veda*« steht (nach TH. MILDNER): »*Die Medizin ist wahrlich nie auszulernen und der ist kein Arzt, der sie nicht täglich von neuem studiert. Nur wer Medizin und Chirurgie in sich vereinigt, ist ein vollkommener Arzt. Der Arzt, der nur einen Zweig kennt, gleicht einem Vogel mit nur einem Flügel*«.

Wann SUSRUTA lebte, wann die »*größte Zeit indischer Heilkunde*« war, konnten die Medizin-Historiker nicht zuverlässig herausbekommen. Die Angaben schwanken von

10 000 v. Chr. bis 200 n.Chr. Nach W. v. BRUNN ist aufgrund neuerer Geschichtsforschung anzunehmen, daß SUSRUTA erst im 2. nachchristlichen Jahrhundert lebte.
Ganz erstaunlich ist das, was SUSRUTA über Instrumente schreibt. Er hatte davon nicht weniger als 121, gefertigt aus »*gut gehärtetem Stahl*«. 20 waren zum Schneiden, Brennen, Schröpfen, also Messer, Scheren, Sägen, Nadeln, Trokar. Die Messer müssen so scharf sein – schreibt SUSRUTA – daß man ein Haar damit abschneiden kann. Darüberhinaus werden 101 stumpfe Instrumente aufgezählt, Haken, Zangen, Sonden und so weiter. Zur Wundnaht benutzte man Leinenfäden, Pflanzenfasern, Haare und Bogensehnen. Die Blutstillung, auch nach Amputationen, geschah mit Kräutern, Kälte, Druck oder heißem Öl. Es gibt Schienen aus Baststreifen und Bambusspänen. Zur Naht eines verletzten Darmes benutzte man rote Ameisen. Wenn sie sich mit ihren Zangen an den zusammengehaltenen Wundrändern angeklammert hatten, wurden ihre Körper abgeschnitten.
Wie zuverlässig allerdings solche Darmnähte hielten, kann man den Aufzeichnungen von SUSRUTA nicht entnehmen. Später warnten Chirurgen wiederholt vor dieser unzuverlässigen Naht. Trotzdem sollen sich türkische Ärzte noch 1821 dieser Ameisentechnik bedient haben.
Angeblich machten die indischen Ärzte die tollsten Operationen: Bauchschnitte, Darmnähte, Blasensteinentfernungen, Bruchoperationen, Ausschneidung von Geschwülsten, Entbindung durch Kaiserschnitt, letzteres allerdings nur bei frisch Verstorbenen. Selbstverständlich wurden auch Schädeltrepanationen und Staroperationen gemacht. Letzteres soll eine Erfindung indischer Ärzte sein, die erstmals vorschlugen, den Augapfel zu öffnen und die getrübte Linse aufzuritzen.
Großartige Leistungen werden indischen Schönheitschirurgen nachgerühmt. Damals war das Abschneiden von Ohren, Oberlippe und Nase als gesetzliche Strafe bei Untreue gebräuchlich. Da gab es reichlich Gelegenheit zur Übung von Wiederherstellungsoperationen. Man erfand die Hautlap-

pen-Plastik, den gestielten Schwenklappen und den Wanderlappen. Vor allem Nasen-Plastiken wurden große Mode. Über das kosmetische Ergebnis gibt es wenig Verläßliches. Man muß wohl fürchten, daß die damaligen Patienten mit dem kosmetischen Resultat etwa so zufrieden waren, wie die des berühmten deutschen Chirurgen CARL THIERSCH. (1822−1895) mehr als 1500 Jahre später.
EDUARD STEMPLINGER berichtet in seinem Büchlein »*Von berühmten Ärzten*« (PIPER-Verlag München 1958): »*THIERSCH war ein Meister plastischer Operationen, namentlich künstlicher Nasen. Einmal kam in Leipzig ein Mann zu ihm, der durch eine Verletzung fast die ganze Nase eingebüßt hatte. »Helfen S' mir, Herr Geheimrat; es ist nimmer zum Aushalten. Wo ich geh' und stehe, laufen mir die Buben nach und schreien: Da schaut hin, da geht der Mann o h n e Nase«. THIERSCH machte dem Verstümmelten aus seiner Stirnhaut einen neuen Gesichtserker. Nach einem Jahr begegnete THIERSCH dem Patienten und fragte ihn, ob er nun zufrieden sei. Aber der entgegnete: »Oh nein, Herr Geheimrat, es ist noch genauso wie früher. Wo ich geh' und stehe, laufen mir die Buben nach und schreien: Da schaut hin, da geht der Mann m i t der Nasen«.*
Ihre höchste Blüte soll die griechische Heilkunde erst lange nach HIPPOKRATES erreicht haben, in der Zeit von 300−200 v.Chr. Damals war Alexandria in Ägypten das geistige Zentrum des griechischen Imperiums. PTOLEMÄUS I., der Nachfolger ALEXANDERs des Großen gründete in Alexandreia das Museion, ein gewaltiges Gebäude für Gelehrte, dessen Bibliothek 700 000 Bücherrollen enthielt. Darunter waren auch viele medizinische Schriften.
Die Richtlinien der frühalexandrinischen Arztpolitik bestimmten HEROPHILOS und ERASISTRATOS. Sie begründeten Medizinschulen, die sich dann heftig befehdeten. HEROPHILOS fußt auf den überlieferten Theorien und Praktiken von HIPPOKRATES bzw. der Insel Kos. Er ist der eigentliche Begründer der menschlichen Anatomie. PTOLEMÄUS I. hatte erstmals in der Geschichte Sektio-

nen an menschlichen Leichen gestattet. Man gewann Kenntnisse über den Blutkreislauf, erfand die Gefäßunterbindung als Blutstillungsmöglichkeit. Kranke Einzelorgane rückten mehr in den Mittelpunkt der Krankheitsbetrachtung. Es entstand die lokalistische Krankheitslehre, die das kranke Organ, aber nicht die »*Verderbnis der Humores*« bzw. die Verschiebung im Säftegleichgewicht, die *Dyskrasie*, an den Anfang aller Krankheitsentwicklung stellte.

Bereits vorher hatte es im Goldenen Zeitalter der griechischen Medizin die beiden Medizinschulen von KOS und KNIDOS gegeben. Sie befehdeten sich ebenfalls, jedoch nicht so heftig wie später die HEROPHILEER und die ERASISTRATEER. Sowohl HEROPHILOS wie ERASTISTRATOS waren Allgemeinärzte, praktische Ärzte, die Innere Medizin und Chirurgie betrieben. Dabei war HEROPHILOS mehr Internist und Anhänger der Dyskrasielehre, ERSISTRATOS mehr Chirurg, Verfechter einer mechanistischen Auffassung allen Geschehens in der Medizin. Neben diesen beiden Schulen entwickelte sich, begründet von NILEUS, noch eine mechanische Knochenchirurgie. Erste chirurgische Spezialisierungstendenzen wurden erkennbar. Aus den Mechanischen Knochenchirurgen entwickelten sich später die Organikoi, Knochen-Maschinisten, die sich auf die Behandlung von Knochenbrüchen und -verrenkungen beschränkten. Sie konstruierten raffinierte Maschinen zur Einrichtung und Stellungsverbesserung und entwickelten neue Verbandstechniken. Etwa um 200 v.Chr. gab es in Alexandrien zwei unterschiedliche handwerkliche Fachärzte: Den Cheirurgos und den Organikos.

Leider blieb von der Bibliothek des MUSEION nichts übrig, so daß Einzelheiten über chirurgische Operationen und deren Erfolge nicht bekannt sind. Mündlich wurde überliefert, daß es damals schon eine Allgemein-Narkose gab, die mit Hilfe von Auszügen aus der Mandragora-Wurzel zustande kam. Was in der Chirurgie der alexandrinischen Epoche von 300–100 v.Chr. wirklich geleistet wurde, bleibt Geheimnis. Sicher waren die Voraussetzungen besser als in der folgenden Spätantike. Denn die Ärzteschulen dieser späteren Zeit waren sich einig in der Ablehnung von Anatomie und Chirurgie. Die Anatomie betrachteten sie als ein für die Heilkunde bedeutungsloses Fach, das nicht der Medizin, sondern den Naturwissenschaften zugeschlagen werden sollte. Die Chirurgie wollten sie nur auf Unfallbehandlung und Notoperationen beschränkt wissen. Auch Schlaftränke zur Allgemein-Anästhesie kamen wieder aus der Mode. Die Operationen wurden wieder ohne Betäubung durchgeführt. Über die Medizin um die Zeitenwende hat vor allem der Römer AULUS CORNELIUS CELSUS in seiner großen Enzyklopädie »*Artes*« (= Künste) berichtet. Außer Rhetorik, Philosophie, Jurisprudenz, Kriegswesen und Landwirtschaft wird darin auch die Heilkunde behandelt.

CELSUS hat auch als praktischer Arzt gearbeitet. Zum Nähen von Wunden bediente er sich beider auch heute noch üblichen Naht-Techniken: Der fortlaufenden Naht und der Knopfnähte (= Fibulae). »*Aderlaß, trockene und blutige Schröpfköpfe sind bekannt. Glüheisen und Ätzmittel stehen in Ansehen. Der Leberabszeß wird mit Messer oder Glüheisen eröffnet, der eingewachsene Nagel mit Ätzung behandelt. Die Arten der Wundabsonderung sind genau beobachtet, pus* (= »*guter*« *Eiter*) *und sanies* (= »*giftiger*« *Eiter*) *werden streng geschieden. Hartnäckige Geschwüre mit wulstigem Rand sollen durch Exzision der Ränder zur Heilung gebracht werden. Besonders gute Narben gibt es, wenn man Wunden unter Zinnplättchen heilen läßt. ... Der Krebs ist ihm sehr gut bekannt; er weiß, daß besonders häufig die weibliche Brust davon befallen wird; die Venenerweiterungen in der Umgebung werden treffend geschildert, die ganz verschiedene Härte der Geschwulst und die Möglichkeiten der Ulceration werden erörtert. Im Anfang, wo man noch nicht klarsieht, soll man die Exstirpation versuchen, ist die Diagnose aber sicher, läßt man am besten die Hände ganz davon.*« (W. v. BRUNN)

Von Anatomie hatte CELSUS wenig Ahnung und außer Knochen kannte er von den Geweben nichts. Muskeln und Sehnen bezeichnete er als Nerven. Das schloß jedoch nicht aus, aufgrund der Krankenbeobachtung bereits damals die wichtigsten Entzündungszeichen zu beschreiben: *Rubor* (= Rötung), *calor* (= Wärme), *tumor* (= Schwellung), *dolor* (= Schmerz) und *functio laesa* (= gestörte Gebrauchsfähigkeit). Diese 5 CELSUS-Zeichen der Entzündung gelten heute wie damals.

Der größte Arzt der römischen Kaiserzeit vor GALENOS soll SORANOS von Ephesos gewesen sein. Er lebte in Rom in der ersten Hälfte des 2. Jahrhunderts. Besonders in der Geburtshilfe und Frauenheilkunde habe er Großes geleistet. SORANOS gebrauchte zur Scheidenuntersuchung bereits ein Spekulum. Zur Diagnostik benutzte er nicht nur die Auskultation, das Abhorchen, sondern erstmals auch die Perkussion, das Abklopfen. Damit stellte er zum Beispiel fest, ob im Bauch ein Flüssigkeitserguß war oder nicht. Beide Methoden wurden erst weit mehr als tausend Jahre später »neu entdeckt«.

Auch Gebärmutterentfernungen soll SORANOS gemacht haben. Aber nur bei schwerer Senkung, wenn die Gebärmuitter aus der Scheide vorgefallen und abgestorben war. Über die Heilungsrate bei derartigen Operationen weiß man nichts.

Die herausragende Arztpersönlichkeit der Römerzeit war CLAUDIUS GALENOS bzw. GALEN. Er wurde 129 n.Chr. in Pergamon in Kleinasien geboren und besuchte die Medizinschule in Alexandreia. Nach 9-jährigem Studium kehrte er nach Pergamon zurück und wurde hier vom Oberpriester des ASKLEPIOS-Tempels zum Gladiatoren-Arzt ernannt. Diese Wundarzttätigkeit übte er 4 Jahre lang aus. Dann zog es ihn nach Rom, der damaligen Weltmetropole. Zu GALENs Zeiten stand der Medizinalberuf in keinem großen Ansehen. MARKWART MICHLER schreibt dazu: »*Der weitgehende Mangel an Medizinalgesetzen, die vom Arzt eine feste Vorbildung und den Nachweis bestimmter Kenntnisse verlangten, bot Scharlatanen und Betrügern gerade in den großen Städten ein reiches Betätigungsfeld. Verlockt von der Aussicht auf Ansehen und Reichtum, ließen sich Schuster und Schneider von heute auf morgen als Ärzte nieder, und in Rom praktizierten Vertreter der großen Medizinschulen in bunter Mischung mit Kurpfuschern, ägyptischen Spezialärzten, gymnastischen Trainern und Angehörigen niederer Heilberufe. Die Mehrzahl unter ihnen pries sich als Spezialisten an; sie kamen dem Wunsch der Menge entgegen und konnten zugleich ihre mangelnden Kenntnisse besser verbergen«.* Es gab einen *»Spezialismus aus Mangel an Wissen«* wie es der Medizinhistoriker E.H. ACKERKNECHT genannt hat. Zu diesen primitiven *»Organspezialisten«* – der Ausdruck stammt von M. MICHLER – gehörten Starstecher, Zahnzieher, Bruch- und Steinschneider.

GALEN war Allgemeinarzt, aber weit mehr Internist als Chirurg. Was GALEN in seinen knapp 300 medizinischen Veröffentlichungen über Chirurgie schreibt, enthält mehr Ablehnung als Zustimmung. Er läßt die Chirurgik neben der Diätetik und Pharmazeutik, den Grundpfeilern der inneren Medizin, nur als Nothilfe gelten. Das hat ihm von seiten chirurgiegläubiger Medinzinhistoriker viel Tadel eingebracht. Zu Unrecht, wie es scheint. Denn der Operationserfolg dürfte damals im Wesentlichen von Zufälligkeiten abhängig gewesen sein. Die Qualität der Chirurgie war an der Zahl der *Wunder*heilungen zu messen.

Dem GALEN galt die Gesundheit als ein naturgemäßer und Krankheit als ein widernatürlicher Zustand. Nach ihm hatte jede therapeutische Maßnahme zu versuchen, den naturgemäßen Zustand möglichst in ganzer Vollkommenheit wiederherzustellen. Die operative Entfernung krankhaft veränderter Gewebsteile und Organe stellte in diesem Sinne – nach GALEN – keine echte Heilung dar, war vielmehr eine nicht wieder gutzumachende Verstümmelung des menschlichen Körpers. GALEN ließ eine »Defektheilung« nur dort als sinnvoll gelten, wo eine Rückführung in den naturgemäßen Zustand, eine »restitutio ad integrum« von vorherein aussichtslos erschien. MARKWART MICHLER schreibt dazu: *»Ein solches Dogma mußte vor allem sein Verhältnis zur Chirurgie belasten und deren praktische Belange emp-*

*findlich einschränken, ohne ihr neue Aufgaben zu stellen«.
»De methodo medendi«, GALENs umfangreiches Werk zur
therapeutischen Praxis, vermag daher deutlicher als all seine
theoretischen Schriften zu zeigen, was er von der Chirurgie
erwartete und wo für ihn unwiderruflich die Grenzen ihres
Handelns lagen«.*
GALEN hat den Krankheitsbegriff »Krebs« für eine fortschreitend zerstörerisch wachsende Geschwulst geprägt.
Die Operation ordnet er als Behandlungsmöglichkeit wie
folgt ein (zitiert nach M. MICHLER): »*Ist bei einem Tumor
ein Teil des menschlichen Körpers mit ergriffen und beschränkt sich sein Wachstum nicht auf eine in sich abgegrenzte Geschwulst oder eine pathologische Flüssigkeitsansammlung, dann hat man sein Augenmerk zunächst auf seine Heilung zu richten; Heilung aber bedeutet bei ihm konservatives
Vorgehen unter Anwendung von Pharmaka und diätetischen
Maßnahmen. Selbst Krebs im Anfangsstadium will er noch
auf diese Weise zur Ausheilung bringen, und erst im Anschluß an solche Empfehlungen geht er auf dessen operative
Beseitigung ein*«.
Im allgemeinen war GALEN gegen eine Operation bei
Krebs. Dazu W. von BRUNN: »*Den Krebs widerrät er überhaupt operativ anzugreifen*«.
M. MICHLER sieht in GALEN einen unwissenden Verächter chirurgischer Kunst. Er tadelt: »*Das ›vulnerando sanamus‹ (= durch Verletzen-Müssen heilen wir) der Chirurgen
wird damit in der galenischen Medizin auf jene wenigen Fälle
beschränkt, bei denen es gilt, ein abgegrenztes widernatürliches oder überzähliges Gebilde abzutragen, ohne zugleich
Teile des menschlichen Körpers anzugreifen*«. Der Tadel
fährt fort: »*GALENOS von Pergamon hat so der Chirurgie
ein schmales Arbeitsfeld am Rand der Schulmedizin gesteckt,
und es mag interessant sein, daß dessen Grenzen weitgehend
mit jener starren Schranke übereinstimmen, die spätere Zeiten zwischen wissenschaftlicher Medizin und niederer Handwerkchirurgie errichteten. Der mittelalterliche Arzt wird seine Kompetenzen genau bis zu dieser von GALEN gezogenen*

Grenze wahrnehmen, er wird in seinem Sinn die Indikation zum Eingriff stellen, ihn gleichsam wie ein Medikament verordnen, seine Ausführung aber dem untergeordneten Barbier-Chirurgen überlassen.«

W. v. BRUNN beurteilt GALEN: *»Die Chirurgie gehört nicht zu seinen bedeutendsten Leistungen«.*

Dem unvoreingenommenen Chirurgie-Geschichtsbetrachter allerdings muß GALEN wohl als der größte Chirurg aller Zeiten imponieren. Gerade wegen seines Konvervatismus, aus dem eine großartige Behutsamkeit, Fürsorglichkeit und Weisheit spricht.

Besonders eindrucksvoll ist die Verbandlehre von GALEN. Besser wie er es beschrieben hat, kann man auch heute keine Verbände an Kopf, Rumpf, Armen oder Beinen machen. Verbandkurse wurden an Knaben und Holzpuppen abgehalten.

Seine Richtlinien für die Blutstillung könnten in dem modernsten Lehrbuch für Chirurgie stehen. W. v. BRUNN beschreibt sie:

»Bei der Blutstillung unterscheidet GALEN grundsätzlich das Vorgehen bei eiternder und bei nichteiternder Wunde: Im ersteren Fall kommt nur die Kauterisation (= Verschorfung durch Glüheisen) *infrage; anders wenn es sich um eine frische Wunde handelt: Kommt man zu einer heftigen Blutung, so soll man sofort den Finger auf die blutende Stelle drücken; Torsion des Gefäßes mittels Hakens genügt oft; blutstillende Medikamente, wie Kupfererz, Vitriolerz, Schusterschwärze, ungelöschter Kalk, sind besser als das Brennen, weil hier der Schorf leichter abfällt und starke Nachblutungen verursacht; Kälteanwendung ist oft praktisch und Kompression, ferner Hochlagerung des blutenden Körperteils –, ein angeschnittenes blutendes Gefäß soll man völlig durchtrennen, damit die Gefäßenden sich zurückzuziehen vermögen; das genügt in vielen Fällen. Besser sei es allerdings, solches Gefäß doppelt zu ligieren und dann zu durchschneiden. Als Ligaturmaterial* (= Unterbindungsmaterial) *nennt er Seidenfäden (wie man sie bei reichen Frauen finde), Darmsaiten und ferner Fäden,*

wie sie die Gajetaner aus dem Keltenlande in Rom zu verkaufen pflegen«.

Auch die weiteren Richtlinien sind bemerkenswert: *»Absetzungen der Gliedmaßen sollen möglichst in den Gelenken geschehen, besonders weil es schneller auszuführen ist. Die Bauchverletzungen sind offenbar ganz nach Vorlagen dargestellt; auch hier wieder der Rat, das Bauchfell besonders zu vernähen und die Ansicht, daß Verletzungen des Dickdarms harmloser seien als die des Dünndarms; Naht des verletzten Magens hält er für aussichtsvoll. Vorgefallenes brandiges Netz trägt man nach Unterbindung ab und läßt die Fäden aus der Bauchwunde heraushängen; das kann ausheilen (in seiner Gladiatorenarzt-Zeit dürfte er hier eigene Erfahrungen gesammelt haben). Die verschiedenen Formen der Hernien (= Bauchbrüche) zählt er auf, ohne mit der Therapie sich ernstlich zu befassen. Eingehend werden die Schädelverletzungen und die Trepanationen besprochen; entweder eröffnet man den Schädel entlang der Fraktur mit dem Schabeisen oder man bohrt kleine Öffnungen dicht nebeneinander, die man mit Hilfe des Linsenmessers und des Hammers untereinander verbindet; um ein zu tiefes Eindringen des Trepans zu verhindern, bedient man sich des »Abaptiston«, dessen überragender Rand den nötigen Schutz gewährleistet; auch Kronentrepane, durch Lederriemen in Drehung versetzt, sind vielfach in Gebrauch, ebenso in geeigneten Fällen die Knochenzange; ... Bei der Behandlung der Varizen spielt die Resektion nach doppelter Unterbindung eine Rolle; auch hier ist ein Verfahren analog dem sog. BABCOCKschen* – nach BABCOCK wird die Methode der Rosenkranzvenen-Strippung, dem wichtigsten Schnitt moderner Krampfaderoperationen benannt – *in Übung, wobei man mittels Sonde einen Faden durch den Varix (= Krampfaderknoten) zieht, knüpft und durch Umstülpung den Varix herausbefördert«.*

Das wundärztliche Instrumentarium von GALEN war reichhaltig, aber nicht – wie später im Mittelalter – durch unnützen Firlefanz ins Maßlose gesteigert. Es zeigt, daß GALEN dem Grundsatz gehuldigt hat: Operation nur notgedrungen, aber wenn wirklich erforderlich, dann mit allerbester Technik.

Auch zu Zeiten GALENs gab es *Iatreien,* Arzthäuser mit Sprechstunden- und Operationsräumen sowie Wachstation, in großer Zahl. Sie werden als *»höchst zweckmäßig eingerichtet«* beschrieben. Es waren eben die Praxis-Kliniken der Antike.

Schon vor GALEN waren – im ersten Jahrhundert n. Chr. – die ersten Krankenhäuser gebaut worden. Sie hießen *Valetudinarien* (= Genesungsstätten). Sie wurden für die Unterbringung von Sklaven geschaffen, die auf den Landgütern arbeiteten und keine eigene Wohnung hatten. Den freien römischen Bürger brachte man nach Operation oder andersartiger Behandlung in der Iatreia nach Haus, aber nicht in ein Krankenhaus.

Aus den Valetudinarien erwuchsen dann die römischen Militärlazarette, nachdem AUGUSTUS ein stehendes Heer gebildet hatte. Es wurden Grundrißpläne römischer Militärlazarette gefunden. Aus diesen geht hervor, daß nicht das Vielbettzimmer, sondern Ein- bis Zweibetträume um – wie man es heute nennt – Naßzellen herum gruppiert waren.

Die folgenden Jahrhunderte nach GALEN standen in der Medizin weitgehend unter dem Einfluß seiner Lehre. Es kam so weit, daß der Galenismus die Medizin von Persien bis Spanien beherrschte.

Die Chirurgie blieb im allgemeinen ein höchst gefährliches Handwerk. Das wird an gesetzlichen Bestimmungen der Westgoten in Spanien um 650 n. Chr. deutlich, die dem Codex CHAMMURAPI ähneln. Ich zitiere nach W. von BRUNN: *»Wenn der Arzt einem Edelmann den Aderlaß macht und dieser infolge dessen stirbt, soll der Arzt mit seinem Leben den Verwandten des Edelmannes verfallen sein; der Arzt soll Kaution stellen, wenn er die Behandlung eines Kranken übernimmt; gelingt die Kur nicht, verfällt er sehr hoher Geldstrafe wenn nicht noch schwererer Buße«.* Im Reich der Frankenkönige war es nicht viel anders. Im Jahre 580 n. Chr. soll die Königin AUSTRICHILDIS testamentarisch festgelegt haben, daß im Falle ihres Todes ihre beiden Leibärzte hinzurichten seien. Was dann auch geschah.

Welche Gefahren von der Chirurgie damals und in den nächsten Jahrhunderten heraufbeschworen wurden, kann man aus verschiedenen Hinweisen im Chirurgie-Geschichtsbuch des W. von BRUNN entnehmen: *»Als styptisches* (= blutstillendes) *Pulver war bis ins 16. Jahrhundert beliebt das »Rote Pulver«, dessen Bestandteile Consolida major* (= Schwarzwurzel), *Bolus, Pech, Mastix, Drachenblut, Mumia* (= mumifizierte menschliche Leichenteile), *und gelegentlich kleingeschnittene Hasenhaare usw. gewesen sind. Die menstruierende Frau galt von jeher als äußerst gefährlich in ihrem Einfluß auf die Wundheilung, bis in unsere Tage. ... Besonders festsitzende Geschosse kann man unter Umständen in der Weise entfernen, daß man sie mit Hilfe des Abschusses einer Armbrust herausreißen läßt. ... Sehr große Kröpfe kann man mittels Schuhriemen abschnüren und mortifizieren lassen. ... Bei Bauchwunden mit Vorfall der Eingeweide empfahl man, Tiere (Katzen, Tauben) lebendig aufzuschneiden und über die vorgefallenen Organe zu legen, um sie dadurch mit tierischer Wärme zu versehen und zum Zurückgleiten zu befähigen«.* Aus dem 13. Jahrhundert gibt es ein Bild, auf dem das Zurückbringen vorgefallener Eingeweide mit Hilfe eines aufgeschnittenen lebenden jungen Hundes dargestellt wird.

Damals lebte im südfranzösischen Montpellier der berühmte Arzt ARNALD von VILLANOVA. Er wirkte als medizinischer Lehrer und empfahl seinen Schülern: *»Weißt Du bei Betrachtung des Urins nichts zu finden, so sage, es sei eine »Obstruktion« der Leber zugegen. Sagt nun der Kranke, er leide an Kopfschmerzen, so mußt Du sagen, sie stammen aus der Leber. Besonders aber gebrauche das Wort »Obstruktion«, weil sie es nicht verstehen, und es kommt viel darauf an, daß sie es nicht wissen, was man spricht«.*

Für das Ausstellen von Rechnungen empfahlen die Ärzte nach einem Vers der Schule von Salerno zu verfahren:

> *»Zittern Kranke um ihr Leben,*
> *ist noch ein Prozeß im Schweben,*
> *dann treibt zur Bezahlung an.*
> *Ist die Krankheit überstanden,*
> *der Prozeß nicht mehr vorhanden,*
> *will an's Zahlen niemand dran«.*

Weil die Medizin im Mittelalter in den Klosterschulen unter dem Namen »*Physica*« gelehrt wurde, nannte man im Mittelalter die Ärzte »*Physici*«. Der studierte Arzt wurde *Magister in physica* oder *Medicus* genannt. Dabei unterschied man Ärzte für innere Krankheiten mit der Bezeichnung Leibärzte, Bauchärzte oder auch allgemein Ärzte. Im Gegensatz dazu waren für äußere Leiden sogenannte Wundärzte oder Schneidärzte zuständig.

Als während der Kreuzzüge im 12. Jahrhundert der »Aussatz« in Europa epidemieartig auftrat, wurden diese Leprakranken in Siechenhäusern bzw. Leproserien abgesondert. Der Pflege dieser Aussätzigen nahmen sich besonders Mönche des Ordens vom Heiligen Lazarus an. Deshalb hießen diese Siechenhäuser auch St. Lazarus-Hospitäler. Daraus entwickelte sich später die Bezeichnung Lazarett für alle Krankenhäuser.

Die mittelalterlichen Vorfahren unserer Krankenhäuser wurden also nicht gebaut, um den Patienten besser helfen zu können, sondern um die übrige Gesellschaft vor ihnen zu schützen. Auch Pestkranke und Syphilitiker wurden in sie eingesperrt, schließlich auch Geisteskranke, für die es dann Extraräume gab, genannt »Tollkisten«. Oder auch Extrahäuser mit der Bezeichnung »Narrenhäuslein«. Man legte die Geisteskranken zum Teil an Ketten.

Die Chirurgie wurde im Mittelalter vorwiegend durch Schmiede, Henker, Bader und Barbiere im Nebenberuf ausgeübt. Sie rechneten zu den »*Unehrlichen Leuten*«. Erst Karl V. erklärte das Handwerk der Chirurgen bzw. Wundärzte für »*ehrlich*«. Doch das änderte zunächst nichts an deren niederem Ansehen. Deshalb gab Rudolf II. im Jahre

1577 nochmals ausdrücklich eine Erklärung über die »*Ehrlichkeit*« der Wundärzte ab.

Später gab es dann auch einige studierte »Schneidärzte«. Als im Jahre 1416 ein Chirurg an der Wiener Fakultät den Doktortitel erwerben wollte, wies man ihn als »*unverschämten Menschen*« zurück.

Zu den Aufgaben der Barbier-Chirurgen gehörte unter anderem: Aderlassen, Schröpfen, Klystieren, Verbände bei Verletzungen, Wunden, Knochenbrüchen und Verrenkungen, die Behandlung von Stich-, Hieb- und Schußwunden, von Geschwüren und Hautleiden. Da sich die »*Franzosen-Krankheit*« durch Geschwüre und Hautausschläge äußerte, gehörte auch die Behandlung dieser Syphilis zu den Obliegenheiten des Wundarztes. Es gab spezielle Augen-, Stein- und Bruchschneider. Diese Spezialisten führten ein Wanderleben, sie reisten von Stadt zu Stadt, von Jahrmarkt zu Jahrmarkt.

Die Barbiere und Bader lernten ihr Handwerk in einer 2- bis 4-jährigen Lehrzeit bei den Meistern. Danach wurden sie zu Gesellen ernannt. Zur selbständigen Ausübung der Wundheilkunst mußten die Gesellen zuvor ein Meisterstück herstellen. Ein solcher war für die Barbiere und Bader schon im Nürnberger Ratserlaß von 1456 vorgeschrieben. Zuerst bestand das ganze Examen nur in Scheren- und Messerschleifen. Später erweiterte sich die Prüfung auf die Zubereitung von Salben, Pflastern und Wundtränken.

In einem chirurgischen Werk aus dem Jahre 1275 werden für die Kastrationsoperation 2 Methoden empfohlen: Einerseits die Zerquetschung der Hoden durch Schlag mit einem Steinhammer und andererseits die Ausschneidung der Hoden. Der wichtigste Operationsgrund war die Erhaltung der männlichen Sopranstimme für den Rest des Lebens.

Der Verfasser des Chirurgie-Lehrbuches WILHELM von SALIZETO empfahl, bei Darmverletzungen vor der Naht nicht ein Holunderrohr als innere Schiene einzulegen, weil der Körper diesen Fremdkörper nur sehr schwer wieder ausstoßen könne. Es sei besser, ein Stück Tierdarm dazu zu benutzen. Dies begründet er mit einem Fall mehrfacher Darmverletzung, in dem er durch Abwaschen mit Wein und Vereinigung durch Kürschnerdraht Heilung erzielt habe. Man kann sich vorstellen, wie oft bei nicht unbedingt tödlichen Darmverletzungen oder falschen Verdachtdiagnosen Patienten mit derartigen Eingriffen umgebracht wurden.

Ein Schüler dieses studierten Chirurgen WILHELM von SALICETO war LANFRANCO. Er vollendete 1296 sein Werk »*Chirurgia Magna*«. Zur Wundbehandlung empfiehlt er ganz besonders das bereits erwähnte »*Rote Pulver*«. Er wandte sich »*gegen das unnötig viele Trepanieren*« (W. von BRUNN). Bei Leibbrüchen empfiehlt er das Tragen von Bruchbändern mehr als die Operation. Der Aderlaß führe »*so oft zu schwerem Schaden der Menschen*«.

Nach LANFRANCO machte um die Mitte des 14. Jahrhunderts der französische Priester- und Leib-Arzt sowie Chirurg verschiedener Päpste GUY de CHAULIAC von sich reden. Auch er schrieb ein chirurgisches Lehrbuch, das er 1363 vollendete. Dieser Mediziner wendet sich gegen die eiterlose Wundbehandlung, wie sie vor ihm bereits empfohlen worden war, wobei man starken Wein als Wunddesinfektionsmittel benutzt hatte. Die früher berichteten Erfolge dieser eiterlosen Wundbehandlung bezeichnete er als Fabeln. Zur Amputation empfahl GUY de CHAULIAC, das Glied mit in Pech getränkten Binden an der Grenze des Gesunden abzuschnüren, bis es von allein abfällt. Die allgemein üblichen Wundtränke verwarf er als unnütz und schädlich. Bemerkenswert ist die Mitteilung der Beobachtung, daß Kopfwunden in Avignon besser heilten als in Paris. Die Operation des Grauen Stares empfiehlt GUY de CHAULIAC wegen der Unsicherheit des Erfolges den fahrenden Heilkünstlern zu überlassen. Was wiederum von diesen Chirurgen zu erwarten war, beschreibt GEILER von KAISERSBERG in seinem Weltspiegel: »*Wieviel die alten Weiber, Triackerskrämer, Zanbrecher und andere unerfahrene mehr mit ihrer Kunst geheilet haben, weiß ein jedlicher wol, also das sie etliche gelemdt (= gelähmt), etliche blindt, etliche gar dem alten hauffen haben zugeschickt, und ist solchen Kunden recht geschehen, inndem sie die guten Arzt veracht haben unnd sein solchen Leutbescheissern nachgevolget«.* (Aus HERMANN PETERS: *Der Arzt und die Heilkunst in alten Zeiten*, DIEDERICHS-Verlag Düsseldorf 1969).

Nach mittelalterlicher Anschauung entstanden manche Zahnleiden durch zahnfressende Würmer. *»Diese entfernte man in der Weise, daß der Kranke, unter einem Leinentuche sitzend auf ein glühendes Kohlenbecken Bilsensamen streute, hierüber einen Blechtrichter stülpte und den Rauch des narkotischen Samens durch das Trichterrohr an den leidenden Zahn leitete. Durch die narkotische Wirkung des Bilsenrauches verschwinden die Schmerzen. Auf dem glühenden Kohlenbecken springt der weiße Kern des Bilsensamens aus der grauen Schale heraus und wird von der unwissenden Menge leicht für den bösartigen Wurm des Zahnes angesehen«* (zitiert nach HERMANN PETERS).

Eines der ältesten deutschen Lehrbücher über Chirurgie verfaßte HEINRICH von PFOLSPEUNDT im Jahre 1460. Zur Blutstillung empfiehlt er *Schweine- und Eselskot*. Zur Naht der Wunden sei ein Faden aus grüner Seide zu verwenden, den man sieben Tage liegen lasse. GUY de CHAULIAC macht sich über die wundärztlichen Leistungen dieses Deutschordensritters lustig. W. von BRUNN hält ihm zugute, daß er *»ein schlichter Ritter«* war, *»der, in vielfachen Kämpfen gegen die Polen im Schlagen und Heilen von Wunden erfahren und weit herumgekommen in der Welt, hier seine Erfahrungen zusammenstellt zum Heil und Frommen seiner Ritterbrüder und der Feldschere seiner Zeit«*.

Papst ALEXANDER III. hat in der 2. Hälfte des 12. Jahrhunderts den Mönchen jegliche chirurgische Tätigkeit verboten. Papst HONORIUS III. dehnte dieses Verbot Anfang des 13. Jahrhunderts auf die gesamte Priesterschaft aus. Auf einen Verstoß gegen dieses Gesetz drohte der Kirchenbann. Die Begründung: *»Ecclesia abhorret a sanguine«*. (= Die Kirche wird von Blut abgeschreckt).

Fast keine Handlung haben die Chirurgen der Kirche so übel

genommen. Sie betrachten das Edikt der Kirche und seine Begründung noch heute als Schmähung ihres Berufsstandes. Doch realistisch gesehen, hatte die Kirche gar keine andere Wahl. Es passierte bei der Ausübung chirurgischer Tätigkeit derart viel, es wurden so viele dadurch verstümmelt und getötet, daß dies mit dem Priestertum unvereinbar war.

Vor allem durch das Verbot für Priesterärzte, chirurgisch tätig zu sein, geriet die Chirurgie in die Hände sehr zweifelhafter Leute. W. von BRUNN schreibt dazu: »*In den teilweise noch von Wenden besiedelten Teilen Deutschlands sind aus der Zahl dieser mindergeachteten Volksgenossen viele Vertreter der Volksmedizin, Bader und Heilgehilfen niederen Ranges hervorgegangen.* »*Barbier-Chirurgen*« *treffen wir hier seit der Mitte des 12. Jahrhunderts. Eine strenge Trennung bestand auch jahrhundertelang nicht gegenüber dem Scharfrichter – dem von der Tortur her die Technik, verrenkte Gelenke zu reponiren, geläufig war – und Schinder, denen manche Funktionen, wie das Einrichten gebrochener und verrenkter Glieder und die Kur alter Schäden ausdrücklich gestattet waren. So kann es nicht Wunder nehmen, daß aus verschiedenen Gründen die Chirurgie und ihre Vertreter als Heilkundige 2. Klasse betrachtet wurden und ihr Beruf als* »*unehrlich*« *galt. ... Die mindere Achtung dieser Heilpersonen sprach sich schon äußerlich in der Kleidung aus und der vielfach wiederholten Bestimmung, daß kein Schnittarzt eine größere Operation unternehmen durfte, ohne daß der Medicus, der in der Regel so gut wie nichts davon verstand, dazu die Genehmigung erteilt hatte, dafür sein Honorar einstrich und durch seine Anwesenheit dem Eingriff höhere Weihe verlieh; ähnlichen Auffassungen kann man selbst heute noch begegnen; bis zum Anfang des 19. Jahrhunderts war diese Sitte noch in vielen Ländern allgemein erhalten.*«

Die Chirurgie wurde immer mehr zum Handwerk von »Charlatanen«. So nannte man sie deshalb, weil sie vor allem auf Jahrmärkten auftraten und die Kranken mit Geschwätz und Geschrei an sich lockten. Das italienische Wort *ciarlare* bedeutet schwatzen, marktschreierisch anpreisen.

Meist bedienten sich die Starstecher, Bruch- und Steinschneider, Zahnbrecher und Teufelsbeschwörer, die sich selbst in würdige Talare kleideten, sogenannter Hanswürste. Sie trugen bunte Narrenjacken und lockten die Kundschaft mit derben Späßen und Possen sowie durch Trompetenstöße an, machten mit Wunderheilungen ihrer chirurgischen Heilkünstler Reklame. Es wurden Marktbuden mit Bühnen aufgebaut sowie öffentliche Tribünen, die mit Teppichen, chirurgischem Handwerkszeug, Arzneigefäßen ausgeschmückt waren, sowie vor allem auch mit Doktor-Diplomen und Dankschreiben von Patienten.

Neben diesen chirurgischen Scharlatanen gab es auch damals studierte Laienärzte, die vorzugsweise Chirurgie betrieben. Dazu gehörte der bereits erwähnte französische Chirurg GUY de CHAULIAC sowie auch HENRI de MONDEVILLE, ein ebenfalls berühmt gewordener chirurgischer Zeitgenosse. Besonders in Frankreich praktizierten die beiden Chirurgentypen nebeneinander.

In Paris befehdeten sich die internistischen Priesterärzte und die chirurgischen Laienärzte besonders heftig. Die Arzt-Chirurgen schlossen sich in der 2. Hälfte des 13. Jahrhunderts zum »COLLEGE de St. Côme« zusammen, einer königlich privilegierten Zunft studierter Chirurgen. Das veranlaßte die medizinische Fakultät zum Gegenangriff gegen die lästige Konkurrenz. Die Medici schickten ihre »Chirurgischen Fälle« künftig zu den Barbieren. Das Barbierhandwerk hatte sich im Laufe des 13. Jahrhunderts entwickelt. Es war Mode geworden, sich den Bart scheren zu lassen.

Die Barbiere wurden immer mehr zu Barbier-Chirurgen. Sie saßen als Heilgehilfen der Internisten beim Unterricht in der Medizinischen Fakultät zu Füßen der Fakultätsmitglieder. Von den studierten Medizinern wurde im Jahre 1350 der Eid verlangt, daß sie sich mit Chirurgie nicht befassen wollten.

Der Boykott durch die »Mediziner« nötigte die übriggebliebenen Arzt-Chirurgen, sich mit den Barbieren zu einer Chirurgen-Zunft zusasmmenzuschließen. Im 16. Jahrhundert

durften sie dann gemeinsam mit den Barbier-Chirurgen zu Füßen der Fakultätsmitglieder sitzen. Immerhin waren sie in die Medizinische Fakultät aufgenommen, wenn auch zuunterst eingestuft. Sie bekamen sogar das Recht zum Tragen einer besonderen Berufskleidung. Die Barbier-Chirurgen trugen lang, die Arzt-Chirurgen kurz.
Rund 200 Jahre dauerte in Frankreich die ungleiche Ehe zwischen Medizinern und Chirurgen. Durch Pflege der Anatomie und Intensivierung des chirurgischen Unterrichtes gewannen die Chirurgen an Ansehen. Das wiederum verstärkte die Konkurrenz. 1725 warf dann die Medizinische Fakultät die Chirurgen wieder aus ihrer ehrbaren Zunft heraus. Das führte 1731 zur Gründung der *»Académie de Chirurgie«*. Dies gilt seither als ein Sternjahr des Chirurgenberufes.
Die Fortschritte in der wissenschaftlichen Medizin und Chirurgie waren streng an die Möglichkeiten der Dokumentation durch Schrift und Bild gebunden. Solange es als Informationsmittel nur die mündliche Überlieferung gab, konnte von Wissenschaftlichkeit überhaupt keine Rede sein. Auch Bilder und Schriftzeichen auf Tafeln und Papierrollen boten nicht die Möglichkeit einer vergleichsweisen Wertung verschiedener Heilmethoden. Mehr Wissenschaftlichkeit der Medizin war erst zu erwarten, als durch die Erfindung der Buchdruckerkunst um 1436 die Vervielfältigungsmöglichkeiten gegenüber den handschriftlich verfaßten Dokumenten erheblich verbessert wurden. Doch es sollte noch mehrere hundert Jahre dauern, bis die Druckerzeugnisse von Medizin und Chirurgie Grundlagen für echte wissenschaftliche Forschung und auch medizinischen Fortschritt wurden.
Damals entstanden die ersten Bilddrucke als Richtlinie für verschiedene chirurgische Techniken. Besonders berühmt geworden ist der »Wundenmann, abgebildet im *»Feldtbuch der Wundartzney«* des HANNS von GERSDORFF, erschienen 1517 in Straßburg. Hier finden sich die durch damals übliche Angriffswaffen verursachten typischen Verletzungen an den verschiedensten Körperstellen eingezeich-

net. Entsprechend gibt es einen »Laßstellenmann« mit Angabe der wichtigsten Aderlaßpunkte. Viel wichtiger aber waren gedruckte Bilder über die menschliche Anatomie, von denen die des LEONARDO da VINCI (1452–1519) und vor allem die des Chirurgen und Anatomen ANDREAS VESALIUS als großer Fortschritt zu werten sind. VESAL wurde 1543 durch Herausgabe eines großen Anatomierwerkes zum Begründer der modernen menschlichen Anatomie. Dennoch sollte es noch 100 Jahre dauern, bis sich die anatomischen Kenntnisse insbesondere auch über den Blutkreislauf, soweit abrundeten, daß die Chirurgie davon überhaupt Nutzen ziehen konnte.

Auf wie unsicherem Boden die chirurgische Technik im Mittelalter stand, ergibt sich zum Beispiel aus den Disputen um den Aderlaß. Von den Arabern stammte die Lehre, daß immer an demjenigen Arm zur Ader zu lassen sei, der dem leidenden Teil entfernt lag. Dieser Lehre trat der Pariser Prof. PIERRE BRISSOT (1478–1522) heftig entgegen.

Das sei verkehrt, erklärte er. Zum Aderlaß müsse immer der Arm der »*leidenden Seite selbst*« genommen werden. Diesen bereits von HIPPOKRATES geforderten Grundsatz erklärte BRISSOT zur einzig richtigen Methode. Tatsächlich ist es völlig gleichgültig, welche Vene zum Aderlaß benutzt wird. Es kommt ja nur darauf an, eine bestimmte Menge Blut dem allgemeinen Blutkreislauf zu entziehen.

1493 wurde PHILIPPUS THEOPHRASTUS BOMBAST von HOHENHEIM, genannt PARACELSUS, als Sohn eines schwäbischen Arztes und einer Schweizer Mutter bei Einsiedeln in der Schweiz geboren. Den Namen PARACELSUS gab er sich selbst, weil er sich mit den Lehren des römischen Arztes CELSUS weitgehend in Übereinstimmung befand.

PARACELSUS übte seine ärztliche Tätigkeit zunächst 10 Jahre lang als Arzt auf rastloser Wanderschaft durch fast alle europäischen Länder aus. 1527 wurde er als Stadtarzt in Basel ansässig, mußte aber bereits ein Jahr später nach Salzburg fliehen. Mehr als 200 Schriften stammen von ihm.

PARACELSUS war mehr Internist als Chirurg. Mit der Chirurgie befaßte er sich nur als Wundarzt, nicht als Operateur. Das wirft ein besonderes Schlaglicht auf die Unzulänglichkeiten damaliger operativer Tätigkeit.
In seiner Schrift »*Über die Medizin*« betont PARACELSUS die vorbeugende und heilende Auswirkung einer naturgemäßen Lebensweise. Die Erhaltung und Pflege der natürlichen Lebenskraft sind die wichtigste Grundforderung seiner Lehre. Die Erforschung der Natur und die Erfahrung am Krankenbett, so lehrte er, mache erst den wirklichen Arzt.
In seinem Therapieschatz bevorzugte PARACELSUS einfache, einheimische Heilmittel. Er glaubte, daß Gott in jedem Land nur die Heilkräuter wachsen lasse, die gegen dort auftretende Krankheiten wirksam wären.
Den damals herrschenden schulmedizinischen Lehren tritt PARACELSUS mit leidenschaftlichem Engagement entgegen. Von ihm stammt der für Ärzte zeitlos gültige Spruch: »*Ich gelobe ... zu widersprechen aller falschen Arzney und Lehre; keine Hoffnung auf die Meynungen der Hohen Schule zu setzen, noch auf die Doctor-Baretleins, auch denselben keinen Glauben zu geben*« und »*Ich gelobe ... jeden Kranken zu lieben mehr als wenn es meinen eigen Leib betreffe*«.
Den Wundkrankheiten widmete er ein Buch mit dem Titel »*Große Wundarzney*«. Dies erschien 1536. Die Hauptgefahr sieht PARACElSUS in dem Eindringen von Luft in die Wunde. Dadurch würden die Wunden »*vergiftet*«, ist seine Überzeugung. Dieser eigenen Theorie widerspricht dann aber die Empfehlung, die Wunden möglichst nicht zu nähen. Denn die Gefahren eines Wundverschlusses waren damals eher größer als heute.
PARACELSUS tadelte die Trennung von Medizin und Chirurgie: »*Lernt's beyde oder laß' bleiben!*«. Das scheint sich jedoch nur auf die wundärztliche Tätigkeit zu beziehen. Von der operativen Chirurgie seiner Zeit hielt er – wie schon erwähnt – so wenig, daß er sie in seinen Schriften nicht erwähnt.
Besonders schlechten Einfluß auf die Wundchirurgie nahm

der italienische Arzt GIOVANNI VIGO. Er lebte etwa zur gleichen Zeit wie PARACELSUS und stand als päpstlicher Leibchirurg in hohem Ansehen. VIGO stellte die Theorie auf, daß die Schußwunden mit Pulver und Blei »*verbrannt und vergiftet*« seien und deshalb mit Brenneisen und siedendem Öl behandelt werden müßten. Diese Irrlehre wurde von anderen zeitgenössischen Ärzten aufgegriffen. Sie brachte in den folgenden Jahrzehnten Hunderttausenden von Kriegsverwundeten ein schreckliches Martyrium und sehr häufig den Tod durch fortschreitende Infektion der malträtierten Wunde.

In der 2. Hälfte des 16. Jahrhunderts wirkte in Frankreich der Wundarzt und Barbier-Chirurg PIERRE FRANCO. Besonders bekannt wurde er durch ein Buch über Bruchoperationen. Darin empfiehlt FRANCO folgende Technik der Leistenbruch-Operation: Man solle den Bruchsack einschließlich Samenstrang mit einem Golddraht abschnüren. Selbst wenn dieser Eingriff unter Beckenhoch- und Kopftief-Lagerung gemacht wurde, dürfte es öfters nicht gelungen sein, den im Bruchsack befindlichen Darm in die Bauchhöhle zurückzuverlagern. So muß man wohl annehmen, daß außer der halben Kastration und häufiger Wundinfektion vielfach ein tödlicher Darmbrand mit anschließender kotiger Bauchfellentzündung die Folge war.

Ein Zeitgenosse von FRANCO war der inzwischen zur Legende gewordene französische Chirurg AMBROISE PARÉ. Vom Barbier-Lehrling stieg er zum Oberwundarzt des Pariser Krankenhauses HOTEL-DIEU und zum ersten Chirurgen des Königs auf. Daß chirurgischer Fortschritt nicht selten aus Not und Zufall geboren wird, ergibt sich aus einem Bericht von PARÉ. Im italienischen Feldzug seines Königs ging ihm 1537 eines Tages das siedende Öl aus, das er getreu der Vorschrift von PIERRE FRANCO auf die Kriegswunden schüttete. Als Ersatz nahm er eine Mischung aus Eigelb, Rosenöl und Terpentin. Vor Gewissensqual schlief PARÉ in den folgenden Nächten sehr schlecht, ob seiner Behandlung wider die Regeln chirurgischer Kunst.

Doch zu seinem Erstaunen heilten die Wunden viel besser. Aus dieser Notlösung wurde dann Methode. Sehr bald danach verurteilte er das Ausbrennen von Schußwunden als böse Irrlehre.
Von der Radikal-Operation der Leistenbrüche rät PARÉ ausdrücklich ab. Die mit der Operation meist verbundene Kastration sei nicht zu verantworten. Er empfiehlt stattdessen die Bruchband-Behandlung.
Bemerkenswert sind die von AMBROISE PARÉ entwickelten orthopädischen Prothesen und Apparate, die ein in Paris lebender Schlosser herstellte. Kunstbeine und -Arme, Quengel-Apparate zur Stellungsverbesserung von Knie- und Ellenbogengelenken haben bereits große Ähnlichkeit mit den heutigen Fabrikaten.
Im Anfang des 16. Jahrhunderts wurde erstmals in der Medizingeschichte eine schwangere Frau durch Kaiserschnitt entbunden. Vorher war eine derartige Schnittentbindung nur bei Verstorbenen gemacht worden, um das Kind zu retten. Glücklicher Operateur war weder ein studierter Chirurg, noch ein Barbier-Chirurg, sondern ein Schweine-Schneider namens JACOB NUFER im Thurgau. Er operierte seine eigene Frau so glücklich, daß nicht nur Mutter und Kind überlebten, sondern noch viele Schwangerschaften folgten. Der glückliche Ausgang war ein Wunder, aber kein kalkulierbarer Operationserfolg.
Berühmtheit erlangte im 17. Jahrhundert auch der Züricher Wundarzt FELIX WIRTZ, ein eifriger PARACELSUS-Anhänger, der auch ein Lehrbuch schrieb. Er lehnte jegliches gewaltsames Eingreifen in der Behandlung von Verletzungen an Weichteilen und Knochen ab, im allgemeinen auch die Wundnaht. Im Gegensatz zu seinem chirurgischen Zeitgenossen war er mit Amputationen sehr zurückhaltend. Frühestens amputierte er 6 Monate nach der Verwundung.
W. von BRUNN schreibt: *»Von der eigentlichen operativen Chirurgie scheint er sich ziemlich ferngehalten zu haben«*. Sicher hatte er seine Gründe.
Für die Behandlung der *»Franzosenkrankheit«*, der Syphilis,

waren im Mittelalter die Chirurgen zuständig. Als beste Behandlungsmethode galt jahrhundertelang das Ausbrennen und Ausschneiden syphilitischer Geschwüre. Man behandelte sie ebenso wie einen Krebsknoten und ein Krebsgeschwür. Je radikaler die Krankheitsherde ausgebrannt oder herausgeschnitten wurden, umso besser sei es, glaubte man. Den Erreger der Syphilis, die Spirochäta pallida, kannte man damals noch nicht. Aber daß die Krankheitsursache übertragbar war, wurde stark vermutet. So erließ im Jahre 1496 der Nürnberger Rat eine Verordnung mit einer Strafandrohung von 10 Gulden.

»Menschen, die an der »Newen Krankheit, malum Frantzosen, befleckt und krank seien, durften in den Badestuben weder gebadet, noch gescheert«, also rasiert oder frisiert werden. Darüberhinaus durften die *»Eissen und Messer«*, die zur Behandlung derartiger Kranker benutzt worden waren, in den Badestuben nicht mehr gebraucht werden.

Heute kann es wohl keinen Zweifel mehr darüber geben, daß die rein örtliche chirurgisch-operative Behandlung der Syphilis ein Irrweg war. Daß damit den betreffenden Kranken immer weit mehr geschadet als genutzt wurde. Trotzdem kam es in vielen Fällen zur Heilung. Dann nämlich, wenn die Abwehrkräfte des Körpers groß genug waren, um sowohl mit der Krankheit als auch mit den Operationsfolgen fertig zu werden. Jede Heilung der Syphilis wurde damals – wie noch heute eine Heilung bei Krebs – dem behandelnden Chirurgen gutgeschrieben. Für das 15. und 16. Jahrhundert erklärt W. von BRUNN: *»Hier und dort gewann der Chirurg Ansehen und Vermögen durch erfolgreiche Behandlung der Syphilis, die ihm allgemein anvertraut war.«*

Als Meilenstein chirurgischen Fortschritts muß zweifellos für immer die Entdeckung des Blutkreislaufes durch den Engländer WILLIAM HARVEY (1578–1657) gelten. HARVEY war Professor der Anatomie und Chirurgie in London. Seine Ausbildung hatte er in Padua erhalten. Diese Entdeckung mußte zwangsläufig das bisherige schulmedizinische Lehrgebäude in sich zusammenbrechen lassen. Was ihn deshalb von seinen medizinischen Forscherkollegen erwartete, ahnte WILLIAM HARVEY. Bereits 1616 hatte er es herausgefunden, daß das Blut in einem geschlossenen Adersystem kreist. Aber erst 12 Jahre später wagte er die Veröffentlichung. Sie brachte ihm unendlichen Ärger.

Am Ende des 16. Jahrhunderts wurde von den beiden holländischen Glasschleifern HANS und ZACHARIAS JANSSEN das Mikroskop erfunden. Das war fast 100 Jahre, nachdem GALILEO GALILEI (um 1600) sein Fernrohr konstruierte, das er damals bereits zur Vergrößerung und Untersuchung von Fliegen und anderen kleinen Tieren benutzte. Entdeckung und Entwicklung der Mikroskopiertechnik wurden auch für die Chirurgie von allergrößter Bedeutung.

1661 sah MALPIGHI zum ersten Mal die Capillaren, die Haargefäße, im Mikroskop, deren Existenz bereits HARVEY theoretisch bewiesen hatte, aber ohne Mikroskop nicht sichtbar machen konnte. Dann ging es Schlag auf Schlag: 1665 begann die Zellforschung mit der Beschreibung der Pflanzenzelle durch ROBERT HOOKE und der Blutkörperchen durch MALPIGHI. 1675 gelang A. van LEEUWENHOEK die Entdeckung der ersten Mikroben, (= Kleinstlebewesen), durch den Nachweis von Infusionstierchen. Danach war die Entdeckung der mehr als 1000 voneinander verschiedenen, krankmachenden Menschen-Mikroben weniger eine Frage des Genius als vielmehr des Fleißes und der Zeit.

So gesehen dauerte es beängstigend lange bis LOUIS PASTEUR, ROBERT KOCH und andere Pilze und Bakterien als Krankheitserreger erkannten: Rund 200 Jahre, bis etwa zur Mitte des 19. Jahrhunderts. Ähnliches gilt auch für die Fortschritte in der Zellforschung. Mehr als 175 Jahre vergingen nach ROBERT HOOKE, bis THEODOR SCHWANN 1839 auch beim tierischen Organismus die Zelle als entscheidenden Grund-Baustein entdeckte.

So bedeutungsvoll die Entdeckung von Blutkreislauf und Mikroskop später auch für die Chirurgie werden sollten, da-

mals brachte sie keine Fortschritte für die operative Behandlung, auch in den nächsten knapp 300 Jahren noch nicht.
Im 17. Jahrhundert gab es in der Chirurgie keine wesentlichen Verbesserungen. In der Inneren Medizin war es im großen und ganzen gesehen nicht viel besser. Dort blühte die »Dreckapotheke«. Harn und Kot gehörten zu den beliebtesten Heilmitteln. Das pharmazeutische Laboratorium im 17. Jahrhundert ähnelte der Küche von Kannibalen. Nur mit Grausen kann man die Vorschrift lesen, welche OSWALD CROLL in der ersten Hälfte des 17. Jahrhunderts zur Bereitung der »*Mumienlatwerge*« angibt: »*Man soll den toten Körper eines rohen, ganzen, frischen und unmangelhaften 24-jährigen Menschen, so entweder am Galgen erstickt oder mit dem Rad justiziert oder durch die Spieß gejagt worden, bei hellem Wetter, es sei Tag oder Nacht, dazu erwählen, in Stükke zerschneiden, mit pulverisierter Mumia und ein wenig Aloe bestreuen, nochmals einige Tage in einem gebrannten Wein einweichen, aufhängen, wiederum ein wenig einbeizen, endlich die Stücke, in der Luft aufgehängt, trocken werden lassen, bis es die Gestalt eines geräucherten Fleisches bekommt und allen Gestank verliert und die ganze rote Tinktur durch einen gebrannten Wein oder Wacholdergeist nach Art der Kunst herausziehen*«. Aus dieser Tinktur wurde zusammen mit anderen Arzneistoffen eine Latwerge zubereitet, die vor Krankheiten schützen und sie heilen sollten. Latwerge war eine im Mittelalter gebräuchliche Arzneiform, bestehend aus einem Gemisch von Pulver mit Sirup oder Pflanzenmus.
Besonderes Ansehen genoß im Mittelalter und noch bis ins 19. Jahrhundert hinein der Theriak. Sein Hauptbestandteil ist Schlangenfleisch. Dieses wurde aus Italien eingeführt und mit Brot zu einer knetbaren Masse verarbeitet. Aus der formte man die »*Schlangenfleischzeltchen*« und setzte sie der Latwerge zu. Theriakhändler, auch Tryackerskrämer genannt, traten neben den Starstechern, Bruch- und Steinschneidern auf Jahrmärkten auf.
Im 17. Jahrhundert gab es an den deutschen Universitäten

zwei Professoren, welche Vorlesungen über Chirurgie hielten. Sie kannten diese jedoch nur aus der Theorie, verfügten über keine Übung und kein praktisches Können. Die Studierenden der Medizin hörten die Vorlesungen über Chirurgie, nicht um sie selbst auszuüben, sondern um bei der Beaufsichtigung der Barbiere und Hebammen weise Reden zu halten und »Anweisung« geben zu können.

Ein Lichtblick in der Medizin allgemein war im 17. Jahrhundert der englische Arzt THOMAS SYDENHAM (1624–1689). Er wirkte als praktischer Arzt, war weder Hochschullehrer noch galt er als Wissenschaftler. Das Selbsthilfe-Bestreben der Natur stand bei ihm im Vordergrund seiner ärztlichen Hilfen. Fieber erkannte er als eine zweckmäßige Körperreaktion, die man nur ausnahmsweise bekämpfen durfte. Die meisten Krankheiten sah er durch falsches Verhalten der Menschen verursacht. Diätvorschriften, Brech- und Abführmittel, Aderlaß waren seine wichtigsten Behandlungsmethoden.

Durchaus üblich war noch im 17. Jahrhundert das Herausoperieren von Steinen aus dem Gehirn. Diese sollten insbesondere für Geisteskrankheiten verantwortlich sein. Auch das Eindringen von Spinnen und Ohrwürmern in das Gehirn machte man dafür verantwortlich.

Die Behandlung bestand darin, daß die Steinschneider auf den Jahrmärkten einen Schnitt am Kopf machten und dann mit Hilfe eines Taschenspielerkunststückchens eine Zange einführten, um den bösen Stein, den Ohrwurm, eine Spinne oder auch ein Getreidekorn aus dem Schädel des Kranken hervorzuziehen.

Anfang des 18. Jahrhunderts wirkte in Frankreich der Chirurg LUDWIGS XIV. PIERRE DIONIS. Er schrieb ein Operations-Lehrbuch für Chirurgen, das für nahezu 100 Jahre tonangebend wurde. DIONIS war, wie es scheint, ein selbstkritischer Chirurg. In seinem Lehrbuch warnt er die Chirurgen vor Selbstüberschätzung: »*Vor allen Dingen aber muß der Chirurgus sein eigener Richter sein ... Ich will so viel sagen: Wenn er sich zu einer schweren Operation nicht ge-*

schickt noch geübt genug findet, soll er lieber einen anderen, nämlich Geschickteren tun lassen, als daß er sie verwegenerweise unternehmen wollte«.

Doch nicht nur an seine chirurgischen Kollegen, sondern auch an die Patienten stellt er Forderungen: *»So werden auch von einem Patienten, wenn er geheilt werden will, die Voraussetzungen des Gemüts gefordert: Nämlich ein gutes Vertrauen, Geduld und Gehorsam. Sobald der Patient einen Chirurgen erwählt, muß er glauben, daß kein Geschickterer auf der Welt sei. Und in diesem Glauben muß er auf all diejenigen, die ihm vom närrischen ARCANIS oder von besonders geheimen Arzneimitteln etwas vorschwätzen, nicht mehr hören, sich ihm gänzlich überlassen. Aus diesem Vertrauen folgt nun die Geduld. Denn es muß der Patient ohne Murren alles leiden, was der Chirurg mit ihm machen will, und gar nicht zweifeln. Denn für einen Patienten ist nichts gefährlicher als die Ungeduld, die verschleudert, was an Kraft und Verstand übrig ist. Der Gehorsam ist auch eine Wirkung des Vertrauens. Denn es muß der Patient seine Augen nur zu tun und dem folgen, was der Chirurg ihm vorschreibt. Und er muß glauben, daß keine sichereren und gewisseren Mittel zur Wiedererlangung seiner Gesundheit vorhanden sind.«*

In Deutschland machte sich in der ersten Hälfte des 17. Jahrhunderts der Ulmer Chirurg JOHANNES SCULTETUS einen Namen. Er gab 1666 sein *»Wund-Artzneyisches Zeug-Hauss«* heraus (vgl. Abbildung 17 auf S. 293), eine Kombination von Instrumenten- und Operations-Lehre. Sie ist mit 56 Bildtafeln und insgesamt etwa 500 Einzelabbildungen reich illustriert. Abgesehen von einigen zweckmäßigen Apparaten zur Einrichtung von Knochenbrüchen und Verrenkungen sowie verschiedenen Verbänden treibt es einem Chirurgen den kalten Schweiß auf die Stirn, was da an Marterinstrumenten und heroischer Operationstechnik abgebildet und beschrieben wird. Als beispielhaft soll hier nur die Tafel 36 angeführt werden. Hier wird die Mamma-Amputation bei Brustdrüsenkrebs gezeigt: Mit Hilfe einer etwa 30 cm langen, halb bleistiftdicken gebogenen Nadel wird ein

Strick mit einem halben Zentimeter Durchmesser durch die Brust gestochen und gezogen. Das geschieht zweimal, kreuzförmig. Dann zieht der Operateur an den vier Strickenden, hebt so die Brust an, um sie mit einem gut 20 cm langen Amputationsmesser dicht an der Brustwand abzuschneiden. Danach wird die riesige kreisförmige Wundfläche mit einem Glüheisen verschorft.
Keine Frage, daß eine solche Operation das Schicksal der Patienten in kurzer Zeit besiegelte.
Zur Behandlung von Brustdrüsenabszessen empfiehlt SCULTETUS folgendes Vorgehen: Weil die *»furchtsamen Weibspersonen schwerlich einwilligen«*, soll der Chirurg die Operation in Form eines Überraschungseingriffes machen. Dafür wird ein *»güldener Ring, welcher ein kleines Sichel-Messerlein gar artig verbirgt«* benutzt. Es kann wie die Klinge eines Taschenmessers herausgeklappt werden. Dies geschieht, ohne daß der Patient es merkt. Der Ring mit dem sichelförmigen Klappmesser wird vorher auf den rechten Zeigefinger gesteckt. Damit soll der Chirurg *»ohne Vorwissen des Patienten und auch der Umstehenden, gleichsam als ob er sonst etwas zu tun vorhätte, die fertige Geschwulst mit dem in dem güldigenen Ring verborgenen krummen Messerlein öffnen«*.
Weiter finden sich Bildtafeln über Schädeltrepanationen, Starstiche, Kastrationen und Glüheisenoperationen bei Hämorrhoiden. Es muß grauenhaft gewesen sein. Im Titel des Chirurgiebuches wird D. JOANNIS SCULTETUS als *»Weiland hochberühmten Medici und vortrefflichen Chirurgi zu Ulm«* deklariert.
Besonders viel Unheil scheinen im 18. Jahrhundert die sogenannten »Oculisten« angerichtet zu haben. Einer der berühmtesten von ihnen, der englische Ritter von TAYLOR, *»Patentierter Päpstlicher, Kaiserlicher und Königlicher Augenarzt ... Professor der Optik, Doktor med. et. chir., Verfasser von mehr als 40 Schriften über das Auge und seine Krankheiten in verschiedenen Sprachen«*. TAYLOR pflegte, begleitet von einer großen Dienerschaft, in einem mit

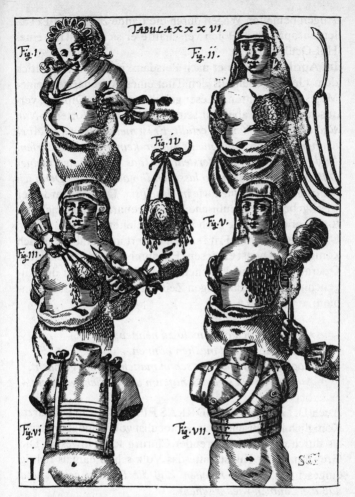

Abb. 17: Darstellung von Brustoperationen aus dem »Wund-Arztneyischen Zeug Haus« von D. Joannis Scultetus. Ulm 1666

Augen bemalten Wagen durch die Lande zu fahren. Bei allen europäischen Höfen verschaffte er sich den Titel eines Hof-Oculisten.

Im April 1750 reiste er nach Potsdam, um so von Friedrich dem Großen ebenfalls den Titel eines Augenarztes seiner Majestät zu erbitten. Dieser gab ihm auch das Diplom, verabschiedete ihn aber auf seine Art mit den Worten: *»Nun sind alle Seine Wünsche erfüllt. Er ist mein Augenarzt. Aber ich bemerke Ihm, daß meine Augen keiner Hülfe bedürfen. Und wenn Er sich untersteht, an das Auge eines meiner Untertanen zu rühren, so lasse ich Ihn aufhängen. Denn ich liebe meine Untertanen wie mich selbst«.* Danach wurde der frischgebackene preußische Hof-Augenarzt gut bewacht sofort über die Grenze nach Sachsen geleitet.

Damit hat der Alte Fritz seinen Untertanen einen wahrlich königlichen Dienst erwiesen. Ein durch derartige Oculisten-Operation blind gewordener faßte sein Urteil über die Augenchirurgen der damaligen Zeit in folgendem Vers zusammen:

> *»Viel wüßt' ich eben nicht zu nennen,*
> *die Blinde sehend machen können.*
> *Doch Sehende, die hat schon mancher blind gemacht.*
> *Auch mich hat so ein Schuft um das Gesicht gebracht!«*

Auch Dr. JOHANN ANDREAS EISENBART, Landarzt, Königlich Preußischer Rat, Hofoculist von Magdeburg trieb als durch die Lande fahrender Chirurg sein Unwesen. Die Grenzen seiner Kunst hatte das Volk schon damals richtig eingeschätzt: *»Kann machen, daß die Blinden gehen, und daß die Lahmen wieder sehen«.*

Am Übergang vom 17. zum 18. Jahrhundert wirkte GEORG ERNST STAHL (1660–1734). Er ist der Begründer der Lehre vom Animismus. Die *»Anima«*(= Seele) wurde zum entscheidenden Lebensprinzip erklärt und der grob materialistischen Einstellung internistischer Chemiatrik und chirurgischer Physiatrik entgegengestellt.

Das 17. Jahrhundert wird großenteils beherrscht von dem Streit zwischen Anhängern der Iatrochemie und der Iatrophysik. Die Iatrochemiker erklärten nahezu alle Lebensvorgänge als chemische Prozesse. Sie waren Anhänger der Humoral-Pathologie, der Säftelehre und der Behandlung durch Chemikalien. Die Iatrophysiker waren Anhänger der »Solidar-Pathologie«, für die das Wichtigste die Bau- und Formbestandteile des Organismus waren.

1743 wurde in Frankreich die Trennung zwischen Chirurgie und Barbier-Handwerk erreicht. Die bereits 1731 gegründete »Academie de Chirurgie« wurde neben der Inneren Medizin gleichberechtigter Bestandteil der Pariser Universität. Künftig war in Frankreich die Chirurgie eine Aufgabe für »Akademiker«, aber nicht mehr für einfache Handwerker. In den Nachbarländern dauerte es noch lange, bis der gleiche Entwicklungsstand erreicht wurde. In Deutschland gab es noch bis zur Mitte des 19. Jahrhunderts Barbier-Chirurgen, gleichermaßen zuständig für Knochenbruch-Behandlung, Aderlassen, Zähneziehen und Haareschneiden.

Ein besonders berühmter Chirurg war der französische Steinschneider JACQUES de BEAULIEU (1652–1714). Er erfand die »Laterale Lithotomie« (= Blasensteinoperation durch seitlichen Schnitt). Um seine Operationstechnik geheim zu halten, führte er den Eingriff nur mit einer Hand durch. Mit der anderen verdeckte er das Operationsfeld. Die Hauptsorge dieses Blasenchirurgen bestand darin, von den Patienten fortzukommen, bevor diese an den Folgen des Eingriffes starben.

Zur Entwicklung der urologischen Chirurgie von der 2. Hälfte des 18. Jahrhunderts an schreibt W. von BRUNN: »*Die Chirurgen hatten das wichtige Gebiet der Harnleiden den Händen der wandernden Empiriker entwunden und begannen, es in wissenschaftlicher Form durchzuarbeiten. Gegen diese Konkurrenz konnten die oft genug schwindelhaften Jahrmarkt-Operateure nicht mehr aufkommen und mußten allmählich verschwinden.*« Danach folgt eine geradezu erschreckende Wertung des Medizinhistorikers: »*Ihnen bleibt dennoch das unbestreitbare große Verdienst, diesen Teil der chirurgischen Kunst nebst dem Bruchschnitt jahrhundertelang gepflegt und gefördert zu haben, während die zünftige Heilkunde wenig oder nichts davon verstand und verstehen wollte«.*

Besonders große Verdienste werden dem französischen Chirurgen JEAN LOUIS PETIT (1674—1750) zugeschrieben. Er galt als die *»größte Zierde der ›Académie de Chirurgie‹ von Paris«*. W. von BRUNN lobt ihn: *»Er hat die Knochenchirurgie ein tüchtiges Stück vorangebracht und war ein kühner Operateur«*. Die Begründung unter anderem: *»Eine stark geschwollene Steingallenblase eröffnete er und nahm die Steine heraus. Brüche versuchte er radikal zu heilen, ohne den Bruchsack zu eröffnen. Er amputierte grundsätzlich nicht mehr im Toten, opferte viel vom Knochen, um gute Heilung zu erzielen«*. Wieviele Patienten durch solche Operationen starben, wie groß ihr Martyrium war, wird nicht angegeben.

Am Ende seiner begeisterten Schilderung über die Leistungen der französischen Chirurgen im 18. Jahrhundert schreibt W. von BRUNN: *»Bei aller Anerkennung für die Leistungen der französischen Chirurgie darf nicht verschwiegen werden, daß schon die Zeitgenossen sich oft beklagt haben über die Mängel des klinischen Unterrichts, wesentlich infolge der Mißstände in den Hospitälern und der hohen Sterblichkeit der dort Operierten«*.

Der berühmteste Arzt des 18. Jahrhunderts war der Leydener Professor HERMANN BOERHAAVE (1668—1738), Doktor der Philosophie und Medizin. Von ihm stammt der Ausspruch: *»Wenn man das Gute, welches ein halb Dutzend wahre Söhne des Äsculap seit der Entstehung der Kunst auf der Erde gestiftet haben, mit dem Übel vergleicht, welches die unermäßliche Menge von Doktoren dieses Gewerbes unter dem Menschengeschlechte angerichtet hat, so wird man ohne Zweifel denken, daß es weit vorteilhafter wäre, wenn es nie Ärzte in der Welt gegeben hätte«*.

Ihm wird nachgerühmt, daß er nicht nur ein großer Gelehr-

ter und vorzüglicher Lehrer, sondern auch ein *»liebenswürdiger Mensch«* (zitiert nach HERMANN PETERS: Der Arzt und die Heilkunst in alten Zeiten) gewesen sein soll. Sein Wahlspruch hiess: *»Das Einfache ist das Siegel der Wahrheit«.* Dies erinnert an den Ausspruch von NEWTON: *»Natura enim simplex«.*
BOERHAAVE war zunächst Professor der Medizin und Botanik, später auch der Chemie. Er hielt Vorlesungen über Methodologie, Physiologie, allgemeine und spezielle Pathologie, Arzneimittellehre, Chemie und Botanik, aber auch über Chirurgie und Augenheilkunde, obwohl er sich auf diesen beiden Fachgebieten nicht praktisch betätigte. BOERHAAVE war ab 1725 Mitglied der Pariser Akademie und ab 1730 der Londoner Royal Society. Er versuchte eine Synthese der miteinander verfeindeten medizinischen Richtungen Iatrochemie, Iatrophysik und Vitalismus zu einem *»universellen Hippokratismus«*. Seine Lehren beeinflußten die Schulmedizin bis zum Ende des 18. Jahrhunderts.
In England wirkte in der 2. Hälfte des 18. Jahrhunderts JOHN HUNTER (1728–1793). Er war es vor allem, der die Tierversuche als wichtiges Forschungsmittel in die Chirurgie und Medizin einführte. In Deutschland gab es in der 2. Hälfte des 18. Jahrhunderts an fast allen Universitäten Professuren für Chirurgie. An der Universität Göttingen hielt ALBRECHT von HALLER die chirurgischen Vorlesungen. Nach seinem eigenen Geständnis hat er niemals im Leben *»eine Lazette am kranken Menschen angewandt«.* Er war also ein Chirurg ohne Messer.
Als führender deutscher Chirurg gilt LORENZ HEISTER (1683–1785). Er hat ein Lehrbuch der Chirurgie geschrieben, das jahrzehntelang Grundlage des chirurgischen Unterrichts gewesen sein soll. W. von BRUNN schreibt: *»Er ist ein warmer Befürworter der Tracheotomie* (= Luftröhrenschnitt), *der er den Namen gegeben hat. Sie soll nicht nur bei Fremdkörpern, sondern gerade auch bei »Anginen« ausgeführt werden, und zwar ... ruhig auch mit Durchschneidung der Knorpelringe.«*

Nichts hielt dagegen LORENZ HEISTER von Ersatzplastiken bei abgetrennten Nasen, *»über die auch maßgebliche Vertreter der französischen Akademie die Nase rümpfen«*.
Gegen Ende des 18. Jahrhunderts war es noch weithin üblich, bei Amputationen zur Blutstillung das Glüheisen zu benutzen und Gefäßunterbindungen zu vermeiden. Die Gefäßunterbindung war in Mißkredit gekommen, weil dabei häufig die Nervenstämme mit gefaßt wurden, wodurch es zu unerträglichen Schmerzen kam. Aderlaß und Abführmittel galten als die besten Vorbeugungsmöglichkeiten gegen Wundfieber.
Die Orthopädie wurde Mitte des 18. Jahrhunderts in Konkurrenz zur Chirurgie von dem Franzosen NICOLAUS ANDRY entwickelt. Er war ein heftiger Gegner jeglicher operativer Tätigkeit. Stattdessen empfahl er die Krankengymnastik und die Behandlung mit *»Geradehaltern«* bei Wirbelsäulenverbiegungen. 1741 prägte er das Wort *»Orthopädie«,* deren Hauptaufgabe er in der Erziehung zur geraden Haltung sah.
1774 trat ein Freiburger Professor für die Gleichstellung von Chirurgie und Medizin vor seinen Studenten ein. Für diesen Vorschlag wurden ihm Prügel angedroht. So wenig berechtigt sahen das damals die Studenten an.
Die militärärztliche Versorgung wurde damals durch die »Feldschere« gewährleistet, die außerdem Offiziere und Mannschaften rasieren mußten. Bei Mißerfolgen mußten auch die »General-Chirurgen« von FRIEDRICH dem GROSSEN noch mit der Prügelstrafe rechnen. So hoch standen die Vertreter der chirurgischen Kunst im Ansehen.
Am Anfang des 19. Jahrhunderts stellte der französische Arzt FRANCOIS BROUSSAIS die Theorie auf, daß fieberhafte Erkrankungen immer auf Magen-Darm-Entzündungen (= Gastro-Enterite) zurückzuführen seien. Zur Behandlung empfahl er intensivste Blutentziehung mit Aderlaß und Blutegeln. Daraufhin gab es zwei jahrzehntelang einen regelrechten Vampirismus, der in dieser Übertreibung sehr viele Opfer kostete.

Kein Wunder, daß sich viele Patienten zu dem Homöopathen SAMUEL HAHNEMANN und seinen Schülern flüchteten. Bereits Ende des 18. Jahrhunderts hatte er die Theorie aufgestellt, daß die Krankheit nur durch solche Heilmittel zu heilen seien, die im gesunden Körper ähnliche Krankheiten erzeugen. »*Ähnliches durch Ähnliches*«, »*Similia similibus*« zu behandeln, war seine Forderung, sein Therapieschlagwort. Bisher hatte in der Medizin der Grundsatz gegolten »Entgegengesetztes durch Entgegengesetztes« zu heilen. Dieser *Allopathie* stellte HAHNEMANN seine *Homöopathie* entgegen.
Der zweite Glaubenssatz von HAHNEMANN lautete: »*Je kleiner die Gabe, desto größer die Wirkung.*« Das führte zur systematischen Verdünnung der Arzneimittel, genannt Potenzierung. Für die Zubereitung homöopathischer Medikamente bedient sich der Apotheker der »Urtinktur«, eines kräftigen alkoholischen Auszuges der Droge. Davon wird ein Tropfen mit 99 Tropfen Alkohol gemischt. Das nennt er D1 oder 1. Potenz. D2 entsteht durch entsprechende Verdünnung der Ausgangslösung D1 usw. Die »Hochpotenzler« gehen bis zur 30. Potenz. Bei pulvrigen Medikamenten benutzt man den Milchzucker als Verdünnungsmittel.
SAMUEL HAHNEMANN wies vor allem auch auf die Wichtigkeit einer strengen Diät und der Krankheitsbehandlung hin. Er erklärte, daß nicht das Diagnostizieren, sondern das Heilen die wichtigste Aufgabe des Arztes sei.
HAHNEMANN war praktischer Arzt, also Chirurg und Internist. Seine Lehre entfachte einen heftigen Kampf unter den Medizinern. Man warf ihm Kurpfuscherei vor. Die Wirksamkeit der Behandlung sei wissenschaftlich nicht nachweisbar.
Doch dieser Vorwurf ist nicht stichhaltig. Die Zahl der unter Anwendung der Homöopathie geheilten Kranken ist inzwischen so riesig, daß man nicht an der Wirksamkeit der Behandlung, sondern an der Brauchbarkeit der zur Kontrolle eingesetzten wissenschaftlichen Methoden zweifeln muß.
Eines hat die Homöopathie der Allopathie mit Sicherheit

voraus: Sie erfüllt den wichtigsten Grundsatz ärztlichen Tuns »*Vor allem nicht schaden*« weit zuverlässiger. Sicher gibt es viele Krankheitszustände, bei denen homöopathische Medikamente nichts helfen können und trotzdem verordnet werden. Doch das gilt für allopathische Medikamente eher noch mehr.

Es ist bestimmt kein Zufall, daß etwa zur gleichen Zeit wie die Homöopathie auch die Naturheilverfahren von PRIESNITZ, SCHROTH, KNEIPP und andere sehr in Mode kamen. Die Ergebnisse der üblichen praktischen Medizin waren auch für den Laien erkennbar so schlecht, daß man hier einen besseren Ausweg sah.

Welch schlimme Verirrungen in der Chirurgie nicht nur ungestraft, sondern gerade hochgeehrt möglich waren, beweist das Aufblühen eines besonderen Spezialistentums, dem der »*Ovariotomisten*«. So nannte man jene Chirurgen, deren Hauptoperation die Eierstocksentfernung war. Ein englischer Chirurg hatte die Eierstöcke der Frau als Ausgang zahlreicher Krankheitsübel entdeckt und entsprechend die Ovariotomie, das Herausschneiden dieser weiblichen Keimdrüsen, als vorzügliche Behandlungsmöglichkeit empfohlen. Es begann ein gräßlicher chirurgischer Feldzug auf die Bäuche der Frauen, der sich von England auf das ganze Abendland ausdehnte. Einer der Eifrigsten war Sir THOMAS SPENCER WELLS (1818–1897). Ihm werden »*unter weit über 1000 Ovariotomien über 75 v.H. Erfolge*« nachgerühmt. Jede 4. Frau starb bei diesem großen Könner! Wieviele mögen es bei seinen weniger talentierten Kollegen gewesen sein? In Deutschland tat sich hier besonders der Münchener Chirurg NEPOMUK V. NUSSBAUM (1829–1890) hervor. W. von BRUNN schreibt über ihn: Er war »*ein kühner Operateur; allein 600 Ovariotomien hat er vorgenommen*«.

Die Gesamtbeurteilung des Medizinhistorikers W. von BRUNN lautet:»*Den berühmten angelsächsischen Ovariotomisten verdankt die moderne Bauchchirurgie zum erheblichen Teil ihren Aufschwung.*«

Es war die Zeit in der JOHANN WOLFGANG von GOETHE seinen Doktor Faust selbst anklagend sagen läßt:

> *»Hier war die Arznei. Die Patienten starben.*
> *Und niemand fragte, wer genas.*
> *So haben wir mit höllischen Latwergen*
> *In diesen Tälern, diesen Bergen,*
> *Weit schlimmer als die Pest getobt.*
> *Ich habe selbst den Gift an Tausende gegeben:*
> *Sie welkten hin. Ich muß erleben,*
> *Daß man die frechen Mörder lobt.«*

HAHNEMANN wandte sich gegen den Aderlaß-Unfug der damaligen Zeit. Als Kaiser LEOPOLD von Österreich 1792 gestorben war, veröffentlichten seine Leibärzte einen Krankenbericht. Diesen nahm HAHNEMANN zum Anlaß, um öffentlich in der Zeitung »Anzeiger« zu schreiben:
»Die Berichte sagen: Sein Arzt LAGUSIUS habe den 28. Februar früh ein heftiges Fieber und den Unterleib geschwollen gefunden. Er setzte dem Übel einen Aderlaß entgegen. Und da dieser keine Erleichterung bewirkte noch 3 Aderlässe ohne Erleichterung. Die Kunst fragt: Nach welchen Grundsätzen man mit Fuge einen 2. Aderlaß verordnen könne, wenn der erste keine Erleichterung verschaffte? Wie ein drittes –, Himmel! und wie man ein viertes Mal Blut lassen dürfe, wenn bei keinem vorigen Male Erleichterung entstanden? – Einem abgemagerten, durch Anstrengung des Geistes und langwierigen Durchlauf entkräfteten Manne viermal binnen 24 Stunden den Lebenssaft abzapfen dürfe, immer, immer ohne Erleichterung. Die Kunst erblaßt«. (Zitiert nach HANS RITTER: *»Samuel Hahnemann«* HAUG-Verlag Heidelberg 1974).
Auch die Leibärzte LUDWIGS XIV. haben dessen halbe Familie bei einer Influenza-Epidemie durch Aderlässe »geschlachtet« (HANS RITTER). *»Man machte den Aderlaß fast bei jeder Unpäßlichkeit, als sei das Blut eine verunreinigte und deshalb schädliche Materie, aber nicht unser »unentbehr-*

licher Lebenssaft«. Trat trotz der Aderlässe der Tod ein, und dies geschah bei ernsteren Krankheiten erschütternd oft, dann zuckte man die Achseln; es war alles geschehen, was die Kunst vermochte. Starb aber der Kranke, nachdem man den Aderlaß aus noch so begreiflichen Gründen unterlassen hatte, dann stand der Kunstfehler und das Verdikt des unglücklichen Therapeuten fest«.

Besonders hervorzuheben ist das Grundprinzip von HAHNEMANN bei Arzneiverordnungen, immer nur *»ein einfaches, nie gemischtes Mittel – und nie ein anderes«* zu geben. Er lehnte Arzneigemische ebenso ab, wie die gleichzeitige Verordnung mehrerer Medikamente. Mir scheint, daß dies einer der wichtigsten Grundsätze medikamentöser Therapie überhaupt ist. Leider haben ihn auch die engagiertesten Vertreter der Homöopathie weitgehend vergessen.

So eindrucksvoll der Einzelerfolg eines einzelnen Chirurgen in früherer Zeit gewesen sein mag, auf mehrere oder gar viele gleichartige Erkrankungen und die davon betroffenen Patienten bezogen mußten die Ergebnisse schlecht bleiben, weil man gegen die Wundinfektionskrankheiten machtlos war. Dadurch wurde jeder Chirurg für jeden Operierten zu einer größeren Gefahr als die Krankheit, die durch die Operation gebessert oder geheilt werden sollte.

Der schottische Geburtshelfer und Erfinder der Chloroform-Narkose J.Y. SIMPSON (1811–1870) schrieb: *»Der Mann, der in einem unserer chirurgischen Krankenhäuser auf dem Operationstisch liegt, schwebt in größerer Gefahr zu sterben, als der englische Soldat auf dem Schlachtfelde zu Waterloo«.*

Der bereits erwähnte Münchener Chirurg NUSSBAUM erlebte, *»wie gesunde, junge Leute mit groschengroßen, frisch aussehenden Wunden ins Spital kamen, schwerkrank wurden und nach Schüttelfrösten starben.«* Er berichtet von Wunden, die *»anstatt kleiner immer größer wurden, tiefer, grün und grau belegt und stinkend«.* Daß *»Pulsadern angefressen wurden und der Tod durch Verblutung drohte, wenn das vom Spitalbrand zerstörte Glied nicht rasch weggenommen wur-*

de«. NUSSBAUM muß wahrlich *»ein kühner Operateur«* gewesen sein, wenn es stimmt, was LINDPAINTNER aus dessen Klinik berichtete: *»80 Prozent aller Wunden wurden vom Hospitalbrande befallen. Das Erysipel* (= Wundrose) *war bei uns so auf der Tagesordnung, daß wir das Auftreten desselben fast als normalen Vorgang hätten betrachten können; ... eine Heilung per primam reunionem* (= mit glatter Verheilung) *gab es bei uns überhaupt so gut wie gar nicht. Von 17 Amputierten starben in einem Jahr 11 allein an Pyämie* (= eitriger Blutvergiftung); *eine komplizierte Fraktur war auf unserer Abteilung sehr selten zu sehen, denn entweder wurde sofort amputiert oder bereits nach wenigen Tagen war Eiterinfektion, Spitalbrand, Septikemie* (= bakterielle Blutvergiftung) *die Ursache des rasch eintretenden Todes«.* Dieses Zitat stammt aus dem sehr interessanten Kapitel *»Asepsis«* des Buches *»Chirurgie – Historisch gesehen«* von F.W. GIERHAKE (DUSTRI-Verlag Deisenhofen 1973).
GIERHAKE schreibt: *»Diese grauenvollen Verhältnisse fanden auch in größeren Statistiken ihren Niederschlag. Nach MALGAIGNE (französischer Chirurg) betrug die Operationsmortalität in der Kriegschirurgie 90% und mehr, die fast ausschließlich auf das Konto der Wundkrankheiten gingen; selbst in der Friedenschirurgie sah MALGAIGNE eine Operationsmortalität von 60%. BILLROTH berichtete aus Zürich über 46% Mortalität nach Amputationen, ähnlich JAMES SYME in Edingburgh über 43%. Im Krieg 1870/71 erlagen nach Beinamputationen auf deutscher Seite nahezu 100% der Verwundeten ihren Verletzungen, während auf französischer Seite von 13.173 Amputierten (unter Einschluß auch der Fingeramputationen) 10.006 starben, fast ausschließlich an Wundkrankheiten und deren Folgen ... Auch damals erschienen schon Statistiken mit wesentlich niedrigeren Mortalitätsraten. Doch BILLROTH schrieb in diesem Zusammenhang: »Die Medizinalstatistik ist wie ein Weib, ein Spiegel reinster Tugend und Wahrheit oder eine Mäze für jeden, zu allem zu gebrauchen«.*
In der übrigen Chirurgie waren die Verhältnisse nicht besser.

Wundinfektionen und Hospitalbrand forderten in erschreckendem Maße ihre Opfer. Bei eingeklemmtem Leistenbruch war darum vor Einführung der Asepsis (= keimfreie Methodik) die unblutige Reposition die Methode der Wahl; nur wenn diese mißlang, durfte operiert werden. In den Jahren 1860–1867 verstarben an der Klinik von BILLROTH in Zürich 13 von 16 operierten Leistenbrüchen ... Im gleichen Zeitraum starben an der Züricher Klinik 36 von 93 offenen Frakturen des Unterschenkels, 32 davon an Pyämie (BRUNNER), 40% Mortalität verzeichnete VOLKMANN bei offenen Frankturen an seiner Klinik in Halle.

Abdominal-Wunden (= Bauchwunden) waren nach BELL (1812) so gefährlich, daß sich nach seiner Meinung eigentlich nur die Feststellung der seltenen Fälle der Genesung lohnte. Versuche, ein Gastrostoma (= künstlichen Eingang am Magen) bei Ösophagusstenose (= Speiseröhrenverengung) anzulegen, 1846 erstmalig von SEDILLOT durchgeführt, in den nächsten Jahren 27mal wiederholt, scheiterten sämtlich an tödlich verlaufender septischer Peritonitis (= bakterieller Bauchfellentzündung). So kann es nicht verwundern, wenn noch 1874 ERIKSON, der Lehrer LISTERs glaubte, Abdomen (= Bauch), Thorax (= Brusthöhle) und Schädelhöhle würden wohl für immer dem Zugang des Chirurgen verschlossen bleiben.

Die verheerende Häufigkeit von Wundkrankheiten jener Zeit ist aus unserer Sicht nicht überraschend, wenn man über die Arbeitsbedingungen der damaligen Zeit liest. BILLROTH berichtete, daß in seinem Operationssaal in Wien morgens früh oft zunächst eine Sektion ausgeführt wurde, worauf dann auf dem gleichen Tisch seine Kranken operiert werden mußten. Oder das Verbandsmittel der damaligen Zeit, die »Charpie«: Sie wurde aus alter, sonst nicht mehr brauchbarer Leinenwäsche hergestellt; diese wurde in einzelne Fäden zerrupft, um daraus Kompressen und sonstiges Verbandsmaterial zu fertigen. Nicht immer wurde dieser Verbandsstoff gewaschen, bevor man ihn auf die Wunden legte. So berichtete BILLROTH aus Zürich, der Verbandsstoff sei nur mit kal-

tem Wasser und ohne Seife gewaschen worden, so daß er oft Kompressen habe zurückweisen müssen, da sie von früherer Verwendung her noch mit Eiterkrusten bedeckt waren. BILLROTH bemerkte ausdrücklich, daß es an anderen Orten bei der Zubereitung des Verbandsmaterials nicht besser herginge und fand im übrigen die Verhältnisse am Züricher Kantonsspital mustergültig.

Zur Operation war es bis dahin üblich, daß der Chirurg einen alten Rock anzog, den man für andere Zwecke nicht mehr verwenden konnte. So berichtete R. J. GODLEE, daß der ältere Chirurg sich gegenüber dem Assistenten durch seinen mit Blut und Eiterkrusten bedeckten Rock auszeichnete und nicht ohne eine gewisse Geringschätzung auf das noch saubere Kleid des Anfängers herabblickte.«

Wie aber beurteilten die Chirurgen der damaligen Zeit ihre Erfolge?

»Die Chirurgie unserer Tage hat die größten Fortschritte gemacht, so daß sie den höchsten oder nahezu höchsten Grad der Vollkommenheit, dessen sie überhaupt fähig ist, erreicht zu haben scheint«, urteilt der französische Chirurg BOYER, Nachfolger des berühmten P.J. DESAULT, begeistert.

Das war die Situation im 19. Jahrhundert, bis vor 100 Jahren noch. GEORG FISCHER verfaßte eine »historische Studie über das 18. Jahrhundert aus dem Jahre 1876« mit dem Titel »Chirurgie vor 100 Jahren« (VOGEL-Verlag Leizpig 1876, neu herausgegeben vom JULIUS-SPRINGER-Verlag Berlin 1978). Dies enthält in dem Kapitel »Notizen über Hospitäler« wahre Gruselgeschichten. Über das berühmteste Krankenhaus Europas, das HOTEL DIEU in Paris berichtet er: »Im Jahre 1783 umfaßte das alte Haus 23 Sääle, deren größter 400 Kranke enthielt. Fast beständig waren im Spital ca. 3–4000 mitunter noch mehr Kranke, aber nur 1233 Betten vorhanden. Es kamen daher oft 4 bis 5 in ein Bett; ja es ereignete sich, daß ein Todter, 2 Moribunde (= Sterbende) und ein Roconvaleszent zusammen lagen. ... Sämtliche Verwundete, 2–300, waren in dem einzigen Saale St. Paul, zusammengepfropft, wo der alleinige Durchgang zur Küche und

Keller war. Dicht neben diesem Stankloch und über Leichenstube lag der Operationssaal. ... Koth und Urin liefen aus den Abtritten in eine enge Röhre zusammen, durchdrangen aber die Mauern, wodurch sich ein enormer Gestank entwickelte. Am haarsträubendsten war, daß die Todtenkammer mit dem Anatomiesaal am Ende von 2 Krankensäälen lagen und ihre Thüren dort hineinführten. Durch diese Sääle wurden alle Todte getragen, so daß der Leichengeruch alles verpestete. Ebenso grauenhaft war der niedrige und finstere Operationssaal, wo die Kranken am hellsten Tage bei Kerzenlicht operiert wurden. Nachts brannten qualmende Lampen. Der Straßenlärm war so groß, daß weder die Internes (= Assistenzärzte) in ihren Wohnungen ruhig arbeiten, noch die Operierten Ruhe finden konnten; TENON hatte berechnet, daß unter dem Operationssaal stündlich 92 Karren und Frachtwagen durchführen, weshalb DESAULT die Operationen ins Amphitheater verlegte. ... Die Mortalität war grauenerregend; die Leute starben in der verpesteten Luft wie die Fliegen.«

In der ersten Hälfte des 19. Jahrhunderts war das bedeutendste Hospital in Deutschland die CHARITE in Berlin. GEORG FISCHER schreibt darüber: »*Man hätte erwarten können, daß die Charité als größtes Krankenhaus der Residenz eine Musteranstalt für alle übrigen im Lande geworden wäre. Allein wie düster ist das Bild, welches im Jahre 1806 der dirigierende Arzt E. HORN von ihr entwirft, als er öffentliche Rechenschaft über seine 12-jährige Dienstführung ablegte. Schmutz und Gestank, wie sie jeder Beschreibung spotten, herrschten damals im ganzen Hospital. Anstatt die Kranken bei der Aufnahme zu reinigen, ließ man ihnen ihre schmutzigen Lumpen und packte sie in die unreinen Betten. Wochenlang blieb die dreckige Bettwäsche liegen, man wusch so schlecht, daß die reine Wäsche von der gebrauchten kaum zu unterscheiden war; Bäder fehlten. Fast unter allen Betten standen die Nachttöpfe, welche ebenso furchtbar stanken als die hölzernen Eimer, die für den Koth bestimmt waren. In den Strohsäcken hauste das Ungeziefer, und die von Schweiß und Urin durchfeuchteten Federkissen verpesteten die Umge-*

bung. *Die Bettstellen, die man auszustreichen nicht für nötig hielt, wurden locker und fielen auseinander; in ihnen war eine Brutstätte der Wanzen. Wohin man sah, wohin man faßte, wohin man trat, überall ein unbeschreiblicher Schmutz. Dabei meist alle Fenster dicht verschlossen aus Furcht vor Zug und Erkältung. ... Das Hospital war mit Kranken überhäuft. Trotzdem der Raum höchstens für 750 Patienten hinreichte, waren oft 8–900 aufgenommen, so daß ansteckende Kranke und Rasende zwischen den Reconvalescenten umherlagen. Jahrelang hauste das Lazerethfieber und raffte viele, selbst leichte Kranke, Wärter und Subchirurgen hin. Fragt man nach den Gründen, welche die Charité zu einer wahren Mördergrube machten, so lagen sie hauptsächlich in der fehlerhaften Administration und der Ungunst der Kriegsjahre. Auch die Sterblichkeit war in jenem Pariser Hospital –* HOTEL DIEU *– »am größten, so daß es mit der Berliner Charité, welche den 2. Platz einnahm, schon damals in dem Ruf einer Mördergrube stand.«*

In den meisten Krankenhäusern gab es keinen besonderen Operationssaal. Die Kranken wurden im Krankensaal in ihren Betten operiert.

Immer wieder wird in der Chirurgiegeschichte stolz davon berichtet, daß schon seit Urzeiten Trepanationen des Schädels gemacht wurden. Über die Ergebnisse am HOTEL-DIEU in Paris Ende des 18. Jahrhunderts berichtet GEORG FISCHER: *»Trepanationen macht man hier gar nicht mehr, da seit 40 Jahren unter einer großen Anzahl keine einzige glücklich verlaufen war.«*

Die Infektionsgefahr der Wunden wurde vor allem auch dadurch verstärkt, daß es jahrhundertelang üblich war, in den frischen Wunden mit Sonden herumzustochern und Verbandmaterial hineinzustopfen. GEORG FISCHER kritisiert: *»Wenn je unter der großen Masse deutscher Chirurgen sich eine Erbsünde eingeschlichen hatte, so war es der Mißbrauch, frische Wunden mit Sonden zu tractieren und mit Charpie auszustopfen. Wie es möglich gewesen ist, daß jahrhundertelang von der großen Menge die Grundprincipien der*

Chirurgie so verkannt, ihre ewigen Wahrheiten ganz vergessen wurden, läßt sich schwer begreifen. ... Wie eingeimpft haben sich diese Mißbräuche nicht allein bei den Deutschen, sondern auch bei anderen Nationen von einer Generation zur anderen fortgepflanzt, obwohl die besten ihrer Zeit stets dagegen predigten.

C.C. v. SIEBOLD schrieb an BALDINGER über die Delicatesse beim Sondiren und Verbinden: »*Ohne diese Eigenschaft des Wundarztes ist Chirurgie Schweynerey ...*« Schon RAVATON sprach bei den Schußwunden von grausamen Manövern der Sonden, mit welchen in Brust und Unterleib herumgewühlt würde. ... Auch BILGUER tadelte bei Schußwunden das viele Drücken und Sondiren: »*Die unentschlossenen und langsamen Wundärzte machen besonders mit der Sonde einen so überflüssigen und unnützen Gebrauch, der vor allen anderem unterlassen werden muß: Sie stechen nämlich 10 ja wohl 20mal mit der Sonde in die Wunde, legen solche weg und brauchen sie ebenso wieder, ohne zu bedenken, daß dieses Sondiren ganz überflüssig und schädlich ist*«.

Als besonders tüchtiger Chirurg seiner Zeit galt der im 2. und 3. Viertel des 18. Jahrhunderts an der Universität Jena praktizierende Professor der Medizin und Chirurgie H. F. KALTSCHMIDT. Er veröffentlichte zahlreiche wissenschaftliche Schriften. W. von BRUNN lobt ihn: »*Seine Unerschrockenheit als Operateur bewies er durch die Exstirpation* (= Entfernung) *einer großen Kropfgeschwulst, wobei er das Unglück hatte, die durch die Geschwulst gehende Carotis* (= Halsschlagader) *zu durchschneiden und die Blutung nicht stillen zu können, so daß ihm der Kranke unter den Händen starb*«.

In Göttingen hatte der berühmte ALBRECHT von HALLER (1708−1777) den Lehrstuhl der Chirurgie. Während seiner gesamten 17 Jahre langen Vorlesungstätigkeit war er jedoch ausschließlich als Internist tätig. Operationen machte er nur an Leichen, aber nie am Lebenden. Das betonte er am Ende seiner Laufbahn stolz. Seiner Auffassung nach hat sich »*in der Chirurgie kein einziger großer Mann ausgezeich-*

net, nach welchem man irgendeine Periode ihrer Geschichte benennen könnte.«

Angesichts der Mißerfolge von Operationen durch mangelhafte chirurgische Technik befürwortete der Rostocker Chirurg C.E.. ESCHENBACH (1754) ein größeres Spezialistentum in der Chirurgie. Er meinte, »*es sei von hervorragendem Nutzen, wenn ein Chirurg sich nur mit einer Art von Operationen beschäftige, denn täglich sähe man, daß die dummsten Oculisten und Zahnärzte infolge ihrer großen Übung die Operationen schneller, dreister und oft glücklicher ausführten als andere*« (zit. nach GEORG FISCHER).

In Lübeck wirkte der Chirurg ZACHARIAS VOGEL (1708–1772). Er beschäftigte sich besonders mit der Behandlung von Leisten- und Wasserbrüchen des Hodens. Folgende Operation wird von ihm berichtet: »*Bei einem Hydrops scroti* (= Wasseransammlung im Hodensack) *machte er einen Einstich und ließ als lachender Zuschauer das Wasser vom Hunde des Patienten weglecken. Die Geschwulst nahm ab, der Hund find an sich gewaltig zu erbrechen, bekam dann von VOGEL Milch zu saufen, worauf weitergeleckt wurde, bis die Geschwulst am folgenden Tag fort war*« (zitiert nach GEORG FISCHER).

Als größter deutscher Chirurg des 18. Jahrhunderts gilt AUGUST GOTTLIEB RICHTER (1742–1812). Er begann sein Medizinstudium 1760, wurde 1766, 24 Jahre alt, außerordentlicher und 5 Jahre später ordentlicher Professor für Chirurgie und Augenheilkunde in Göttingen. Es ist nicht möglich, anhand der Unterlagen über sein Wirken eine Leistungsbilanz aufzustellen, eine Kosten-Nutzen-Analyse, besser einer Schaden-Nutzen-Analyse seiner ärztlichen Leistungen bezogen auf die Gesamtzahl der in seinem Berufsleben versorgten Patienten, gemessen an einer objektiven Erfolgsbeurteilung aus der Sicht des Patienteninteresses. Daß es eine Minusbilanz ist, darf als sicher gelten. Denn mit den damaligen Möglichkeiten konnte der beste Chirurg auf keine positive Bilanz kommen.

Aber in seiner Eigenschaft als ärztlich-chirurgischer Lehrer und Forscher sind ihm einige Pluspunkte gutzuschreiben. So hat sich A.G. RICHTER gegen die Unzahl unnötiger und fehlkonstruierter Instrumente gewandt. Von den 523 chirurgischen Werkzeugen, die der führende deutsche Instrumentenmacher TILLY in Berlin 1764 herstellte und vertrieb, erklärte RICHTER, »*daß wenigstens 400 davon unnütz und entbehrlich seien.*«

RICHTER stellte den Leitsatz auf, daß es für Chirurgen viel wichtiger sei, Operationen zu vermeiden, als zu machen. Die ärztliche Gesamtstrategie sei entscheidend, nicht die Technik allein: »*Jeder Dummkopf, meinte er, könne trepaniren und amputiren, aber Kopfverletzungen beurteilen, komplicirte Beinbrüche ohne Amputation heilen, die Ursachen eines bösartigen Geschwürs entdecken und beheben könne nur der tiefsehende, denkende Wundarzt.*«

Für die heutige Zeit besonders wichtig ist das, was RICHTER von der Hoppla-Hopp-Verarztung hält: »*Ein Arzt, welcher vorgiebt, täglich 150 und mehr Kranke zu besuchen, hat so wenig Anspruch auf den Titel eines erfahrenen Arztes, daß man ihm sogar alle Erfahrung absprechen möchte. Wahrlich, so gefährlich ist die Natur nicht, daß sie sich Jedem sogleich nackend zeigt, der nur die Augen auf sie wendet*«.

Über die Gepflogenheiten der damals führenden französischen Chirurgen in der Operationserfolgs-Beurteilung schreibt GEORG FISCHER: »*Noch in den letzten Dezennien des Jahrhunderts hörte man sehr gewöhnlich nach einer Operation sagen:* »*Elle a été executée avec le plus grand succès*« (= Sie ist mit größtem Erfolg ausgeführt worden), *gleichviel, ob der Kranke fast unter den Händen des Wundarztes oder einige Tage später starb. Die Operation war wenigstens lege artis* (=nach den Regeln der Kunst) *und rasch ausgeführt, der Tod des Patienten konnte das Ansehen der neuen Methode nicht schwächen. Bei solchen Anschauungen, verbunden mit einer argen Vernachlässigung der Nachbehandlung und Diät, nahm manche geschickt ausgeführte Operation einen unglücklichen Ausgang und wurde die Mortalität sehr groß*«.

ie chirurgischen Truppenärzte der preußischen Armee waren die Feldscherer. Sie hatten eine doppelte Funktion: Erstens das Rasieren und Haareschneiden der Soldaten und zweitens die ärztliche Versorgung der Verwundeten. Ihre Qualität beurteilt GEORG FISCHER 1876 wie folgt: *»Man ziehe dem deutschen Barbier einen buten Rock an, vergesse aber nicht alle seine Dummheit, Rohheit und Quacksalberei mit hineinzustecken, und er repräsentiert sich als »Feldscherer« des vorigen Jahrhunderts, welchem der Soldat seine zerschossenen Glieder anvertrauen mußte«.*

FRIEDRICH der GROSSE erließ 1781 eine Instruktion für die Capitains der Feldlazarette. Danach hatten sie *»die Doctoren und Feldscherer zu controliren, dass nicht Arme und Beine dutzendweise abgeschnitten würden, überhaupt keine Amputation eher vorgenommen würde, bis der kalte Brand da sei«.*

Ein pensionierter preußischer General schrieb 1787 über die Schlacht bei Torgau: *»Der größeste Theil der Verwundeten verlor durch die heftige Kälte das Leben, welches bei den Preußen ihr gewöhnliches Schicksal ist, wo die Spitäler so schlecht eingerichtet und so stinkend waren, daß jeder Soldat, sobald er hineinkam, sich schon für todt ansah. Die Doctoren und Chirurgen in den Spitälern hatten den Befehl, alle diejenigen umkommen zu lassen, welche so verwundet waren, daß sie nach ihrer Heilung nicht wieder dienen konnten, um die Kosten ihrer Erhaltung zu sparen«.*

Wie es scheint, haben sich die Militärärzte an diesen Befehl gehalten. In den Lazaretten der preußischen Armee in Sachsen starben bei einer Armeestärke von 72 000 Mann 4 000 Verwundete, in den Lazaretten der gut dreimal kleineren sächsischen Armee aber nur 48.

BILGUER kritisierte 1791: *»Würde der Staat darauf halten, daß nur Gesittete, mit Schulwissenschaften und einem guten moralischen Charakter begabte junge Menschen sich der Wundarzneikunst widmeten, so könnten die Regimenter und die Provinzen mit geschickten Wundärzten und nicht mit privilegierten Todschlägern versehen werden«.*

Nicht viel besser waren die Militärärzte im damaligen Österreich. GEORG FISCHER schreibt: »... *Und finden wir, hier anfangs die selben rohen Zustände wie in Preußen. Auch hier waren die Unterärzte total unwissend. Der Barbierstube entlaufen wußten sie von Chirurgie nichts, von innerer Medizin erst recht nichts und leisteten kaum mehr als Krankenwärter. Man werfe einen Blick in die primitiven Vorschriften ... Daraus erklärt sich denn auch in Österreich (ebenso wie in Preußen) die Absurdität, ermüdete Soldaten ohne Unterschied auf dem Marsche zur Ader zu lassen. Diese Sitte war so allgemein, daß selbst die Officiere im Frühjahr und Herbst für die ganze Kompagnie Aderlässe und Purgirmittel (= Abführmittel) anordneten. So kamen mehr Soldaten durch Lancetten als durch Lanzen um!*«

In Frankreich und in England war es mit der Militärchirurgie nicht wesentlich besser. GEORG FISCHER berichtet: »*In England war es um die Militärchirurgie schlecht bestellt. Die meisten Wundärzte der Armee waren ungebildete Quacksalber, häufig der Trunksucht ergeben und erschlichen sich auf unerlaubten Wegen ihre Stellen*«. Die Regimentschirurgen waren schlecht bezahlt. Das hatte böse Auswirkungen: »*Jene Geldnoth hatte auch die traurige Folge, daß in der Mitte des Jahrhunderts die Chirurgen im Felde ohne Noth amputirten, weil sie für jede Amputation 5 Pfund Sterling bekamen*«.

Schlimmes wurde mit Trepanationen der Schädel angerichtet. Für den Generalchirurgen THEDEN war der Trepan eines der unentbehrlichsten Instrumente. Man stand auf dem Standpunkt, daß »*eine jede Kopfverletzung, sie sei eine völlige Blessur, eine Contusion, Hieb-, Schlag- Streifschuß usw. die Trepanation fast unumgänglich notwendig mache*«. Der Generalchirurg SCHMUCKER berichtet dazu: »*Die ersten 12 Kopfverletzungen schienen verhältnismäßig leichte Fälle: Entweder einfache Weichteilschüsse oder geringe Knochenentblößungen; Eindrücke, Frakturen fehlten. Die Erschütterung war nicht heftig, die Kranken konnten in den ersten Tagen umhergehen, ihre Geschäfte verrichten.*«
SCHMUCKER trepanierte sie und sah alle sterben ...